Stemmermann

Grauer und Grüner Star, Makula-degeneration

Grauer und Grüner Star, Makula-degeneration

Dr. med. Wilhelm Stemmermann

HIRZEL

Die in diesem Buch aufgeführten Angaben wurden sorgfältig geprüft. Dennoch können die Autoren und der Verlag keine Gewähr für deren Richtigkeit übernehmen.

Ein Markenzeichen kann warenrechtlich geschützt sein, auch wenn ein Hinweis auf etwa bestehende Schutzrechte fehlt.

Bibliografische Information der Deutschen Nationalbibliothek
Die Deutsche Nationalbibliothek verzeichnet diese Publikation in der Deutschen Nationalbibliografie; detaillierte bibliografische Daten sind im Internet unter http://dnb.d-nb.de abrufbar.

3. Auflage erschienen 2005 beim Wort&Bild Verlag
4., aktualisierte und neu gestaltete Auflage erschienen beim S. Hirzel Verlag

ISBN 978-3-7776-2233-0

Birkenwaldstr. 44, 70191 Stuttgart
www.hirzel.de
Printed in Germany
Satz: Mediendesign Späth GmbH, Birenbach
Druck und Bindung: Bosch-Druck, Landshut
Umschlaggestaltung: ergo, Stuttgart, unter Verwendung eines Bildes von Medioimages/Photodisc

Inhalt

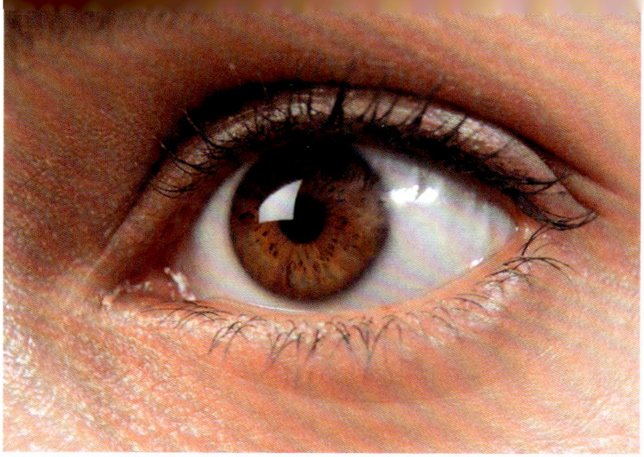

Inhalt

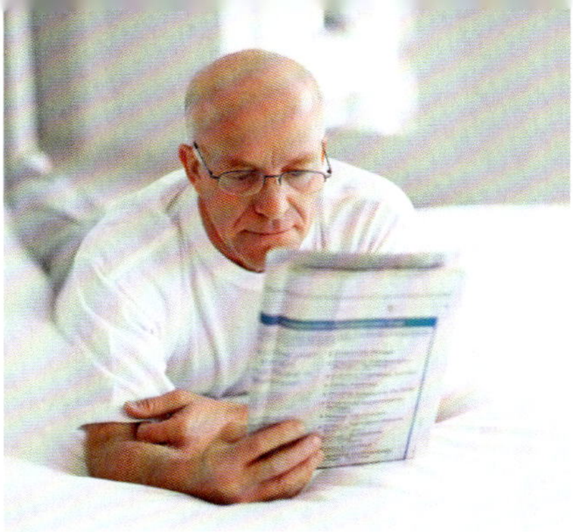

Inhalt

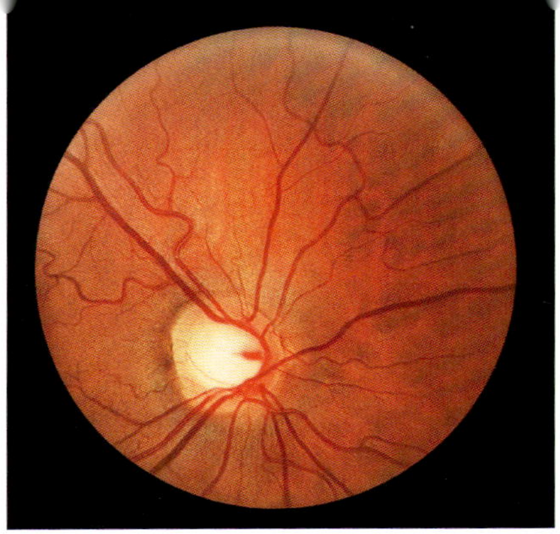

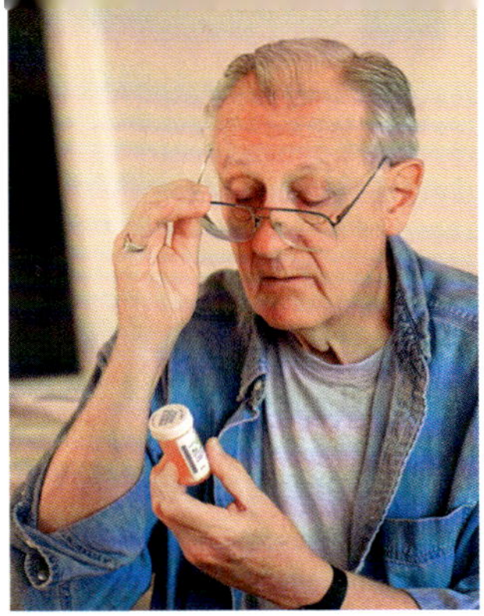

Inhalt

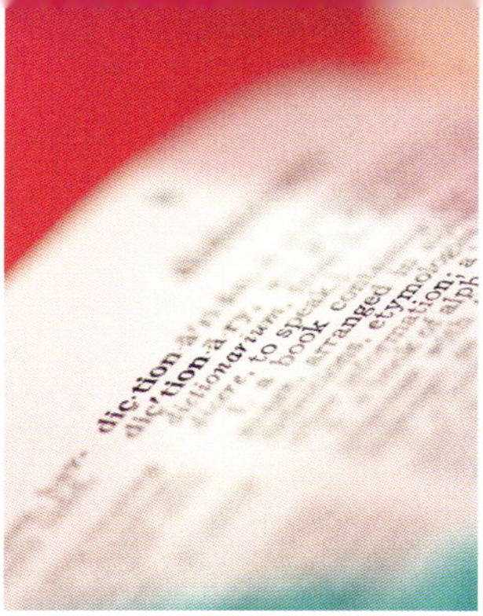

Vorbemerkung

Manche medizinische Fachausdrücke sollten Sie als Patient kennen, auch wenn es gleich leistungsfähige deutsche Bezeichnungen gibt. Sie sind nicht nur von Bedeutung, um mit dem Sprachgebrauch der Medizin umzugehen, sie helfen Ihnen auch, Ihre Krankheit zu verstehen. Wenn Sie zum Beispiel eine Durchschrift des Arztbriefes für sich anfordern, dann haben Sie es mit dieser Sprache zu tun. Ihre Krankheit zu kennen erleichtert es, mit ihr umzugehen. So können Sie beim Arztbesuch die besseren Fragen stellen und die Antworten sinnvoller nutzen.

Wenn Sie bei wichtigen Gesprächen Ihren Arzt nicht verstanden haben, müssen Sie ihm dies mitteilen. Hier ist Ihre Mitwirkung gefragt; sonst glaubt der behandelnde Arzt, Sie seien gut informiert, und Sie fühlen sich womöglich ausgeschlossen oder übergangen. Teilen Sie Ihrem Arzt auch mit, wenn Sie schlecht hören.

Ein Glossar am Ende des Buches erläutert nochmals die Fachwörter, die im Buchtext verwendet werden.

Zum Thema

Leicht zu verwechseln und doch ganz verschieden: Grauer und Grüner Star sind zwei weit verbreitete und außerordentlich bedeutende Augenerkrankungen, die wegen ihres ähnlichen Namens oftmals für Verwirrung sorgen. Während vielen der Graue Star als Linsentrübung ein Begriff ist, vielleicht weil Großmutter oder Großvater darunter leiden oder sogar schon operiert wurden, wissen die wenigsten Genaueres über den Grünen Star. Noch weniger bekannt dürfte die altersbedingte Makuladegeneration sein, die ebenfalls Thema dieses Ratgebers ist. Alle drei hier »in einem Atemzug« genannten Krankheiten gefährden das Augenlicht, weil sie bis zur Erblindung führen können, sie kommen in höherem Lebensalter deutlich häufiger vor als bei jüngeren Menschen, und manchmal treten sie auch zusammen auf.

Grauer und Grüner Star sind sehr häufige Augenerkankungen.

Beim **Grauen Star** – oder im Medizinischen die *Katarakt* – handelt es sich um eine Trübung der Augenlinse. Sie kann sich grundsätzlich in jedem Lebensalter entwickeln oder sogar angeboren sein. Meist tritt sie jedoch jenseits des 60. Lebensjahres auf. Dieser so genannte Altersstar betrifft praktisch jeden älteren Menschen, ist aber beim einen mehr, beim anderen weniger stark ausgeprägt. Je weiter sich die Trübung entwickelt, desto mehr schränkt sie in der Regel das Sehvermögen ein. Im Extremfall sind nur noch Handbewegungen vor dem Auge erkennbar.

Beim Grauen Star ist die Augenlinse getrübt.

Nun die gute Nachricht: Liegt gleichzeitig keine andere Augenerkrankung vor, dann kann eine Operation, in der die getrübte Linse entfernt wird, das Sehvermögen wiederherstellen. Wann operiert wird, entscheidet der Betroffene in den meisten Fällen selbst – in der Regel, wenn die Trübung das Sehvermögen so sehr behindert, dass davon das Alltagsleben eingeschränkt wird, wenn z. B. das Autofahren Probleme bereitet.

Zum Thema

Über 600 000-mal im Jahr wird der Graue Star in Deutschland operiert. Die Staroperation ist bei uns mit Abstand die häufigste Operation. Diese beachtliche Zahl macht außerdem deutlich, wie häufig der Graue Star ist. Weltweit sind mehr als 20 Millionen Menschen daran erblindet. Besonders in Entwicklungsländern, in denen die modernen Behandlungsmöglichkeiten noch nicht zur Verfügung stehen, ist die Zahl der Erblindeten sehr hoch.

Beim Grünen Star wird der Sehnerv geschädigt.

Der **Grüne Star** oder *Glaukom* ist eine Erkrankung, die den Sehnerv schädigt. Leitsymptom und Ursache ist meist ein erhöhter Augeninnendruck. Die Folge ist eine fortschreitende Verschlechterung des Sehvermögens mit Gesichtsfeldausfällen bis hin zur völligen Erblindung. Im Gegensatz zum Grauen Star kann aber die einmal verlorene Sehkraft beim Grünen Star weder operativ noch medikamentös wiederhergestellt werden. Dem Grünen Star muss man viel früher begegnen! Nur wenn das Glaukom rechtzeitig erkannt und behandelt wird, lassen sich seine schwer wiegenden Folgen verhindern bzw. ein weiterer Verlust der Sehfähigkeit aufhalten.

In Deutschland sind über eine Million Menschen an Glaukom erkrankt, und etwa vier Millionen leiden an einer Vorstufe. Etwa 15 Prozent aller Erblindungen gehen auf ein oft zu spät erkanntes und deshalb zu spät behandeltes Glaukom zurück – vermeidbare Erblindungen, denn das Tückische an dieser Erkrankung ist, dass sie fast immer schleichend, zunächst völlig unmerklich verläuft, nicht schmerzt und ein Verlust des Sehvermögens erst dann wahrnehmbar wird, wenn bereits großer, irreparabler Schaden eingetreten ist.

Häufig werden Behandlungsmaßnahmen nur deshalb zu spät ergriffen, weil über diese Erkrankung zu wenig bekannt ist und Betroffene ohne Beschwerden den Augenarzt nicht aufsuchen. Die Gefahr, ein Glaukom zu entwickeln, steigt aber mit zunehmendem Lebensalter, insbesondere nach dem 40. Lebensjahr, immer stärker an.

Nur eine entsprechende Vorsorgeuntersuchung bietet wirklichen Schutz. Deshalb sollte sich jeder ab 40 regelmäßig augenärztlich untersuchen lassen. In einer solchen Vorsorgeuntersuchung prüft der Arzt nicht nur die Sehleistung. Zusätzlich untersucht er auch den Augenhintergrund sowie das Gesichtsfeld und misst den Augeninnendruck. Wenn Sie nun einer besonderen Risikogruppe angehören, über 40 Jahre alt sind oder wenn Glaukom in Ihrer Familie bereits auftrat, dann lassen Sie die Vorsorgeuntersuchungen unbedingt durchführen – selbst wenn ein geringer Eigenanteil zu den Untersuchungskosten zu zahlen ist.

TIPP

ÜBER 40?

Dann gehen Sie alle zwei Jahre zur Glaukomfrüherkennung bei Ihrem Augenarzt!

Die **altersbedingte Makuladegeneration** – auch abgekürzt **AMD** genannt – ist eine Erkrankung der Makula, dem Gebiet des schärfsten Sehens, das sich auf der Netzhaut befindet. Als »Alterskrankheit« tritt sie mit der steigenden Lebenserwartung immer häufiger in Erscheinung. Man unterscheidet zwei Arten der Makuladegeneration: die trockene und die feuchte. Die so genannte feuchte Makuladegeneration schreitet schneller voran als die trockene. Sie ist die häufigste Ursache für schwere Sehbehinderung im Alter in den wohlhabenden Ländern. Die AMD kann jedoch durch Spritzen in das Auge hinein zum Teil erfolgreich behandelt werden.

Bei der Makuladegeneration wird das Gebiet des schärfsten Sehens geschädigt.

Gut ist es, dass bei jeder augenärztlichen Untersuchung das Auge anatomisch als Ganzes erfasst wird und damit automatisch auch eine Überwachung bezüglich der beiden anderen Erkrankungen stattfindet.

Kurz wird in diesem Buch auch auf die Auswirkungen des Typ-2-Diabetes auf die Netzhaut eingegangen, da sie der feuchten Makuladegeneration ähneln können.

In diesem Buch erfahren Sie mehr über Ursachen und Krankheitsverlauf der beiden so wichtigen Augenerkrankungen Grauer und Grüner Star sowie der Makuladegeneration. Sie lesen, wann Sie zum Arzt gehen sollten und welche bewährten und modernen Behandlungsmöglichkeiten es gibt, damit Sie Ihr Augenlicht auch bis ins hohe Alter erhalten.

Das Auge – wie wir sehen

Den weitaus größten Teil aller Sinneseindrücke – Farben, Formen, Bewegungen –, all dies vermitteln uns die Augen. Ohne sie können wir uns nur schlecht in der Umwelt zurechtfinden. Um zu verstehen, was sich bei Augenerkrankungen wie dem Grauen und dem Grünen Star oder der altersbedingten Makuladegeneration abspielt, erfahren Sie in diesem Kapitel zunächst alles Wichtige über den Aufbau und die Funktionsweise des gesunden Auges.

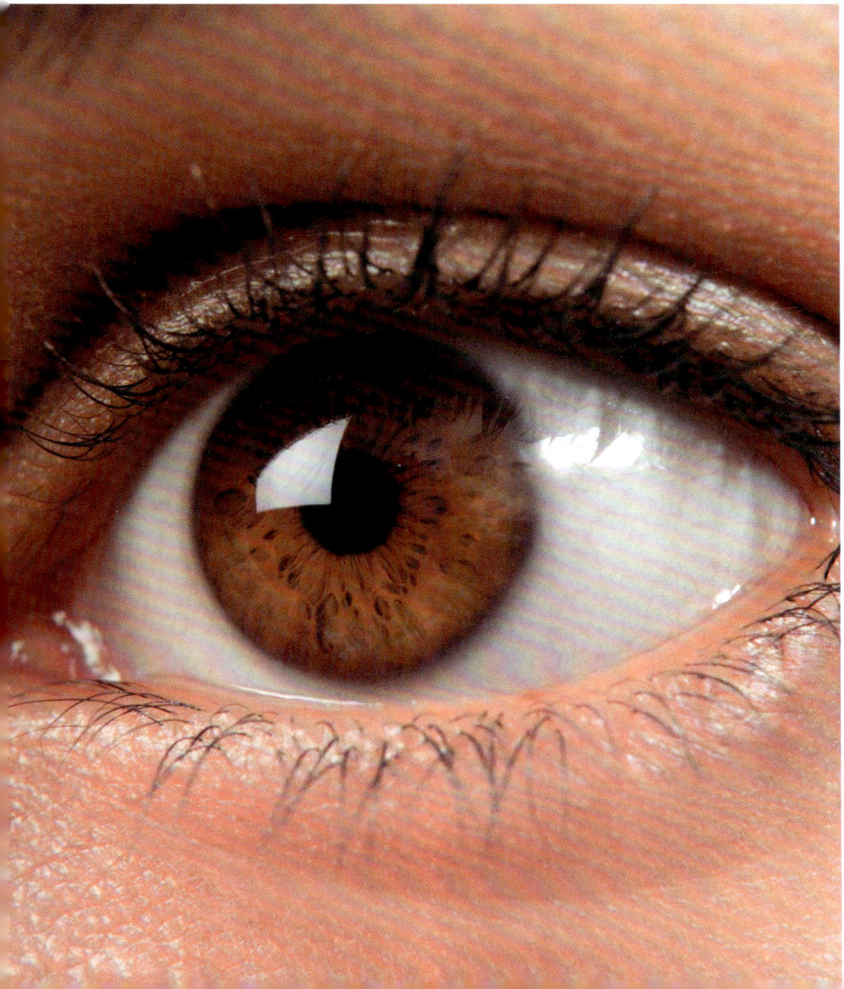

Hoch spezialisiert: der Aufbau des Auges

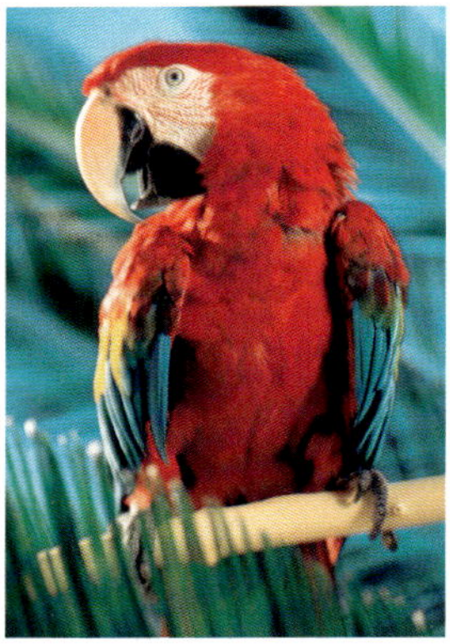

Präzise, gestochen scharfe und farbenprächtige Bilder – für den Gesunden sind sie etwas Selbstverständliches. Doch bis wir diese Bilder scheinbar mühelos sehen, müssen Auge und Gehirn erst zahlreiche und zum Teil äußerst komplizierte Arbeitsschritte leisten. Das Licht, das jeder einzelne Gegenstand zurückwirft, den wir betrachten, wird vom Auge aufgefangen und durchläuft viele Stationen: Im Auge wird das Licht gebündelt und auf die Netzhaut am Augenhintergrund projiziert. Dort wird es von spezialisierten Sehzellen eingefangen, in Nervensignale umgewandelt und über mehrere Nerven-Schaltstationen zum Gehirn weitergeleitet. Erst dort werden diese Signale, ähnlich wie in einem Computer, weiter verarbeitet und zu dem Bild umgesetzt, das wir bewusst wahrnehmen.

Für diese im Detail hoch komplexe Aufgabe ist das Auge bestens ausgerüstet. Oft wird der Vergleich mit einem Fotoapparat herangezogen, um seine Funktionsweise zu beschreiben. Dabei ist es eigentlich genau umgekehrt: Was sich Wissenschaftler, Erfinder und Tüftler bei der Entwicklung optischer Geräte und Kameras in vielen Jahren mühsam erarbeitet haben, konnte das Auge schon lange zuvor und noch besser. Wie in so vielem ist die Natur hier letztlich das Vorbild.

Das Objektiv einer Kamera besitzt beispielsweise mehrere Linsen, die das Licht sammeln, um das Bild auf dem Film scharf zu stellen. Mit der Blende kann zusätzlich die Helligkeit reguliert werden. Im Auge übernehmen diese beiden Funktionen die Augenlinse und die von der Regenbogenhaut gebildete Pupille. Für die Aufnahme des Bildes braucht die Kamera den Film. Im Auge ist hierfür die Netzhaut zuständig. Sie ist mit lichtempfindlichen Sinneszellen ausgestattet. Und schließlich gibt es noch eine weitere Parallele: die Verarbeitung des Films im Labor oder mit dem Computer. Denn auch das, was die Netzhaut aufnimmt, muss erst vom Gehirn verarbeitet werden, damit das Bild entsteht, das wir »sehen«.

Zwischen dem Auge und einer Kamera gibt es viele Parallelen ...

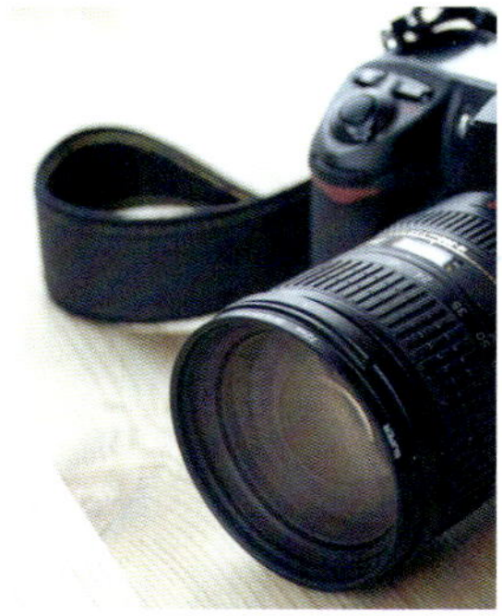

... die Vorgänge im Auge sind jedoch sehr viel komplizierter.

Dieser Vergleich mit einer Kamera ist einerseits anschaulich, andererseits stimmt er natürlich so nicht ganz. Was sich im Auge tatsächlich abspielt und wie es dafür aufgebaut ist, stellt sich weitaus komplizierter dar als selbst im modernsten Fotoapparat. Auch ist der Sehvorgang nicht nur reine Technik und die Verarbeitung der mit dem Auge gewonnenen Information keine »Einbahnstraße«.

Vielmehr laufen fortwährend auch Signale und Befehle über das Nervensystem zurück zum Auge. Unser Sehvermögen ist aus diesem Grund auch nicht immer gleich gut. Je nach Tagesform sehen wir bei Stress, Müdigkeit oder körperlicher Anstrengung vorübergehend schlechter. Das Sehen wird auch beeinflusst von unserem Befinden, unserem Gefühlsleben, unserer Aufmerksamkeit und vielem mehr. Und unsere Augen drücken viel von dem aus, was wir fühlen: Neugierige, strahlende, lebendige, traurige oder depressive Augen sind uns allen vertraut – Qualitäten, die das typisch Menschliche an ihnen ausmachen. Doch betrachten wir an dieser Stelle einmal nur die »funktionelle« Seite der Augen, ihren Aufbau und ihre Arbeitsweise.

Leder-, Horn- und Bindehaut als Hülle und Schutzmantel

Die kleinen, fast kugelrunden Augäpfel sind weiche und empfindliche Gebilde. Sie sind fortwährend vielen Umweltreizen ausgesetzt wie Staub, Wärme, Kälte und auch Krankheitserregern, die sich über die Luft verbreiten. Wie das feste Gehäuse einer Kamera sein empfindliches Innenleben vor äußeren Einflüssen abschirmt,

Ein Augapfel misst im Durchmesser nur etwa zweieinhalb Zentimeter und wiegt gerade einmal siebeneinhalb Gramm.

müssen auch die Augen gut geschützt werden. Zum einen liegen sie in den beiden trichterförmigen, knöchernen Augenhöhlen. Dort sind sie in einen dicken Mantel aus Fett- und Bindegewebe eingebettet, der zusammen mit den Augenmuskeln etwa drei Viertel der Augenhöhle beansprucht. Nur ein Viertel des Platzes füllen die Augäpfel selbst aus. Die ledrig derbe und blutgefäßarme *Lederhaut* (medizinisch: *Sklera*) bietet mit ihrem zähen und festen Gewebe einen gewissen Widerstand gegen Schlag und Stoß.

Vorn am Auge geht die Lederhaut in die ebenfalls derbe, gleichzeitig aber gefäßfreie und völlig durchsichtige **Hornhaut** über. Kreisrund und wie ein Uhrglas gewölbt ist sie in die weiße Lederhaut

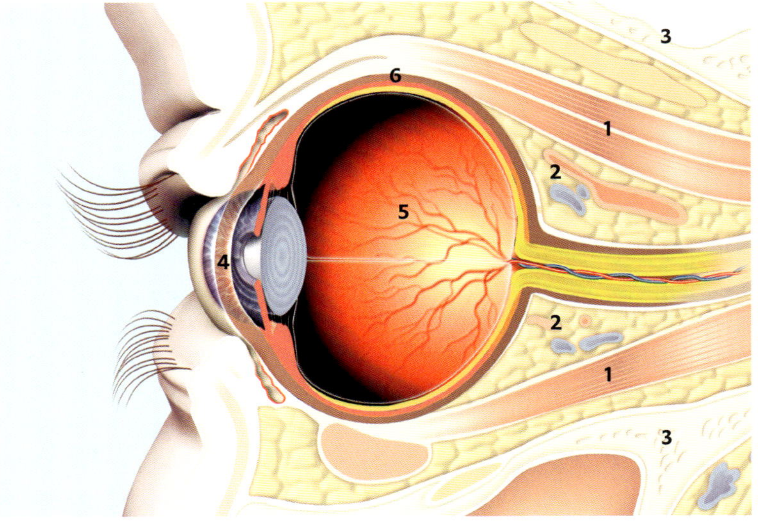

Gut geschützt: Die Augäpfel liegen eingebettet in einen Mantel aus Muskeln (1), Binde- und Fettgewebe (2) in den trichterförmigen, knöchernen Augenhöhlen (3). Vorn lässt die durchsichtige Hornhaut (4) das Licht ins Auge ein. Den Hauptteil des Augeninneren füllt der Glaskörper (5) aus, umhüllt von der Lederhaut (6).

eingelassen. Als »Fenster zum Augeninneren« lässt sie das Licht eintreten. Zusätzlich hat die Hornhaut eine besondere schützende Funktion: Wie ein Lichtfilter absorbiert sie schädliche Strahlung, etwa die ultravioletten Strahlen der Sonne.

Auch die Hornhaut gehört neben der festen Lederhaut zum »Schutzkonzept« des Auges.

Dieser Schutz ist allerdings begrenzt. Übermäßige UV-Einstrahlung, wie sie z. B. in schneebedeckten Bergregionen beim Skifahren auftritt, aber auch unter der Höhensonne oder beim Schweißen ohne Schutzbrille, kann die Hornhaut erheblich schädigen. Sie wird durch zu viel UV-Licht gereizt, was man landläufig als Schneeblindheit bezeichnet.

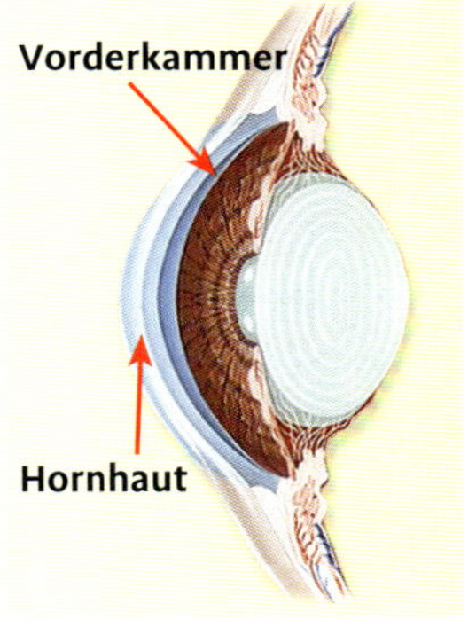

Fenster ins Augeninnere: Die glasklare Hornhaut lässt das Licht passieren. Nach innen – zur Vorderkammer (s. Bild) – ist die Hornhaut durch eine besondere Schicht abgegrenzt, durch die Hornhautendothelzellen. Das Hornhautendothel ist sehr wichtig für den Stoffwechsel der Hornhaut und damit für ihre Transparenz.

Der Name rührt daher, dass man eine Zeit lang die Augen kaum öffnen kann, weil die Reizung außerordentlich schmerzhaft ist. Die Oberfläche der Hornhaut ist nämlich reich an Nervenfasern und damit tast- und schmerzempfindlich. Außerdem wird zusätzlich die schmerzempfindliche, nerven- und blutgefäßreiche Bindehaut in Mitleidenschaft gezogen, weshalb sich die Augen röten. In der Regel klingen die Symptome nach einiger Zeit von selbst wieder ab.

Weil die Hornhaut so empfindlich ist, löst auch jede andere Reizung, etwa schon die geringste Berührung durch feinste Staubkörnchen, reflexartig den Lidschluss aus. Dabei wird auch mehr Tränenflüssigkeit gebildet, um Fremdkörper wie bei einer Scheibenwaschanlage wegzuspülen und die Hornhautoberfläche mit jedem Lidschlag zu reinigen.

Die **Tränenflüssigkeit** hat noch weitere Aufgaben: Sie bewahrt die Augen vor dem Austrocknen und wehrt Krankheitskeime ab. Die salzige und auch nährstoffreiche Flüssigkeit wird fortwährend in kleinen Mengen von zwei Drüsen gebildet, die seitlich und ober-

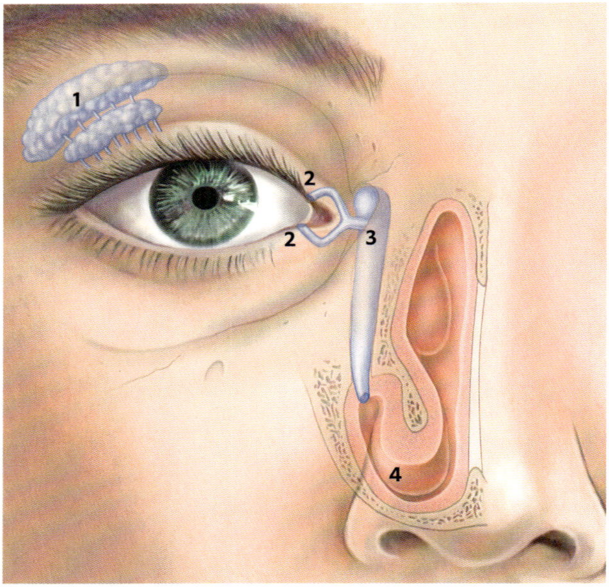

Sinnvolle Tränen: Die salzige Tränenflüssigkeit hat ernährende und reinigende Funktion: Sie wird von den Tränendrüsen (1) gebildet, fließt über die Hornhaut und die Bindehaut zu den Tränenpünktchen (2) und läuft dort über zwei Kanälchen in den Tränensack (3) zur Nasenmuschel (4) ab.

halb der Augen liegen (s. Abb.). So wird stets ein dünner Tränenfilm produziert, der beständig von oben nach unten über das Auge fließt, die Hornhautoberfläche sowie die Bindehaut benetzt und der Hornhaut gleichzeitig Nährstoffe zuführt. Die Tränen können über kleine Öffnungen an den beiden Lidrändern in der Nähe des inneren Lidwinkels wieder abfließen. Weil die Abflussöffnungen dort als winzige schwarze Pünktchen zu erkennen sind, werden sie als obere und untere Tränenpünktchen bezeichnet. Von hier gelangt die Tränenflüssigkeit in den Tränensack und läuft in die Nase ab.

Die **Bindehaut**, eine dünne, durchsichtige, blutgefäßreiche Schleimhaut, kleidet die Lidspalte aus. Sie bedeckt die Lederhaut rings um die Hornhaut sowie die Innenseite der Lider. Mit den Lidern ist sie fest verwachsen. In der seitlichen Lidspalte und auf dem Augapfel lässt sie sich verschieben, sodass das Auge sich ungehindert bewegen kann. U. a. produziert die Bindehaut wichtige Bestandteile des Tränenfilms und hält dadurch Bakterien und andere Keime vom Auge fern.

Die Bindehaut enthält reichlich ernährende Blutgefäße.

Sechs Augenmuskeln sorgen für Bewegung

Damit die Augen unsere Umgebung schnell und zielsicher »abtasten« können, müssen sie ausreichend beweglich sein. Als Motor für die fein aufeinander abgestimmten, exakten und überaus ra-

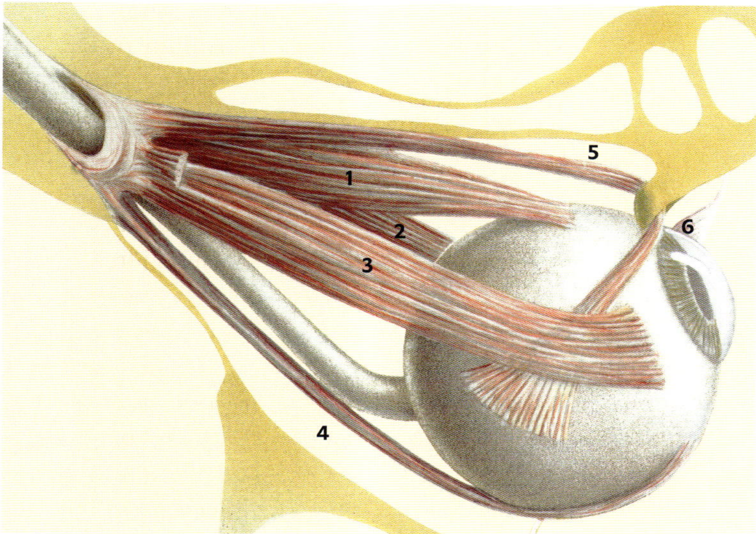

Alles schnell im Blick: Vier gerade (1–4) und zwei schräge Augenmuskeln (5–6) erlauben es dem Augapfel, gezielt die Blickrichtung zu wechseln.

schen Augenbewegungen dient das harmonische Zusammenspiel von sechs verschiedenen Augenmuskeln: vier so genannte gerade Augenmuskeln und zwei schräge, die mit der derben Lederhaut über kurze Sehnen verwachsen sind (s. Abb.). Auch die Lage der Augen im Kopf – dem höchsten Punkt des Körpers – sowie seine Beweglichkeit in alle Richtungen stellen einen guten Rundumblick sicher.

Damit das Auge »in Form« bleibt: Glaskörper und Kammerwasser

Mit knapp zwei Dritteln wird der weitaus größte Teil des Augeninneren vom durchsichtigen Glaskörper ausgefüllt (s. auch die Abb. auf Seite 20). Der Glaskörper verleiht dem Auge seine kugelige Ge-

Der gelartige Glaskörper bildet räumlich den Hauptanteil des Auges. Beim Erwachsenen sind das rund 4 cm^3 von insgesamt 6,5 cm^3 des Gesamtauges.

stalt. Er besteht überwiegend aus Wasser, Hyaluronsäure und Kollagen. Diese gelartige Struktur wird von einer zarten Haut, der Glaskörpergrenzmembran, zusammengehalten und verflüssigt sich im Alter zunehmend. Damit der Augapfel seine kugelige Form behält und nicht »einfällt«, muss allerdings ein gewisser Innendruck im Auge herrschen.

Das Kammerwasser hält im Inneren des Auges den richtigen Druck aufrecht …

Dieser Augeninnendruck wird hauptsächlich vom **Kammerwasser** aufrechterhalten. Die farblose und durchsichtige Flüssigkeit wird vom Gewebe des **Ziliarkörpers** gebildet, der hinter der Regenbogenhaut ringförmig der inneren Wand des Auges anliegt (s. Abb. Seite 26) und fortwährend neue Flüssigkeit produziert. Sie füllt den Raum zwischen Regenbogenhaut und Linse aus – die **hintere Augenkammer** – und fließt durch die Pupille nach vorn in die etwa drei Millimeter tiefe **vordere Augenkammer**.

… und ernährt die Linse.

Das Kammerwasser hat auch eine ernährende Funktion für die Linse: Es enthält alle wichtigen Substanzen, die die Linse für ihren Stoffwechsel braucht. Überschüssiges und verbrauchtes Kammerwasser kann in der vorderen Augenkammer über ein maschenartiges Kanalsystem im so genannten Kammerwinkel abfließen – dort, wo Regenbogenhaut, Hornhaut und Lederhaut zusammentreffen. Mehr über die Bedeutung des Kammerwassers und seiner Abflusskanäle im Kammerwinkel erfahren Sie im Kapitel »Grüner Star« ab Seite 111.

Wichtig für gutes Sehen: Iris und Linse

Vor allem zwei Faktoren müssen stimmen, damit wir gut sehen: die Helligkeit, also die Lichtmenge, die ins Auge fällt, und die Bildschärfe.

Die Iris dient als »Blende« im Auge

Beim Fotoapparat wird die richtige Lichtmenge über die »Blende« eingestellt. Im Auge übernimmt diese Funktion die **Regenbogenhaut** (*Iris*). Sie liegt, wie in der Abbildung zu sehen, unmittelbar vor der Linse und bildet die **Pupille**, die Öffnung, durch die das Licht ins Auge eintritt. An ihrem inneren Rand ist die Regenbogenhaut mit kleinen, gegensätzlich arbeitenden Muskeln ausgestattet, mit denen sie die Größe der Pupille reguliert: Bei Dämmerung oder Dunkelheit weitet sie sich, damit möglichst viel Licht zur Netzhaut gelangt, bei Helligkeit verengt sie sich. Damit durch die Regenbogenhaut selbst kein störendes Licht dringt, enthält sie zahlreiche Farbpigmente, die darüber hinaus unseren Augen ihre blaue, grüne, graue oder braune Farbe verleihen.

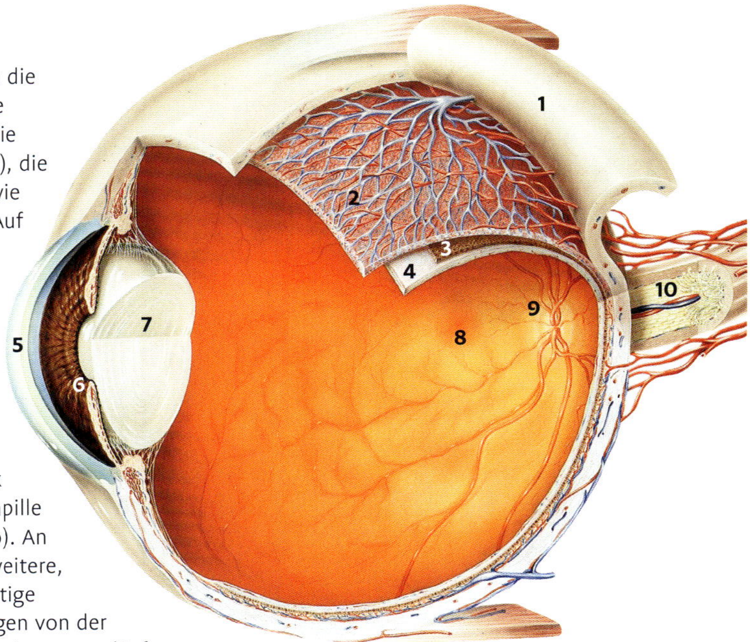

Innenansichten: Schichtartig liegen die Augenhäute übereinander: außen die schützende Lederhaut (1), darunter die ernährende, gefäßreiche Aderhaut (2), die Pigmentschicht der Netzhaut (3) sowie die lichtempfindliche Netzhaut (4). Auf dem Weg zur Netzhaut muss das Licht zuerst durch die Hornhaut (5) und die von der Iris (6) gebildete Öffnung der Pupille dringen, um durch Linse (7) und den Glaskörper schließlich zum Augenhintergrund zu gelangen. Die Stelle des schärfsten Sehens liegt in der Netzhautmitte und wird gelber Fleck genannt (8). An der so genannten Papille (9) verlässt der Sehnerv das Auge (10). An dieser Stelle treten darüber hinaus weitere, für die Ernährung der Netzhaut wichtige Blutgefäße ins Auge ein. Diese zweigen von der Zentralarterie ab, die innerhalb des Sehnervs verläuft.

Die Regenbogenhaut ist eigentlich keine eigenständige Struktur. Sie gehört vielmehr als Bestandteil zur so genannten **Aderhaut**, die im Inneren des Auges der Lederhaut direkt anliegt und sie rundherum auskleidet. Wie ihr Name bereits sagt, ist die Aderhaut von einem dichten Netz feinster Blutgefäßchen durchzogen, die Sauerstoff und Nährstoffe, insbesondere für die am Augenhintergrund liegende Netzhaut, anliefern und Abfallprodukte des Stoffwechsels entsorgen.

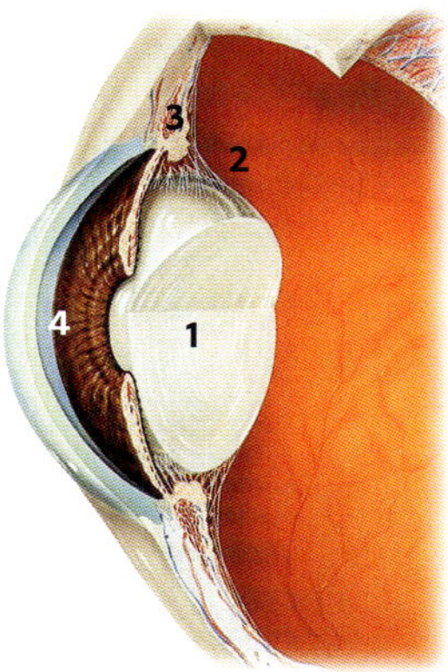

Die Augenlinse (1): Sie ist über elastische Fasern (Zonulafasern, 2) am ringförmigen Ziliarkörper (3) aufgehängt, der auch das Kammerwasser produziert. Diese ernährende Flüssigkeit füllt die schmale hintere Augenkammer – zwischen Linse und Regenbogenhaut – sowie die größere vordere Augenkammer (4) aus.

Die Linse sorgt für scharfes Sehen

Die Augenlinse ist zentral hinter der Pupille mit elastischen Fasern *(Zonulafasern)* am ringförmigen **Ziliarkörper** aufgehängt, der auch das Kammerwasser produziert (s. Seite 24).

Das Licht wird beim Eintritt ins Auge am stärksten in der Hornhaut gebrochen. Die **Augenlinse** ist in der Lage, die einfallenden Lichtstrahlen genau so zu bündeln und zu lenken, dass sie an der richtigen Stelle auf die Netzhaut treffen, d.h. die Augenlinse stellt das Bild scharf, egal ob wir entspannt in die Ferne schauen oder die Zeitung lesen. Erst mit der Linse kann sich das Auge also auf wechselnde Entfernungen einstellen.

Wie schafft sie das? In einem Fotoapparat müssen Linsen im Objektiv jeweils vor- oder zurückgeschoben werden, um die richtige Entfernung einzustellen. Die Augenlinse löst das Problem auf eine andere Weise. Sie ist elastisch und kann ihre Form verändern: Für nahes Sehen, etwa beim Lesen, muss das Licht stärker gebrochen werden. Dann rundet sich die Linse ab. Für das Sehen auf große Entfernungen, etwa um einen Vogel in der Luft zu beobachten, muss das Licht weniger gebrochen werden. Dann ist die Linse flach.

Diese Fähigkeit zur Brechkraftänderung und damit zur Entfernungsanpassung nennt man **Akkommodation** (von lat. *accommodare* = anpassen). Genau genommen wird die Akkommodation

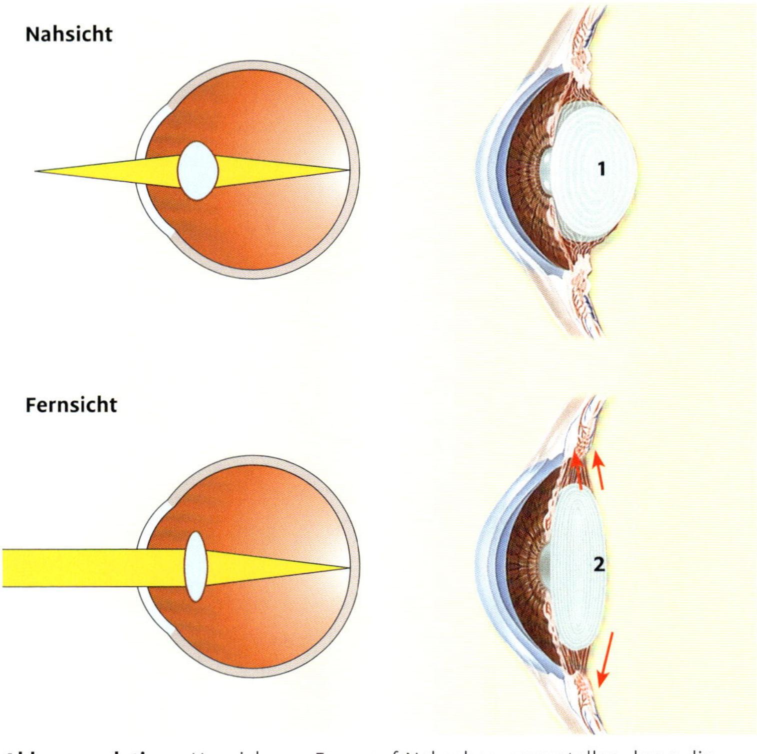

Akkommodation: Um sich von Fern- auf Nahsehen umzustellen, kann die Linse ihre Brechkraft mithilfe des Ziliarmuskels anpassen. Von Natur aus ist die Linse, wie oben zu sehen, beinahe kugelig und damit auf nahes Sehen eingestellt (1). Beim Blick in die Ferne (unten) wird sie vom ringförmigen Ziliarmuskel über die elastischen Ziliarbänder flach gezogen (2). Muskel und Bänder arbeiten dabei gegensinnig: Ist der Ziliarmuskel entspannt, sind die Bänder straff und üben Zug aus. Umgekehrt erschlaffen die Bänder, wenn sich der Ziliarmuskel anspannt. Dann kann die Linse ihre ursprünglich kugelige Form wieder annehmen.

erst durch das Zusammenspiel von drei Elementen möglich: der elastischen Linse selbst, den Zonulafasern, mit denen die Linse am Ziliarkörper verankert ist, und den Muskeln des Ziliarkörpers als »Motor« für die Formänderung der Linse. Der Ziliarkörper enthält zahlreiche Muskelfasern, die zusammengenommen als **Ziliarmuskel** bezeichnet werden. Indem er sich an- und entspannt, zieht der Ziliarmuskel mal stärker, mal schwächer an den Aufhängebändern der Linse und bringt sie auf diese Weise in die jeweils gewünschte Form (s. Abb. Seite 27). Wenn wir entspannt schauen, ist das Auge auf Sehen in der Ferne eingestellt, weil sich der Ziliarmuskel dann im »Ruhezustand« befindet. Er wird erst dann aktiv, wenn wir uns auf nahe gelegene Objekte konzentrieren. Das merken wir beispielsweise daran, dass langes Lesen anstrengt und die Augen ermüden.

Akkommodation:
An- und Entspannung des Ziliarmuskels steuert die Linsenform.

Was ist Alterssichtigkeit?

In der Jugend ist die Fähigkeit zu akkommodieren am stärksten, im Laufe des Lebens lässt sie jedoch mehr und mehr nach. Grund ist, dass die Verformbarkeit der Linse mit zunehmendem Alter abnimmt und sie für das Nahsehen nicht mehr die nötige Brechkraft aufbringen kann. Wenn Kleingedrucktes unscharf und schlecht lesbar wird und wir unbewusst Buch oder Zeitung etwas weiter weg halten, dann brauchen wir eine Lesebrille. Diese so genannte Alterssichtigkeit – im Fachbegriff *Presbyopie* genannt – ist also nicht krankhaft, sondern Teil des natürlichen Alterungsprozesses.

Wann die Lesefähigkeit nachlässt, ist individuell verschieden und hängt vor allem vom ursprünglichen Brechungszustand des Auges ab, also davon, ob das Auge bisher normalsichtig war oder etwa eine Kurz- oder Weitsichtigkeit besteht. Wer keinen Sehfehler hat, braucht in der Regel zwischen 45 und 48 Jahren eine Lesebrille, Weitsichtige meist schon früher, Kurzsichtige oft erst später.

Wie das Bild entsteht, das wir sehen

Als »Filmebene« fungiert im Auge die innerste und lichtempfindliche Schicht, die Netzhaut beziehungsweise die Retina. Nachdem die Lichtstrahlen in der Linse richtig gebündelt wurden und durch den Glaskörper gedrungen sind, kommen sie am Augenhintergrund an. Hier treffen sie auf die Sehzellen, die die Lichtsignale in Nervenimpulse umwandeln und über den Sehnerv zum Gehirn schicken.

Netzhaut – komplexes Nervennetz

Die Netzhaut ist ein Wunderwerk an Komplexität. Auf engstem Raum drängen sich hier viele Millionen Seh- und Nervenzellen dicht zusammen und bilden ein hoch kompliziertes Netz aus Nervenbahnen und Nervenverschaltungen. Dieser Aufwand ist erforderlich, weil die Retina nicht nur einen **Umwandler von Licht- in Nervenimpulse** darstellt, sondern gleichzeitig die im Licht enthaltene Information in einem ersten Schritt verarbeitet und für die weiteren Verrechnungsprozesse im Gehirn aufbereitet. Entsprechend ihrer hohen Leistung hat die Netzhaut einen sehr hohen Sauerstoffverbrauch.

Wie die Verbindungen auf einem Computerchip sind die Nervenzellen der Retina auf komplizierte Weise miteinander verschaltet.

Bereits die Netzhaut ist in der Lage, Farben zu unterscheiden, Bewegungen zu erkennen und Kontraste zu verstärken. Das alles schafft die Retina, obwohl sie nur so klein ist wie eine Briefmarke und mit einem halben Millimeter hauchdünn. In ihrer Peripherie, an ihrem äußeren Rand, ist sie sogar nur einen viertel Millimeter schmal. Darüber hinaus bringt sie auf diesem engsten Raum unterschiedliche Zelllagen unter.

Die äußere, der Ader- und Lederhaut zugewandte Lage besteht aus pigment-, d.h. farbstoffhaltigen, lichtundurchlässigen Zellen. Diese **Pigmentschicht** hat mit der Lichtverarbeitung direkt nichts zu tun. Sie hat verschiedene andere Aufgaben, z.B. übt sie eine gewisse Schutz- und Ernährungsfunktion für die Sehzellen aus. Weiterhin verhindert sie, dass Lichtstrahlen nach hinten verloren gehen, und schluckt störendes Streulicht, das im Auge durch Reflexion entsteht. Damit ist die Pigmentschicht auch für das scharfe Sehen wichtig.

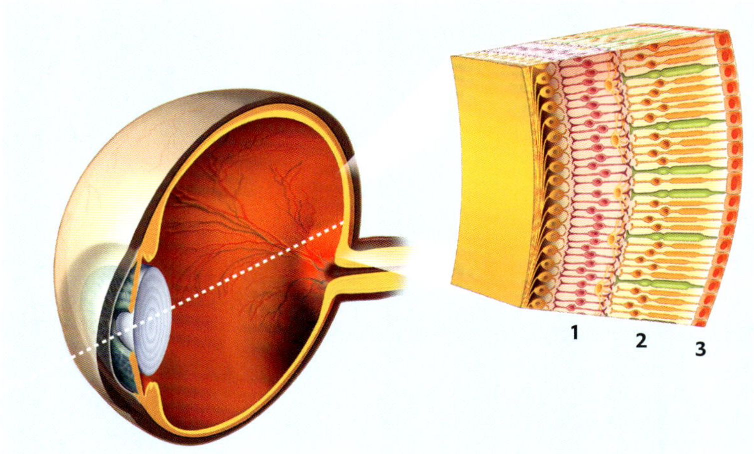

Die Netzhaut: Sie ist aus mehreren Zelllagen aufgebaut:
Das Licht trifft zuerst auf eine Schicht verschiedener Nervenzellen, die untereinander vernetzt sind (1). Dahinter erst liegt die eigentliche Sehzellenschicht der Stäbchen und Zapfen (2). Den Abschluss bildet eine Pigmentschicht (3).

Erst die nächste Lage wird von den unvorstellbar vielen, 126 Millionen winzigen Sehzellen gebildet, die das Licht aufnehmen: die nach ihrer Form benannten langen, dünnen Stäbchen und die kürzeren, spitz zulaufenden Zapfen. Bei den **Stäbchen** und **Zapfen** handelt es sich um hoch spezialisierte Nervenzellen, die fähig sind, auf Lichtreize zu reagieren. Sie dienen damit als Lichtrezeptoren (*Rezeptor* = Empfänger). Die Lichtsinneszellen stammen direkt von Nervenzellen des Gehirns ab. Obwohl die Retina die innerste Augenschicht bildet, gehört sie also ursprünglich gar nicht zum Auge, sondern entsteht – schon in einem sehr frühen Stadium der Embryonalentwicklung – aus einem bestimmten Hirnabschnitt, dem so genannten Zwischenhirn.

INFO

Die Sehzellen

120 Millionen lange, dünne Stäbchen und 6 Millionen kurze, spitz zulaufende Zapfen stehen dicht an dicht auf der Netzhaut.

Die Verbindung zwischen der Netzhaut und dem Gehirn wird vom Sehnerv gebildet (s. dazu die Abb. Seite 34). Der Sehnerv setzt sich aus den Ausläufern der Nervenzellen zusammen, die die anderen inneren, d.h. dem Glaskörper zugewandten Netzhautlagen bilden. In der Grafik links sind sie mit Ziffer 1 gekennzeichnet. Diese Nervenzellen sind untereinander wie die Drähte auf einem Computerchip vielfach verknüpft und verschaltet. Das Licht muss also auf dem Weg zu seinem Ziel – den Sehzellen – erst diese vorgelagerten Schichten aus Nervenzellen und -leitungen durchqueren.

Aufgabenteilung in der Netzhaut

Kommen wir nochmals auf den Vergleich mit einer Kamera zurück: Wer fotografiert, kennt ein Problem, das auch das Auge zu lösen hat. Um bei Tag genauso schöne und farbtreue Bilder zu bekommen wie etwa bei einem Fest am Abend, muss man je nach Situation zwischen unterschiedlich empfindlichen Filmsorten, z.B. für Tages- oder Kunstlicht, auswählen. Wie schafft es das Auge,

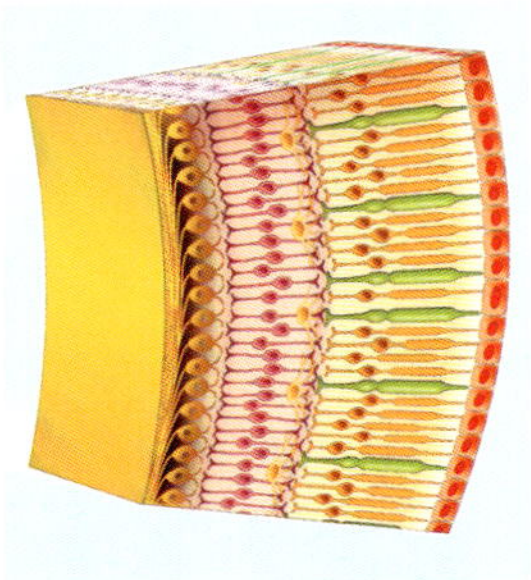

Stäbchen (orange) und Zapfen (grün) sind unterschiedlich empfindlich (schematische Zeichnung).

all die verschiedenen Lichtverhältnisse und Farben getreu wiederzugeben? Es arbeitet – ganz ähnlich – mit verschiedenen Sehzelltypen. Zunächst unterscheiden sich die Stäbchen und Zapfen in ihrer Empfindlichkeit gegenüber Licht: Den Stäbchen genügt bereits das wenige Licht bei Dämmerung, um etwas »zu sehen«. Die Zapfen dagegen brauchen eine höhere Lichtintensität. Sie sind daher erst bei Tag »aktiv«.

Auch die Empfindlichkeit für verschiedene Wellenlängen des Lichts, also für Farben, ist auf ähnliche Weise aufgeteilt. Nur die tagaktiven Zapfen sind in der Lage, Farben zu erkennen. Dabei sind die Zapfen selbst nochmals in drei verschiedene »Arbeitsgruppen« aufgeteilt, die jeweils den roten, den grünen und den blauen Anteil des Lichts verarbeiten. Vereinfacht gesagt, bilden sie drei verschiedene »Farbkanäle«. Aus den Informationen dieser drei Komponenten mischt das Gehirn später all die unzähligen Farbeindrücke und -nuancen, die wir kennen.

Stäbchen können dagegen keine Farben erkennen, sondern sind vielmehr für das Hell-Dunkel-Sehen zuständig, d. h. sie liefern »nur« Schwarzweißbilder. Dafür nehmen sie Bewegungen sehr gut wahr.

Hell- und Dunkel-Sehen

Bei Tag können wir Farben erkennen, weil wir mit den Zapfen sehen. Bei Dämmerung erscheint dagegen alles grau in grau, da dann die Stäbchen aktiv sind, die das Schwarz-Weiß-Sehen vermitteln.

Die Anpassung an die unterschiedliche Helligkeit geschieht über den nach seiner Farbe benannten Sehpurpur der Stäbchen *(Rhodopsin)*. Er bleicht unter hellem Licht aus und regeneriert sich in der Dunkelheit, um dann entsprechend wieder das Sehen in der Dämmerung und im Dunkeln zu vermitteln. Bei Helligkeit sind die Zapfen mit ihren Pigmenten in Funktion. Außerdem passt sich die Pupillenweite den unterschiedlichen Lichtverhältnissen an. In der Peripherie sind teilweise mehrere Stäbchen zu einem Element zusammengeschaltet, was das Erkennen bei herabgesetzter Beleuchtung und Dunkelheit besser ermöglicht.

Gelber Fleck: Stelle des schärfsten Sehens

Aufgrund ihrer unterschiedlichen Funktionen und Fähigkeiten sind Stäbchen und Zapfen nicht gleichmäßig auf der Retina verteilt. Die Stelle der Netzhaut, mit der Sie gerade diese Zeilen lesen, ist z. B. nur mit Zapfen besetzt. Wegen ihres Aussehens bezeichnet man sie als **gelben Fleck** oder im Fachbegriff *Macula lutea* (von lat. *macula* = Fleck und *luteus* = gelb). In der Abbildung auf Seite 25 ist die Lage des gelben Flecks, ungefähr in der Mitte der Netzhaut, gut zu sehen. Nur auf diesem stecknadelkopfkleinen Bezirk findet das eigentliche »scharfe« Sehen statt – die lichtempfindlichen Zapfen drängen sich hier besonders dicht.

Die Zapfen in der Mitte der Netzhaut sind darüber hinaus für das genaue und »feine« Sehen bei Tag zuständig.

Auch sonst unterscheidet sich der gelbe Fleck von seiner Umgebung. Das zarte Gewebe ist an dieser Stelle sehr dünn und bildet eine Mulde, weil die vorgelagerten Nervenzellen sich ein wenig zur Seite geschoben haben, um möglichst viel Licht zu den Sehzellen durchdringen zu lassen. Daher wird der gelbe Fleck auch *Fovea* oder Sehgrube genannt. Mitten im Zentrum der Fovea gibt es also nur Zapfen und keine Stäbchen. Dies ist auch der Grund, warum bei Dunkelheit das foveale Sehen nicht mehr funktioniert und wir nicht mehr so scharf sehen wie am Tag. Die Stäbchen, die in der Netzhautmitte fehlen, sind dafür auf dem übrigen Teil der Retina recht gleichmäßig verteilt. Die Anzahl der Zapfen nimmt dagegen zum Rand der Netzhaut hin ab. Im äußeren Bereich des Sehfeldes sehen wir daher zwar relativ unscharf und grau, dafür nehmen wir hier Bewegungen sehr gut wahr, weil die Stäbchen regelrechte »Bewegungsmelder« sind.

Stäbchen können zwar keine so scharfen Bilder liefern, nehmen dafür aber Bewegungen sehr gut wahr.

Sehnerv: Datenübertragung zum Gehirn

Das Bild, das auf die Netzhaut projiziert wird, leitet der Sehnerv schließlich zum Gehirn weiter. In ihm laufen wie in einem Datenkabel die elektrischen Impulse aller Nervenzellen gebündelt zum Gehirn. Die Bezeichnung Sehnerv ist nicht ganz exakt, denn eigentlich besteht er aus einem ganzen Bündel von ungefähr einer Million eigenständiger Nervenfasern (s. Abb. unten). Bei diesen Fasern handelt es sich um die auf Seite 31 beschriebenen Ausläufer der innersten Nervenzellschicht der Retina.

Die Austrittsstelle des Sehnervs aus dem Auge wird medizinisch *Papille* genannt (s. dazu Abb. Seite 25). An dieser Stelle befinden sich keine Sehzellen. Weil die Netzhaut hier also auch kein Bild vermitteln kann, entsteht eine winzige Lücke im Gesichtsfeld, ähnlich einem dunklen Fleck auf einer Landkarte. Diese fehlende Stelle wird demnach als **blinder Fleck** bezeichnet. Weil das Gehirn allerdings in der Lage ist, solche kleinen Leerstellen zu »verrechnen« und zu schließen, bemerken wir den blinden Fleck normalerweise nicht. Man beschreibt diese Fähigkeit des Gehirns oft mit dem anschaulichen englischen Ausdruck »filling in«.

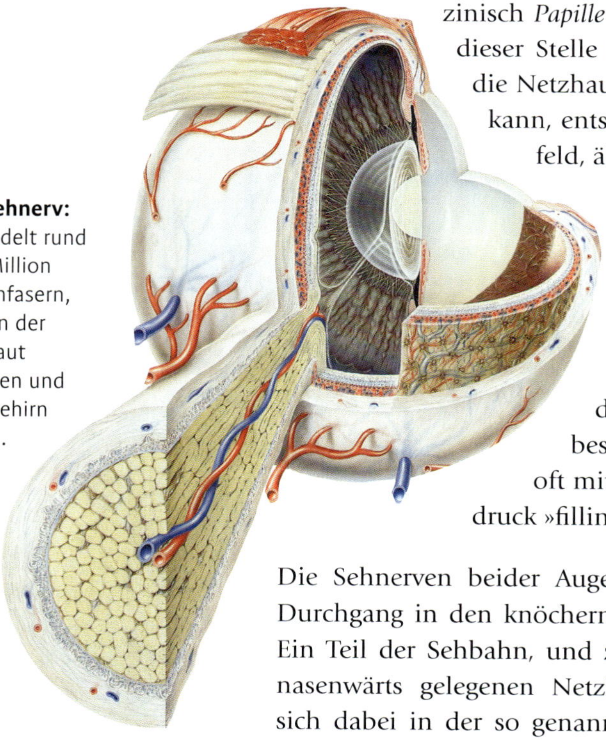

Der Sehnerv: Er bündelt rund eine Million Nervenfasern, die von der Netzhaut kommen und zum Gehirn ziehen.

Die Sehnerven beider Augen gelangen schließlich über einen Durchgang in den knöchernen Augenhöhlen ins Schädelinnere. Ein Teil der Sehbahn, und zwar die Nervenfasern, die von den nasenwärts gelegenen Netzhauthälften stammen, überkreuzen sich dabei in der so genannten **Sehnervenkreuzung** bzw. dem

Chiasma opticum und ziehen zur jeweils gegenüberliegenden Hirnhälfte. Die Nervenfasern der schläfenwärts gelegenen Netzhauthälften bleiben auf ihrer Seite (s. Abb.). So ist dafür gesorgt, dass jeweils dieselben Bildhälften beider Augen auf derselben Hirnhälfte abgebildet werden, dass also die sich entsprechenden Bildanteile auch zu denselben verarbeitenden Hirnzentren gelangen.

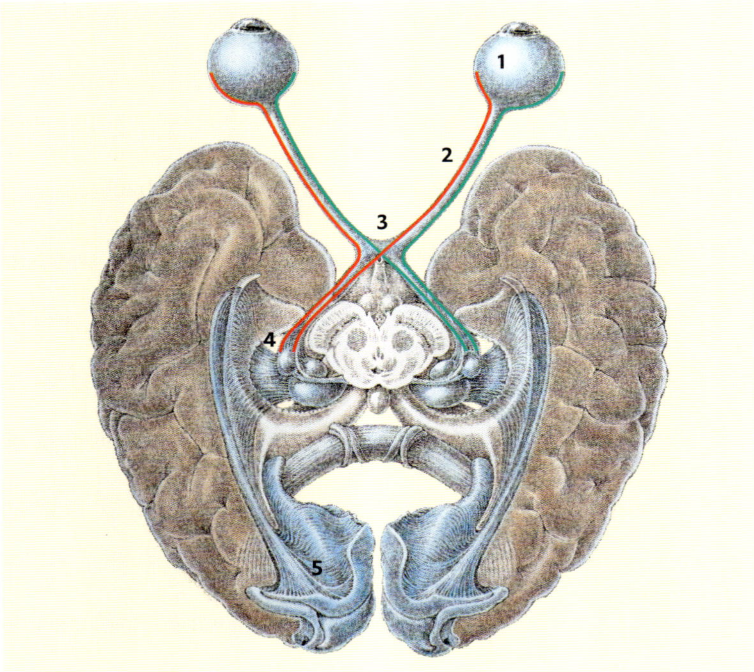

Weg der Bilder ins Gehirn: Von der Netzhaut im Auge (1) gelangt die Bildinformation über den Sehnerv (2) und die Sehnervenkreuzung (3) zunächst in einen Teil des Zwischenhirns, den seitlichen Kniehöcker (4), wo die Impulse geordnet werden. Dann werden sie zur Sehrinde (5) weitergeleitet. Dort entsteht das Bild, das wir sehen. In der Sehnervenkreuzung werden die Impulse von den beiden Netzhauthälften so geleitet, dass jeweils eine Seite des Sehfeldes auf einer Hirnhälfte abgebildet wird.

Bevor sie ihr eigentliches Ziel – die Sehrinde im Hinterhauptlappen – erreichen, werden die Bahnen zunächst noch einmal im Zwischenhirn als Durchgangsstation verschaltet. Dann ziehen die Bahnen zum »Sehzentrum«. Hier erfolgt schließlich die endgültige Zusammenführung sämtlicher Informationen aus beiden Augen und die bewusste Wahrnehmung. Das Gehirn verrechnet dabei die eingehenden Signale beider Augen miteinander. Mit dieser Verschmelzung der Netzhautbilder bekommen wir gleichzeitig auch einen räumlichen Eindruck von unserer Umgebung. Auf dieser großartigen Rechenleistung beruht letztlich also die räumliche Wahrnehmung. Fällt ein Auge aus, dann ist leicht vorstellbar, dass sich das räumliche Sehen verschlechtert. Dass es nicht völlig verschwindet, ist ebenfalls dem »Hochleistungsrechner« Gehirn zu verdanken, der in der Lage ist, das »flache Bild« des gesunden Auges in gewissen Grenzen zu korrigieren, indem es den Bildeindruck mit unseren bisher gesammelten und gespeicherten Erfahrungen verknüpft.

Grauer Star – die Trübung der Augenlinse

Von Grauem Star spricht man, wenn die normalerweise klare Augenlinse getrübt ist. Ursachen dafür gibt es viele. Besonders häufig entwickelt sich eine Linsentrübung jedoch während des Älterwerdens. Je nach Art und Ausmaß wird das Sehvermögen dabei mehr oder weniger stark beeinträchtigt. Eine Operation, bei der fast immer eine künstliche Linse eingepflanzt wird, ist gegenwärtig zwar die einzige, dafür aber sehr erfolgreiche Behandlungsmöglichkeit.

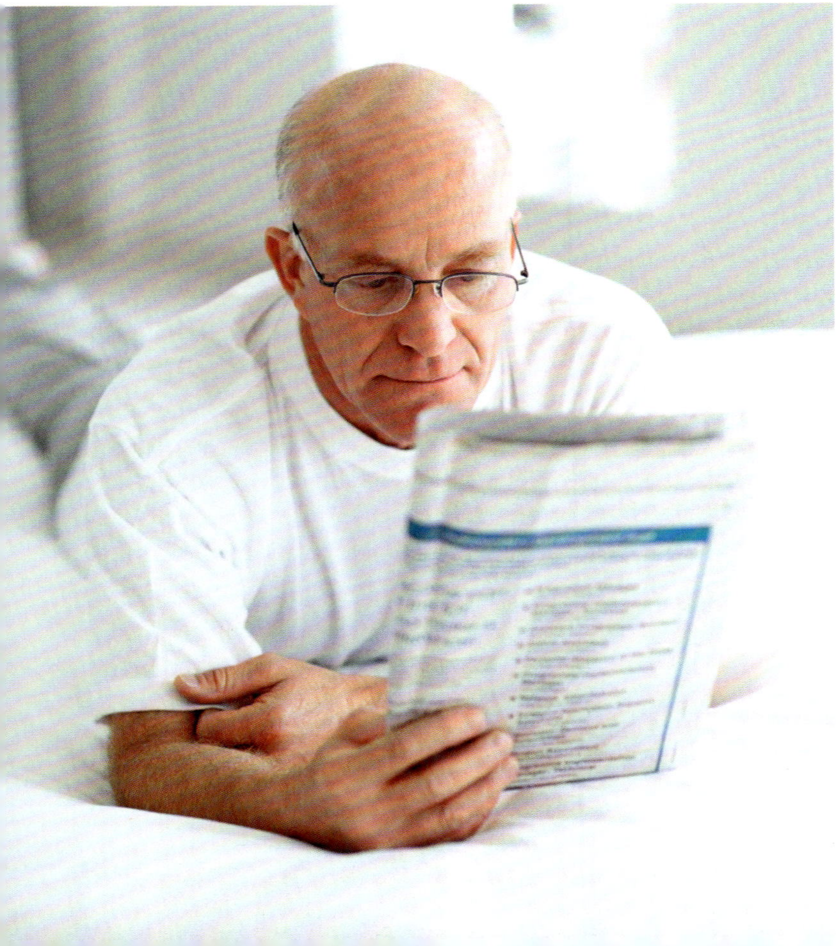

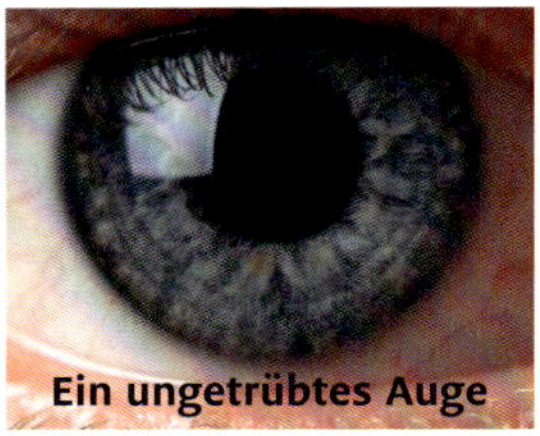

Ein ungetrübtes Auge

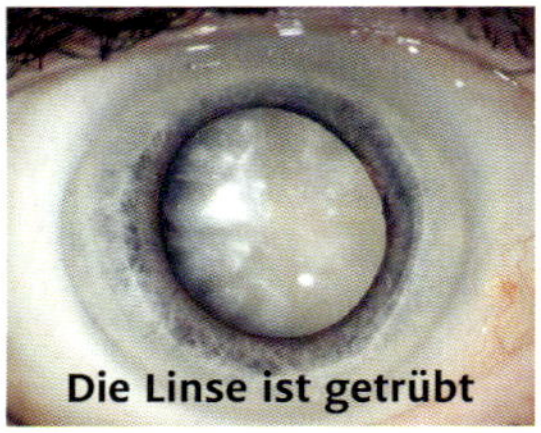

Die Linse ist getrübt

Der Graue Star kann jeden treffen

Der Graue Star oder medizinisch die *Katarakt* ist eine Erkrankung, bei der sich die einstmals klare Augenlinse eintrübt, die Sicht zunehmend »verschleiert« und das Sehvermögen dadurch mehr und mehr eingeschränkt wird. Grauer Star ist außerordentlich häufig – dies belegt u. a. die große Zahl an Staroperationen, die inzwischen allein in den USA vorgenommen werden: Jedes Jahr unterziehen sich dort über eine Million Menschen diesem Eingriff. In Deutschland sind es bereits mehr als 600 000 jährlich. Die Operation, bei der die getrübte Linse entfernt wird, ist derzeit die einzige wirklich sichere Behandlungsmöglichkeit (mehr dazu ab Seite 95). Mit Medikamenten kann man die Trübungen bisher weder verhindern noch beseitigen.

Für die starke Zunahme der Kataraktoperationen in den letzten Jahren gibt es zwei Gründe: Zum einen werden die Menschen immer älter, und damit nimmt auch die häufigste Form der Linsentrübung – der Altersstar – zu. Zum anderen schlagen in den steigenden Zahlen auch die großen Fortschritte der modernen Operationstechniken zu Buche: So haben sich die optischen Korrekturmöglichkeiten durch künstliche Linsen, die ins Auge eingesetzt werden und die fehlende eigene Linse ersetzen, enorm verbessert. Die Linsenmaterialien sind weiterentwickelt worden und besser verträglich als früher. Auch die Einpflanzungsmethoden sind inzwischen schonender. Die Kataraktoperation wurde durch all diese Fortschritte nicht nur in ihrem Ergebnis besser, sondern auch in einem früheren Erkrankungsstadium durchführbar.

Eine Operation verspricht heute sehr guten Erfolg und ist grundsätzlich in jedem Lebensalter möglich.

Was bedeutet der Name »Star«?

Die Bezeichnung »Star« hat ihren Ursprung im Althochdeutschen und wurde damals in der Wortkombination »starr plint« verwandt, was nichts anderes als »blind starren« bedeutet. Nun muss man bedenken, dass solchen Krankheitsbezeichnungen in früheren Zeiten nur sehr schwere und offen zutage tretende Erscheinungen zugrunde gelegt wurden. Offensichtlich fußt der Name »Star« also auf der Beobachtung, dass »praktisch Blinde«, wie Menschen, die durch einen Grauen Star stark sehbehindert waren, auf optische Eindrücke ihrer Umgebung kaum noch reagierten, sondern vielmehr »vor sich hin starrten«. Und weil gleichzeitig die Pupille durch die Eintrübung der Linse nicht mehr schwarz erschien, sondern undurchsichtig und weißlich grau, bezeichnete man die Erkrankung dann als »Grauen Star«.

Mit dem Vogel »Star« hat die Namensgebung nichts zu tun, sondern mit dem starren Blick, den Sehbehinderte haben können.

Der medizinische Begriff – die »Katarakt« – kommt dagegen aus dem Griechischen und bedeutet so viel wie »Wasserfall«. Diese bildhafte Beschreibung rührt daher, dass bei einem voll entwickelten, man sagt auch einem »reifen« Star (s. Seite 55), die grauweißlichen Linsenverfärbungen Ähnlichkeit mit der weißen Gischt herabstürzender Wassermassen haben.

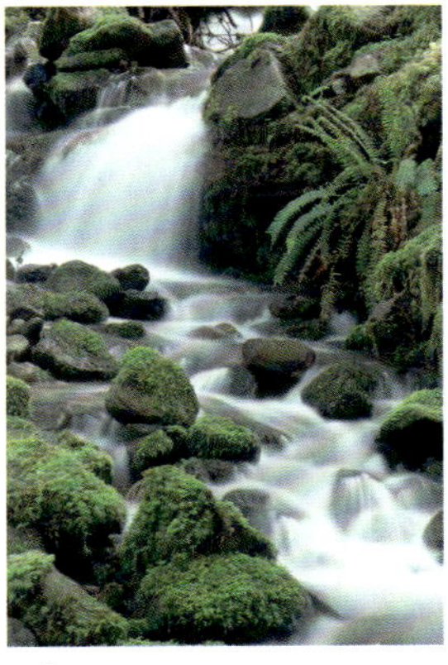

Ähnlich wie die Gischt eines Wasserfalls sehen die weißlichen Linsenverfärbungen bei einem fortgeschrittenen, reifen Star aus – daher der medizinische Name »Katarakt«.

Nicht jede Trübung ist krankhaft

Genau genommen handelt es sich bei jeder Trübung der Linse – ob geringfügig oder ausgedehnt – um eine Katarakt. In der Praxis hat sich eine solche Definition aber nicht als sinnvoll erwiesen, da nicht jede Trübung behandelt werden muss. Bei Linsenveränderungen, die nicht so stark ausgeprägt sind und das Sehvermögen nicht oder nur wenig beeinträchtigen, spricht man besser schlicht von Trübungen. Erst wenn die Durchsicht so stark behindert ist, dass das Sehvermögen erkennbar gemindert ist und die Linsenveränderung damit wirklichen Krankheitscharakter bekommt, sollte man die medizinische Bezeichnung Katarakt verwenden.

Wie sich Linsentrübungen bemerkbar machen

Abnehmendes Sehvermögen

Grauer Star schreitet in der Regel langsam voran und schmerzt nicht.

Ein Grauer Star entwickelt sich in der Mehrzahl der Fälle schleichend. Gerade zu Anfang treten meist keine besonderen Beschwerden auf, und da die Linse keine Nervenfasern enthält, kommt es dabei auch nicht zu Schmerzen. Wenn Schmerzen auftreten, haben sie andere Ursachen. Erst im Laufe der Zeit, wenn die Trübungen stärker werden, beginnt ein Grauer Star sich störend bemerkbar zu machen. Kennzeichnend sind vor allem zwei Symptome: das allmählich mehr und mehr nachlassende Sehvermögen und eine zunehmende Empfindlichkeit für helles Licht. Weil sich aber auch andere Augenerkrankungen in ähnlicher Weise äußern können, bedeutet es nicht unweigerlich, dass Sie an Grauem Star erkrankt sind, wenn Sie plötzlich schlechter sehen oder helles Licht als besonders unangenehm empfinden. Beschwerden dieser Art sollten Sie also zunächst einmal aufmerksam machen und zum Augenarzt führen. Er wird dann die genaue Ursache für die Veränderung abklären.

Mit Zunahme der Trübung sieht man immer unschärfer und matter.

Weil in einer getrübten Linse das Licht nicht mehr optimal gebündelt werden kann, sondern abgeschwächt und gestreut wird, kommt auf der Netzhaut keine scharfe Abbildung mehr zustande. Je weiter die Trübungen zunehmen, desto mehr wird die Sehschärfe auf diese Weise beeinträchtigt, und das einst klare und deutliche Bild der Umwelt wird mit der Zeit immer unschärfer und matter. In späten Stadien verschwimmt das Gesehene, erscheint wie »dämmrig«, oder es ist nur noch eine Art »Schleiersehen« vorhanden (s. dazu die Abbildung auf der nächsten Seite). Auch der Eindruck von Farben kann sich bei Grauem Star mit der Zeit verän-

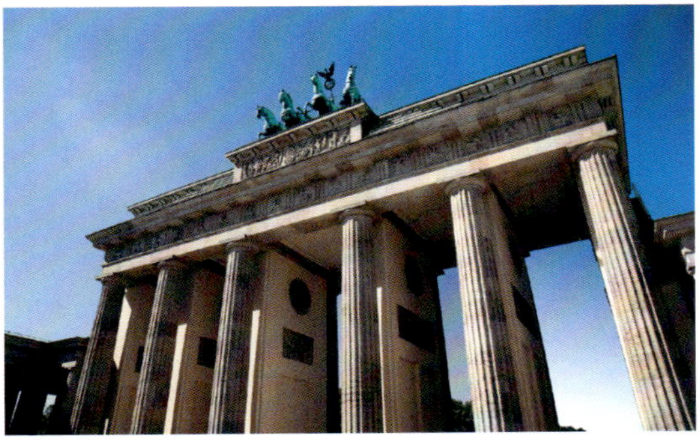

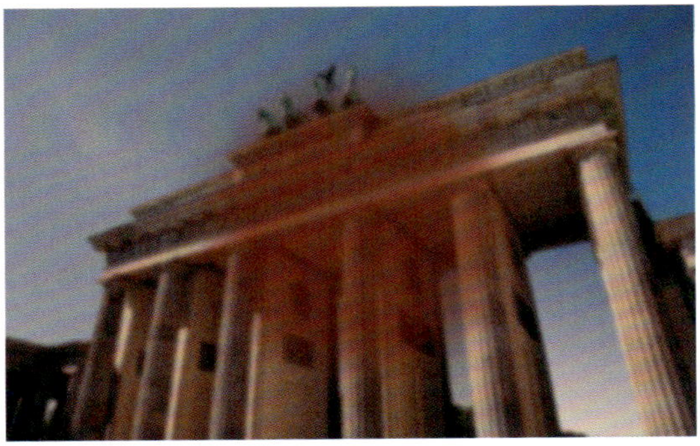

Wie durch Milchglas: So verändert sich die Sicht beim Grauen Star: Mit zunehmender Trübung verschwimmt das Bild mehr und mehr, und auch Farben verlieren ihre Leuchtkraft. Im Spätstadium erscheint alles wie durch eine Milchglasscheibe unscharf, verschwommen und »grau in grau«.

dern. Sie erscheinen immer blasser und verlieren ihre Leuchtkraft, was man als Betroffener oft jedoch kaum bemerkt.

Auf einen Blick: Symptome, die bei Grauem Star auftreten können

- → Unscharfes, verschwommenes, mattes Sehen
- → Bei stärkeren Trübungen erscheint alles »grau in grau«, wie »dämmrig« oder »von einem Schleier überzogen«
- → Helles Licht blendet
- → Farben wirken blasser und weniger leuchtend
- → Sehen von Doppelbildern auf dem getrübten Auge
- → Das betroffene Auge wird manchmal »kurzsichtiger«

Erhöhte Blendempfindlichkeit

Die Empfindlichkeit für helles Licht nimmt zu.

Bei Grauem Star stellt sich mit der Zeit eine erhöhte Empfindlichkeit für Licht ein. Auch dieses Symptom wird von der unregelmäßigen Lichtstreuung durch die Trübungen verursacht, denn dadurch fällt Licht plötzlich auch auf die äußeren Bereiche der Netzhaut, die normalerweise keiner direkten Belichtung ausgesetzt sind. Vor allem sehr helles Licht, das zuvor keine Beschwerden hervorgerufen hat, wird dann als besonders unangenehm und blendend empfunden. Probleme treten vor allem bei starkem Sonnenschein auf oder auch beim Autofahren in der Nacht durch das Scheinwerferlicht des Gegenverkehrs – insbesondere, wenn es sich um die extrem hellen Halogenscheinwerfer handelt.

Andere Symptome

Wir haben zuvor schon erwähnt, dass nicht jede Linsentrübung das Sehvermögen mindern muss. Obwohl stärkere Trübungen in der Regel auch stärker beeinträchtigend sind, kann es durchaus sein, dass ein Betroffener mit deutlichen Linsentrübungen dennoch gut sieht. Für das Sehvermögen spielt nämlich nicht nur die Intensität der Trübungen, sondern auch ihre Lage in der Augenlinse eine Rolle. So stören Trübungen, die in der Peripherie, also am äußeren Rand liegen, oft weniger als solche, die sich im Zentrum der Linse befinden. Man kann nach ihrer Lage demnach verschiedene Trübungsformen unterscheiden, auf die wir später (ab Seite 50) noch genauer eingehen werden.

Manche Trübungen stören das Sehen weniger, andere mehr.

Für die spezielle Diagnose ist diese Unterscheidung wichtig. Beispielsweise können die Trübungen je nach ihrer Lage charakteristische Symptome hervorrufen: Ein Kernstar, der nur den innersten Bereich der Linse betrifft, kann z. B. eine Kurzsichtigkeit hervorrufen (s. Seite 51, 53). Seltener kommt es auch zum Sehen von Doppel-, manchmal sogar von Dreifachbildern.

Das Besondere an den Mehrfachbildern beim Kernstar ist, dass sie auf dem getrübten Auge auch dann auftreten, wenn das andere Auge geschlossen oder abgedeckt wird. In der Regel entstehen Doppelbilder nur beim Sehen mit zwei Augen, und zwar dann, wenn das Gehirn aus irgendeinem Grund nicht in der Lage ist, die beiden Bilder zur Deckung zu bringen. Vor allem bei Augenmuskelstörungen ist dies der Fall. Ursache für die Mehrfachbilder bei Grauem Star ist jedoch, dass ein Lichtstrahl in der getrübten Linse mehrfach abgelenkt wird und jeder Ablenkungsstrahl ein eigenes Bild auf der Netzhaut erzeugt. Die Mehrfachbilder entstehen also hier durch die gestörte Lichtbrechung in der getrübten Linse.

Mehrfachbilder bei Grauem Star erscheinen nur auf dem getrübten Auge.

INFO

- Nur etwa ein Prozent der Betroffenen leiden unter einem angeborenen Grauen Star,
- ungefähr zehn Prozent haben ihn durch Verletzungen der Linse, Erkrankungen oder andere Einflüsse im Laufe des Lebens erworben.

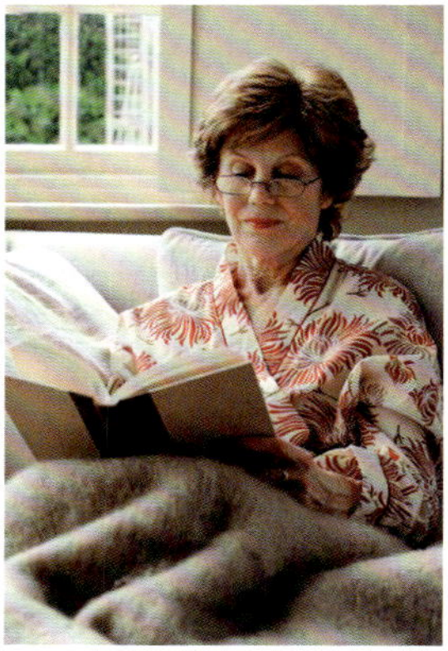

Mögliche Risikofaktoren

Warum entwickelt der eine Mensch nun Trübungen, während der andere auch in höherem Alter keinerlei Probleme mit seiner Augenlinse hat? Grundsätzlich kann der Graue Star in jedem Lebensalter auftreten – beim Neugeborenen, beim Jugendlichen oder beim älteren Menschen. Die Ursachen dafür sind unterschiedlich. Trübungen, die schon in jungen Jahren entstehen, sind oft vererbt, etwa der **angeborene** Star beim Säugling. Auch durch eine **Erkrankung** des Kindes im Mutterleib können Linsentrübungen entstehen, beispielsweise durch eine Virusinfektion wie Mumps oder Röteln (s. Seite 63).

Diese Faktoren erhöhen das Risiko, an Grauem Star zu erkranken

- → Alter
- → Familiäre Vorbelastung
- → Physikalische und chemische Einflüsse, z. B. Röntgen- und Sonnenstrahlung (s. auch Seite 59)
- → Allgemeinerkrankungen wie die Zuckerkrankheit (Diabetes mellitus, s. Seite 57)
- → Die Einnahme bestimmter Medikamente, z. B. Kortison (s. Seite 56)
- → Verletzungen des Auges (s. Seite 60)

Angeborene Formen, ob vererbt oder erworben, sind allerdings relativ selten und kommen unter 100 Patienten durchschnittlich nur einmal vor. Etwas häufigere Ursachen sind **Verletzungen** der Linse etwa durch einen Unfall, **physikalische** und auch **chemische Einflüsse**, z. B. übermäßige Sonneneinstrahlung, Röntgenstrahlung, sowie die längerfristige Einnahme bestimmter Medikamente wie

Kortison. Auch allgemeine Erkrankungen wie die Zuckerkrankheit gehören zu den möglichen Auslösern. Mehr dazu erfahren Sie ab Seite 56.

In der überwiegenden Mehrzahl jedoch – das wissen sicher viele aus eigener Erfahrung und ihrem persönlichen Umfeld – entwickelt sich der Graue Star im **Alter**, man spricht dann vom **Altersstar**. Etwa 90 Prozent aller Kataraktpatienten sind über 60 Jahre alt. Eine nicht beweisbare, aber anschauliche Hypothese besagt sogar, dass fast jeder von uns Grauen Star bekäme, wenn wir nur alle alt genug würden – sagen wir etwa 120 Jahre. Dahinter steht die Auffassung, dass der Graue Star im Alter schlichtweg zum Alterungsprozess dazugehört. Aber das ist nur ein Gesichtspunkt.

Ganz überwiegend entsteht der Graue Star in höherem Lebensalter.

Im Folgenden erfahren Sie mehr über die häufigste Starform, den Altersstar und seine verschiedenen Ausprägungen, sowie danach über die selteneren Formen des Grauen Stars.

Der Altersstar

Welche Gründe für die Entstehung des Altersstars verantwortlich sind, ist im Einzelnen noch ungeklärt. Überanstrengung der Augen in jüngeren Jahren, etwa durch häufiges Lesen bei schlechter Beleuchtung, ist entgegen landläufiger Meinung jedenfalls nicht die Ursache für einen späteren Grauen Star. Sicher ist aber, dass wir die Neigung, Linsentrübungen im Alter zu entwickeln, bereits in die Wiege gelegt bekommen können. Wenn also Großeltern und Eltern schon einen Grauen Star hatten, dann ist die Wahrscheinlichkeit, im Alter selbst daran zu erkranken, erhöht. **Erbliche Einflüsse** spielen also eine nicht unerhebliche Rolle. Vielfach wird nicht nur der Graue Star an sich vererbt, sondern sogar seine jeweilige Erscheinungsform, z. B. die eines Kernstars (s. Seite 53).

Die genauen Ursachen für den Altersstar sind unbekannt. Es gibt jedoch Faktoren, von denen man weiß, dass sie sein Entstehen begünstigen, z. B. erbliche Veranlagung.

Eine gute Sonnenbrille ist ein wichtiger Schutz fürs Auge.

Sicher ist auch, dass **intensive Sonneneinstrahlung**, d.h. UV-Licht, die Entwicklung des Altersstars fördert. Damit erklärt sich auch, warum bei Menschen in tropischen Ländern wie in Indien der Altersstar häufig nicht wie bei uns um das 60., sondern zuweilen bereits ab dem 40. oder 50. Lebensjahr, also mehr als zehn Jahre früher auftritt.

Bei vielen älteren Menschen entsteht der Graue Star auch neben einer **Zuckererkrankung** *(Diabetes mellitus)*. Ein Grund dafür ist, dass die häufigste Form, der Typ-2-Diabetes, im Alter ebenfalls öfter vorkommt und dadurch schlichtweg die Wahrscheinlichkeit eines Zusammentreffens mit dem Altersstar recht hoch ist. Jedoch hat man auch festgestellt, dass die Stoffwechselstörung, die dem Typ-2-Diabetes zugrunde liegt, die Entwicklung einer Linsentrübung beschleunigt.

Der Graue Star und die Zuckerkrankheit treten im Alter oft gemeinsam auf. Alarmierend ist jedoch, dass immer mehr jüngere Menschen, vor allem übergewichtige, und sogar Kinder an Typ-2-Diabetes erkranken.
→ Mehr zu Augenschäden bei Diabetes ab Seite 57 und auf Seite 212.

Bei Diabetes-Patienten entsteht der Graue Star in der Regel nicht nur früher, sondern er kann auch schneller voranschreiten als bei Betroffenen ohne eine Zuckererkrankung. Um Verwechslungen zu vermeiden, sollte man die Beziehung zwischen dem Altersstar und der Zuckerkrankheit als »Katarakt bei Diabetes« bezeichnen. Es gibt nämlich auch die vergleichsweise seltene »diabetische Katarakt« oder den Zuckerstar, der durch die Zuckererkrankung ursächlich ausgelöst wird. Die diabetische Katarakt kommt hauptsächlich bei jüngeren Menschen vor, die an Typ-1-Diabetes erkrankt und insulinbedürftig sind.

Wie die »junge« Linse aussieht

Normalerweise ist die Augenlinse farblos und durchsichtig. Sie besteht zu etwa einem Drittel aus lang gestreckten, optisch klaren Eiweißfasern und viel gebundenem Wasser. Bei der Untersuchung mit dem Mikroskop, der so genannten Spaltlampe, kann der Arzt in der Linse mehrere Schichten erkennen. Rundherum ist die Linse von einer äußeren Hülle – der Kapsel – umgeben. Man unterscheidet eine **vordere** und eine **hintere Linsenkapsel** (s. Abb. unten), die jeweils am vorderen und hinteren Pol der Linse liegen, also an ihrer Vorder- bzw. Rückseite. Nur unter der vorderen Kapsel und direkt anschließend am **Linsenäquator** befindet sich eine spezielle, mit der Spaltlampe aber nicht erkennbare Zellschicht – das so genannte **Linsenepithel**, das die Eiweißfasern bildet. Diese Fasern lagern sich wie die Jahresringe eines Baumes schalenförmig aneinander. Die Fasern werden während des ganzen Lebens fortwährend neu gebildet, daher nimmt die Augenlinse stetig an Größe und Gewicht zu. Beim Erwachsenen hat sie im Schnitt einen Durchmesser von neun Millimetern.

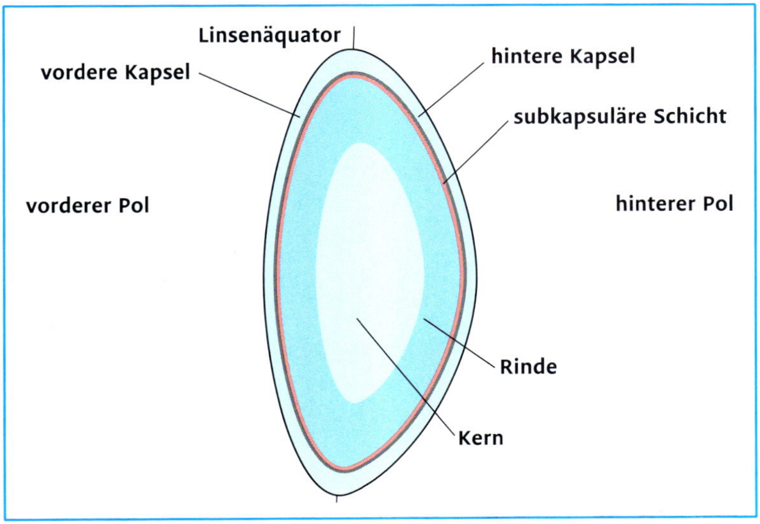

Die Augenlinse: Sie besteht aus Kapsel, Rinde und Kern. Blutgefäße und Nervenfasern fehlen. Die Vorderseite der Linse nennt man auch vorderen Pol, die zum Augeninneren gewandte Rückseite hinteren Pol.

INFO

Im Laufe des Lebens wird die Augenlinse größer und schwerer: Bei Geburt wiegt sie etwa 0,1 Gramm, bis zum 30. Lebensjahr verdoppelt sich ihr Gewicht und kann sich bis ins hohe Alter sogar verdreifachen.

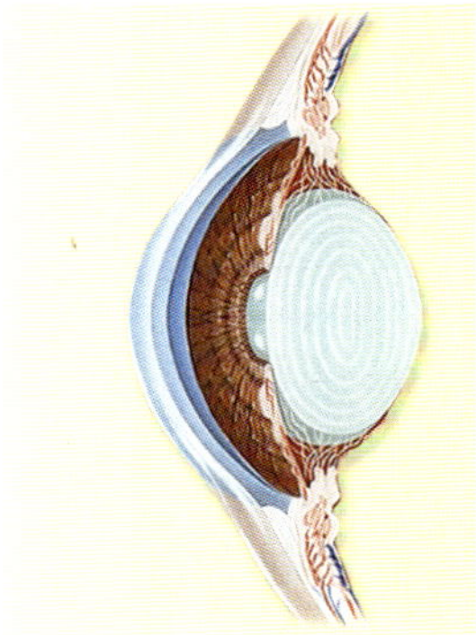

Direkt unter der Linsenkapsel schließt sich die so genannte **subkapsuläre Rindenschicht** an. Darunter liegt die eigentliche **Linsenrinde**, und in der Mitte befindet sich der **Linsenkern**. Diese Schichten haben, wie Sie noch sehen werden, einer Bedeutung für die Einordnung der verschiedenen Altersstarformen (s. Seite 50).

Weil Blutgefäße fehlen, liefert das Kammerwasser die Nährstoffe an.

In der Regel werden alle Körpergewebe über das sauerstoff- und nährstoffreiche Blut ernährt. Auch das Linsengewebe ist während der Embryonalentwicklung im Mutterleib zunächst über ein blutgefäßreiches ernährendes Häutchen, das die Linse überzieht, an das Blutgefäßsystem angeschlossen. Weil sie später aber den Lichteinfall ins Auge stören würden, bilden sich diese Gefäße im weiteren Verlauf des Wachstums wieder zurück. Wie Hornhaut und Glaskörper ist die Augenlinse dann blutgefäßfrei. Die Ernährung der Linse erfolgt daher nicht direkt über das Blut, sondern über das Kammerwasser, das die Linse umspült (Seite 24) und das alle wichtigen Nährstoffe für ihren Stoffwechsel enthält. Sie dringen wie durch einen Filter über die Kapsel ins Linseninnere, von dem sie quasi »angesogen« werden. Diese Art des Stofftransportes nennt man *Diffusion*. Auch der Abtransport von Schadstoffen und Stoffwechselendprodukten geschieht über die Diffusion.

Auch Nervenfasern kommen in der Augenlinse nicht vor.

Ebenso wenig wie Gefäße besitzt die Linse Nervenfasern, sodass sie selbst schmerzunempfindlich ist. Grauer Star verursacht aus diesem Grund keine Schmerzen. Treten dennoch Schmerzen auf, so sind sie auf andere krankhafte Prozesse im Auge oder seiner Umgebung zurückzuführen.

Noch im Dunkeln: Was die Trübungen auslöst

Wodurch der Altersstar hervorgerufen wird, weiß man bisher nicht genau. Vieles über die Stoffwechselvorgänge und -veränderungen in der Linse, die sich im Laufe des Lebens ereignen, ist noch ungenügend erforscht. Man weiß, dass die Durchsichtigkeit der Augenlinse u. a. auf ihrem hohen Wassergehalt beruht. Auch die richtige Struktur der Eiweißfasern, die die Linse mit aufbauen, ist wichtig für ihre optische Transparenz. Ebenso muss der Linsenstoffwechsel stimmen, damit die Linse klar bleibt. Dazu gehört, dass die Nährstoffdiffusion über die Linsenkapsel möglichst reibungslos funktioniert und die Ernährung der Linse gewährleistet ist. Gerade im Alter kann all dies natürlich Störungen unterliegen, die dazu führen, dass die Linsenbeschaffenheit Schaden nimmt und die Linse möglicherweise trüb wird. Im Laufe des Lebens wird z. B. der Wassergehalt der Linse natürlicherweise geringer, oder die Nährstoffzufuhr ist beeinträchtigt. Kommt es so zu Schäden an den Eiweißfasern, kann die Linse ihre Transparenz verlieren. Ähnliches kennen wir alle aus der Küche, wenn beim Kochen oder Braten von Eiern das rohe, gelbliche Eiklar sofort undurchsichtig und weiß wird. Die Hitze zerstört die molekulare Struktur der im Ei enthaltenen Eiweiße.

Viele Faktoren sorgen dafür, dass die Linse klar und durchsichtig ist, genauso viele Ursachen kommen in Betracht, wenn sich die Linse trübt.

Weil aber genauere Kenntnisse über die Vorgänge, die zu Linsentrübungen führen, noch ausstehen, gibt es heute auch noch keine Möglichkeit, den Grauen Star medikamentös zu behandeln. Um geeignete Medikamente gegen Linsentrübungen zu entwickeln, müsste man diese Vorgänge erst kennen.

Im Zusammenhang mit dem Erhalt der Linsendurchsichtigkeit wird in jüngster Zeit immer wieder das **Vitamin C** genannt. Man will beobachtet haben, dass der Graue Star bei Menschen, die sich besonders Vitamin-C-reich ernähren, seltener auftritt. Deshalb wird häufig für die zusätzliche Einnahme von Vitamin-C-Präparaten zum Schutz vor Grauem Star geworben. Aber wie bei allen medikamentösen Behandlungsversuchen liegt auch hier die Schwierigkeit immer in der Beweisbarkeit des Erfolges.

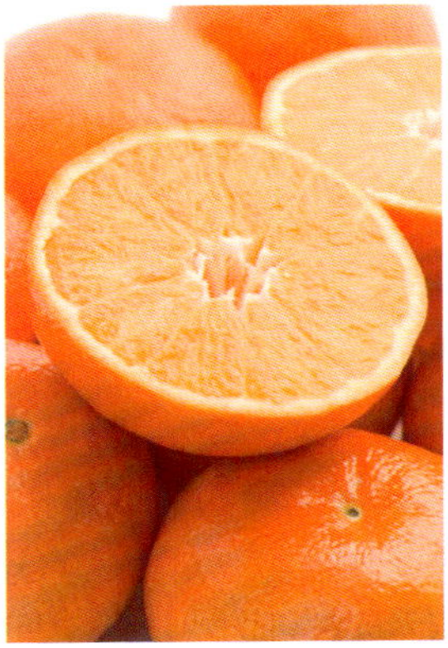

Eine Vitamin-C-reiche Ernährung soll vor Grauem Star schützen.

Die drei Formen des Altersstars

Der Altersstar hat viele Gesichter.

Die Bezeichnung »Altersstar« ist eigentlich ein Sammelbegriff für unterschiedliche Formen von Linsentrübungen. Ihr wesentliches gemeinsames Merkmal ist allein der Zeitpunkt ihres Auftretens, also das höhere Lebensalter. Weil die Trübungen vor allem im Anfangsstadium meist begrenzt in einer der Linsenschichten liegen, unterscheidet man grundsätzlich:

→ die **subkapsuläre Rindentrübung**,
→ die **Rindentrübung** und
→ die **Kerntrübung**.

In fortgeschritteneren Erkrankungsstadien kommen jedoch auch Mischformen vor, weil die Trübungen, wenn sie größer werden, die Grenzen der Linsenzonen überschreiten können und dann in zwei oder allen drei Bereichen auftreten. So kann z. B. eine Kern- mit einer Rindenkatarakt kombiniert sein. Ist die Linse völlig eingetrübt, spricht man von einem **Totalstar**. Wir wollen auf die drei Hauptformen des Altersstars an dieser Stelle etwas näher eingehen, denn sie rufen teilweise unterschiedliche Symptome hervor. Aber nicht nur für die Diagnose, sondern auch für eine mögliche spätere Operation ist eine solche Einteilung für den Arzt sinnvoll. Die verschiedenen Starformen weisen nämlich auch spezielle Eigenheiten auf, die unter Umständen Einfluss darauf haben können, wie der Arzt bei der Operation vorgehen wird. Eine Rolle spielt dann etwa die zunehmende Härte und Dicke des Linsenkerns.

Subkapsuläre Rindentrübung

Diese Trübungen liegen in einer schmalen Zone unterhalb der Linsenkapsel. Sie befinden sich sehr häufig vor der hinteren Linsenkapsel. Daher handelt es sich oft um eine so genannte **hintere**

Die Hauptformen des Altersstars und typische Symptome

Hintere Schalentrübung

Direkt vor der hinteren Linsenkapsel gelegene schalenförmige Trübung

Typische Kennzeichen:

→ Nachlassendes Sehvermögen, vor allem in der Nähe
→ Starke Blendempfindlichkeit
→ Oft schnelle Zunahme der Trübung

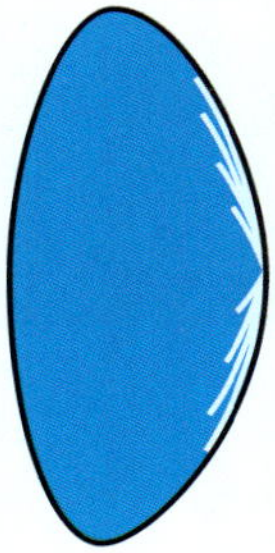

Rindenstar

Grau-weiße, speichen- und keilförmige Trübung der Linsenrinde, auch spaltenförmige Wassereinlagerungen (Wasserspalten)

Typische Kennzeichen:

→ Nachlassendes Sehvermögen
→ Blendempfindlichkeit
→ Meist langsame Zunahme der Trübung

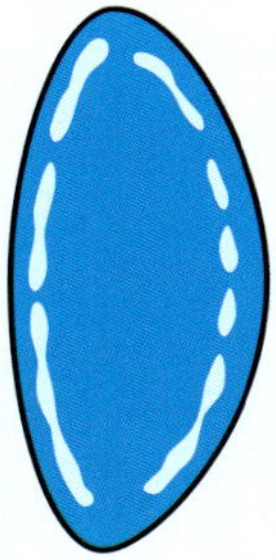

Kernstar

Zentrale Trübungen, anfänglich gelblich, später mehr braun oder sogar schwärzlich

Typische Kennzeichen:

→ Nachlassendes Sehvermögen, vor allem in der Ferne
→ Das Nahsehen bleibt längere Zeit noch gut
→ Normalsichtige entwickeln oft eine leichte Kurzsichtigkeit
→ Blendempfindlichkeit
→ Oft relativ besseres Sehen in der Dunkelheit
→ Tritt häufig bei Kurzsichtigkeit auf
→ Sehen von Mehrfachbildern möglich

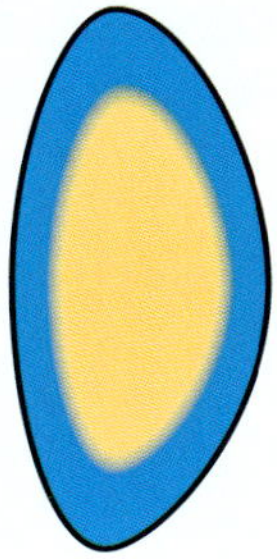

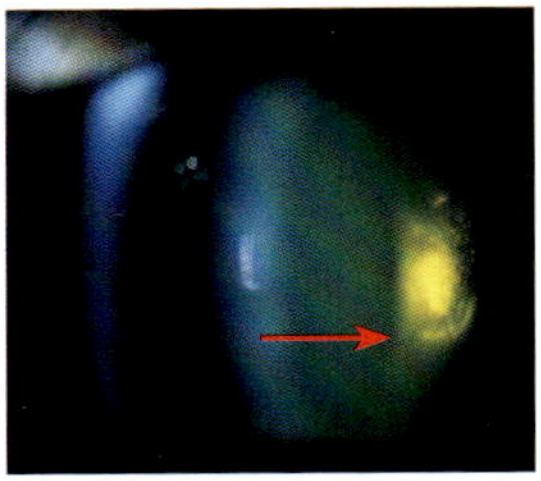

Hintere Schalentrübung: Bei der Untersuchung an der Spaltlampe lassen sich durch die weit geöffnete Pupille die Trübungen in der Linse erkennen. Hier ist die Trübung in der schmalen Zone (gelblich) direkt vor der hinteren Linsenkapsel zu erkennen.

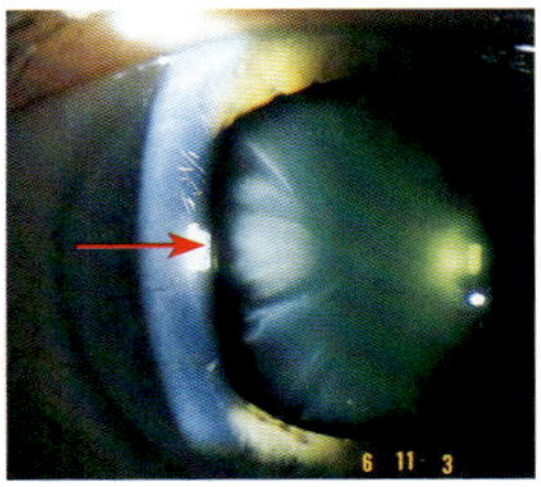

Beginnende Rindentrübung: Der Blick durch die Spaltlampe zeigt dem Arzt grau-weiße, speichenförmige Trübungen in der Linsenrinde. Sie kennzeichnen sehr häufig das Anfangsstadium eines Grauen Stars.

subkapsuläre Rindentrübung. Weil sie sich schalenartig am Rand der Linse ausbreitet, bezeichnet man sie auch als **hintere Schalentrübung**.

Die Trübungen können sich recht schnell weiterentwickeln. Aber selbst bei geringer Ausdehnung stören Trübungen in dieser Lage die Betroffenen oftmals erheblich. Die Sehschärfe wird relativ früh beeinträchtigt, wobei das Sehen in der Nähe meist schlechter ist als in der Ferne. Auch ein starkes Blendgefühl durch helles Licht – bei Sonnenschein oder bei Nacht durch die Scheinwerfer entgegenkommender Fahrzeuge – kann auf Trübungen unter der Linsenkapsel hindeuten. Die Betroffenen versuchen dann unwillkürlich, Nachtfahrten mit dem Auto zu vermeiden. Am Tag tragen sie gerne eine Sonnenbrille oder setzen einen breitkrempigen Hut auf, um sich zu schützen.

Rindentrübungen

Die eigentlichen Rindentrübungen (im Fachbegriff *Cataracta corticalis*, von lat. *cortex* = Rinde) lassen sich, im Gegensatz zu Schalentrübungen, in ihrer Entwicklung meist viel Zeit, und der Altersstar schreitet dann nur sehr langsam voran. Rindentrübungen sind nicht nur in sehr vielen Fällen die Frühform des Altersstars, d. h. der Altersstar beginnt mit Trübungen in der Linsenrinde, sondern sie sind auch die häufigste Form des Altersstars an sich. Typischerweise sind Rindentrübungen gräulich weiß gefärbt und keilförmig. Oft sind sie auch ähnlich den Speichen eines Rades radiär angeordnet. Dann spricht man von so genannten Speichentrübungen.

Charakteristisch für solche Speichen- oder Rindentrübungen sind auch Flüssigkeitsansammlungen in Form kleiner Bläschen oder ebenfalls radiär angeordneter Spalten, so genannter »Wasserspalten«. Der Arzt erkennt die Flüssigkeitseinlagerung bei der Augenuntersuchung an den helleren Bereiche zwischen den Trübungen. Bei stärkerer Flüssigkeitseinlagerung kann die Linse auch regelrecht aufquellen und größer werden. Diese Volumenzunahme kann dann vorübergehend zu einer Drucksteigerung im Auge führen, einer besonderen Form des Grünen Stars. Diese muss unter Umständen gesondert behandelt werden (mehr zur Erhöhung des Augeninnendrucks lesen Sie ab Seite 55).

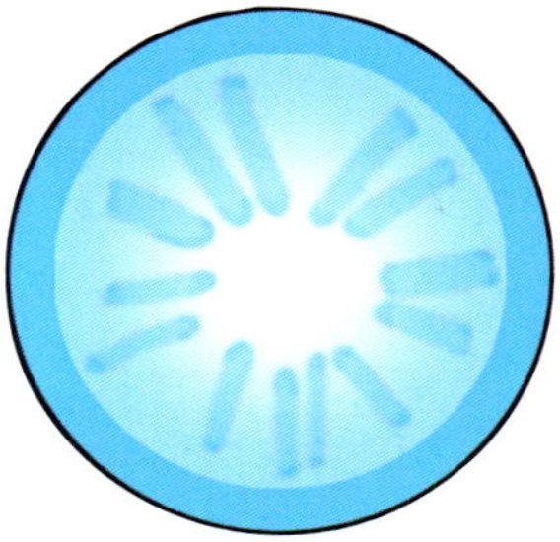

Von vorne betrachtet erinnern die Trübungen, wie die Zeichnung verdeutlicht, an die Speichen eines Rades. Deshalb spricht man auch von Speichenstar.

Kernkatarakt

Während Rindentrübungen oft mit Flüssigkeitseinlagerungen einhergehen, sind Kerntrübungen (*Cataracta nuclearis*, von lat. *nucleus* = Kern) meist von einer Verhärtung des Linsenzentrums begleitet. Dabei nimmt der Kern allmählich auch einen gelblich braunen Farbton an, der mit der Zeit immer deutlicher ins Braune, selten ins Bräunlich-Schwarze übergeht. Besonders bei Kurzsichtigen entwickelt sich im Alter häufig eine Kernkatarakt.

Kerntrübungen verändern die Brechkraft der Linse. Typisch ist, dass – im Gegensatz zur Schalentrübung – das Sehen in der Ferne schlechter wird, während das Nahsehen noch längere Zeit erhalten bleibt. Dabei kann sich sogar eine regelrechte Kurzsichtigkeit (*Myopisierung*) entwickeln. Wo vorher noch eine Lesebrille notwendig war, geht es auf einmal sogar ohne Brille, weswegen viele im ersten Moment glauben, ihr Grauer Star sei wieder zurückgegangen.

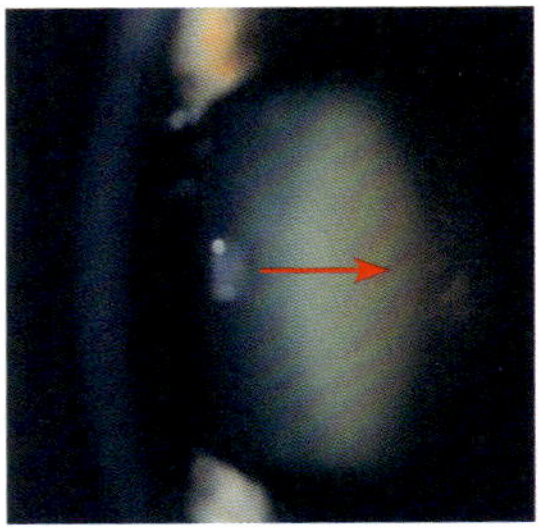

Kernstar mit bräunlicher Verfärbung: Bei einem Kernstar wird das Innere der Linse trübe, härter und verfärbt sich zuweilen bräunlich, wie diese Untersuchungsaufnahme zeigt.

Diese sich entwickelnde Kurzsichtigkeit macht sich häufig zum ersten Mal beim Lesen von Straßen- und Autobahnschildern bemerkbar, die aus größerer Entfernung plötzlich nicht mehr gut lesbar sind. Gerade das Fahren unbekannter Strecken wird dann anstrengend, weil man sich viel mehr konzentrieren muss, etwa

Ein Kernstar beeinflusst das Sehvermögen unterschiedlich: Sehen in der Ferne wird schlechter, Lesen und Sehen bei Dämmerung bleiben dagegen relativ gut erhalten.

Wird das Sehen bei Dämmerung relativ besser, handelt es sich oftmals um Kerntrübungen.

um die richtige Autobahnausfahrt oder Abzweigung nicht zu verpassen.

Bei Kurzsichtigkeit wird der Augenarzt zunächst einmal eine Brille bzw. eine andere Brillenstärke verordnen. Weil die Trübungen aber in der Regel weiter voranschreiten, kann es sein, dass die Brille nach einiger Zeit bereits wieder gewechselt werden muss.

Ein weiterer Hinweis auf einen Kernstar ist ein vorübergehend relativ besseres Sehvermögen bei Dämmerung. Beim Kernstar ist ja nur der zentrale Bereich der Linse betroffen. Wenn sich nun die Pupille, sobald es dunkler wird, weitet, gibt sie einen größeren Linsenbereich frei. In dieser Situation kann das Licht auch durch die noch klaren Randbereiche der Linse treten, was sozusagen ein »Vorbeisehen« an der zentralen Trübung erlaubt. Dehnen sich die Trübungen im Laufe der Zeit jedoch auch auf die äußeren Linsenbereiche aus, tritt dieser Effekt nicht mehr auf. Auch das Sehen von Doppel- oder Mehrfachbildern auf dem betroffenen Auge ist charakteristisch für einen Kernstar.

Der Altersstar schreitet je nach Form unterschiedlich schnell voran

Nach der Diagnose »Grauer Star« stellen Patienten oft die Frage, wie schnell ihre Linsentrübung weiter zunehmen wird. Die Form einer Linsentrübung kann zwar einen Hinweis geben, im Grunde sagt sie aber nichts Endgültiges darüber aus, wie schnell sie sich weiterentwickelt oder wann es Zeit wird, die Linse zu entfernen. Leider gibt es hier also keine sicheren Prognosen, sondern höchstens Wahrscheinlichkeiten. In der Regel lassen sich der typische **Rindenstar** und vor allem der **Kernstar** in ihrer Entwicklung viel Zeit, und die Zunahme der Trübungen geschieht oft kaum merklich. Es können viele Jahre vergehen, bis der Star »reif« wird. Grundsätzlich können sich alle Formen allerdings auch schnell entwickeln. Vor allem die **hintere Schalentrübung** nimmt in der Regel rasch zu. Das Sehvermögen lässt dann oft innerhalb weniger Monate drastisch nach.

Ein beginnender und optisch noch nicht weiter störender Grauer Star wird medizinisch als *Cataracta incipiens* bezeichnet, ein fortgeschritteneres Stadium, bei dem das Sehvermögen schon deutlich herabgesetzt ist, als *Cataracta provecta*. Das »Endstadium« eines Grauen Stars, bei dem die Linsenrinde vollständig eingetrübt ist und die Pupille weißlich grau erscheint, nennt der Mediziner einen **reifen Star**, *Cataracta matura*. Der Patient sieht dann meist nicht viel mehr als Hell-Dunkel-Unterschiede. Er ist praktisch blind.

Ein reifer Star sollte aus mehreren Gründen so bald wie möglich operiert werden: Zum einen kann die Linse in diesem Stadium aufgrund starker Flüssigkeitseinlagerungen in der Rinde anschwellen, so eine Verengung des Kammerwinkels verursachen und den Augeninnendruck erhöhen. Damit besteht die Gefahr, dass das Auge zusätzlich an Grünem Star erkrankt (mehr dazu auf Seite 132). Zum anderen kann sich der reife Star schließlich zu einem so genannten überreifen Star entwickeln *(Cataracta hypermatura)*. Diese Situation ist sehr gefährlich, weil sich die Eiweißfasern in der Linsenrinde mitunter auflösen und verflüssigen. Tritt flüssiges Eiweiß durch die Linsenkapsel aus, kann dies zu einer starken Reizung im Augeninneren und zu einer deutlichen Erhöhung des Augeninnendrucks führen, da die Eiweißmassen die Abflusswege für das Kammerwasser »verstopfen«. Man spricht dann von einem *phakolytischen Glaukom* (von griech. *phakos* = Linse, *lyse* = Auflösung, s. auch Seite 82). Die Linse muss dann entfernt werden, da das Auge durch den hohen Augeninnendruck erblinden kann. Unter augenärztlicher Betreuung

INFO

Die drei Entwicklungsstadien des Grauen Stars:

- **Cataracta incipiens** – Anfangsstadium: Das Sehvermögen ist nicht wesentlich beeinträchtigt
- **Cataracta provecta** – fortgeschrittenes Stadium: Die Betroffenen sehen deutlich schlechter
- **Cataracta matura** – reifes Stadium: Betroffene erkennen oft nur noch Handbewegungen vor dem Auge

wird sich ein Grauer Star jedoch nicht so weit entwickeln, sondern kann rechtzeitig behandelt werden. Ein phakolytisches Glaukom kommt bei uns daher glücklicherweise kaum noch vor.

Andere Formen des Grauen Stars

Neben dem sehr häufigen Altersstar, über dessen genaue Ursachen man noch nicht viel weiß, gibt es eine Reihe anderer, wesentlich seltenerer Kataraktformen, deren Auslöser gut bekannt sind oder die zumindest in klarem Zusammenhang mit auslösenden Faktoren auftreten. Wir wollen die wichtigsten im Folgenden kurz vorstellen. Oft bilden solche Linsentrübungen ganz eigene und charakteristische Muster aus, an denen der Arzt sie erkennen kann.

Medikamentös bedingter Grauer Star

Einige Medikamente, wie z. B. Kortison, aber auch andere Wirkstoffe können unter Umständen eine Linsentrübung auslösen. Kortison ist ein wirksames und wichtiges Mittel bei zahlreichen und z. T. schweren Erkrankungen wie Asthma, bestimmten Allergien oder chronisch entzündlichen Erkrankungen aus dem rheumatischen Formenkreis. Die länger dauernde Anwendung von Kortison – sowohl örtlich als Salbe oder Augentropfen, wie auch die Einnahme kortisonhaltiger Tabletten – kann als Nebenwirkungen einen Grauen Star hervorrufen, ebenso aber auch den Augendruck steigern (s. Seite 119). Die Höhe der Kortisondosis spielt eine wesentliche Rolle dabei, ob sich Trübungen ausbilden. Das Risiko steigt mit einer hohen Dosierung an. Solche durch eine Kortisoneinnahme ausgelöste Trübungen entwickeln sich anfänglich nur vor der hinteren Linsenkapsel (s. Seite 50) und sind zunächst auch noch reversibel, d. h. rückbildungsfähig, wenn das Medikament rechtzeitig abgesetzt wird.

Je höher die Kortisondosis und je länger die Einnahmedauer, desto größer ist das Risiko, einen Grauen Star zu entwickeln.

Aufgrund ihrer möglichen Nebenwirkungen wird eine Kortisontherapie vom Arzt immer regelmäßig und sorgfältig kontrolliert. Dann ist auch das Risiko unerwünschter Folgen geringer. Kortison ist also weder ein Mittel zur Selbstmedikation noch zur unüberwachten Dauerbehandlung geeignet. Daher ist es immer verschreibungspflichtig.

Grauer Star bei Allgemeinerkrankungen

Zuckerstar

Auch die Zuckererkrankung *(Diabetes mellitus)* kann, wie auf Seite 46 schon beschrieben, Linsentrübungen auslösen. Glücklicherweise ist eine solche *Cataracta diabetica* selten. Gefährdet sind insulinabhängige Typ-1-Diabetiker, und zwar vor allem dann, wenn ihre Blutzuckerwerte dauerhaft schlecht eingestellt sind und stark schwanken. Typischerweise bilden sich auf beiden Augen schneeflockenartige oder wolkige Trübungen unter der Linsenkapsel aus *(Schneeflockenkatarakt)*. In schweren Fällen nehmen diese Trübungen sehr rasch, innerhalb weniger Wochen, zu.

Mit einer sorgfältigen Einstellung der Blutzuckerwerte können Diabetiker das Risiko einer Augenerkrankung gut beherrschen.

Unabhängig vom Diabetestyp aber verändern dauerhaft erhöhte oder stark schwankende Zuckerspiegel im Blut auch die Beschaffenheit der Blutgefäße. Bei den Augen kann dadurch besonders die Netzhaut mit ihren Gefäßen Schäden erleiden. Eine der Folgeerkrankungen eines schlecht eingestellten Diabetes ist die *diabetische Retinopathie* (s. auch Seite 82, 84 und 212).

Tetaniestar

Tetanie nennt man das Krankheitsbild einer Stoffwechselstörung, die zu **Kalziummangel** führt. Sie löst Symptome wie Gefühlsstörungen mit Kribbeln in den Fingern oder Muskelkrämpfe aus und kann daneben auch die Augenlinse in Mitleidenschaft ziehen. Typisch für einen Tetaniestar sind zahlreiche punktförmige graue Trübungen unter der vorderen Linsenkapsel, die sich auch zu radiären Streifen zusammenfügen können.

Ein Kalziummangel kann z. B. durch eine Erkrankung der Nebenschilddrüsen verursacht sein, wenn es dadurch zu einem Parathormonmangel kommt.

Der Kalziummangel kann spontan beispielsweise bei einer Erkrankung der Nebenschilddrüsen auftreten, da diese vier weizenkorngroßen Organe ein Hormon produzieren – das Parathormon –, das den Kalziumstoffwechsel regelt. Auch bei Operationen in diesem Gebiet, z. B. bei einer Schilddrüsenvergrößerung (Kropf), besteht das Risiko, die Nebenschilddrüsen zu beschädigen oder ungewollt zu entfernen, sodass es zu einem Parathormonmangel und dadurch auch zu einem Kalziummangel kommt. Um den Kalziumhaushalt wieder zu normalisieren und auch das Fortschreiten der Linsentrübungen zu verhindern, wird der entstandene Hormonmangel medikamentös ausgeglichen.

Myotoniestar

Ähnlich wie bei Tetanie sehen Linsentrübungen aus, die sich bei einer seltenen erblichen Muskelerkrankung bilden, der *myotonischen Dystrophie* – auch *Curschmann-Steinert-Syndrom* genannt. Der Graue Star tritt bei dieser Erkrankung oft erst im Alter von 30 bis 50 Jahren auf und besteht aus einzelnen kleinen, bunt gefärbten Trübungspunkten, die meist auf beiden Augen entstehen. Weil es auch Myotonieformen gibt, bei denen die Starbildung nicht zum Krankheitsbild gehört, sind vorhandene Trübungspunkte für den Arzt auch ein diagnostischer Hinweis.

Grauer Star bei Hautleiden

Einige Erkrankungen der Haut können Linsentrübungen hervorrufen. Dazu zählen die bekannte *Neurodermitis*, die *Sklerodermie* – eine Art Hautverhärtung – und die seltene *Poikilodermie*, die sich

u. a. in Pigmentstörungen äußert. Diese Linsentrübungen werden unter dem Begriff *Cataracta dermatogenes* zusammengefasst.

Grauer Star bei Down-Syndrom
Beim angeborenen *Down-Syndrom (Trisomie 21)*, einem Krankheitsbild, das auf einem Gendefekt beruht, ist die Wahrscheinlichkeit, einen Grauen Star zu entwickeln, stark erhöht. Es muss demnach nicht zwangsläufig zu Linsentrübungen kommen, jedoch bildet sich bei ungefähr der Hälfte der Betroffenen im Laufe ihres späteren Lebens eine Katarakt.

Grauer Star bei Galaktosämie
Die Galaktosämie ist eine angeborene Stoffwechselstörung, die nach der Geburt eine ausgeprägte hintere Rindentrübung hervorrufen kann. Bei dieser Erkrankung fehlt dem kindlichen Körper ein Enzym, das die in der Muttermilch reichlich vorhandene Zuckerart *Galaktose* in *Glukose*, d. h. Traubenzucker, umwandelt. Bei gestillten Neugeborenen entsteht so mit der Zeit ein Galaktoseüberschuss im Blut, der letztlich die Trübung herbeiführt. Wenn die Erkrankung rechtzeitig erkannt wird und der Säugling eine entsprechende galaktosefreie Diät bekommt, dann stehen die Chancen gut, dass sich die Trübungen in den ersten Lebenswochen wieder zurückbilden.

Grauer Star durch Strahleneinwirkung

Die Augenlinse ist empfindlich gegenüber Strahlungen, insbesondere Röntgen- und radioaktiver Strahlung, aber auch gegenüber UV-Licht (s. dazu Seite 46) und Wärmestrahlung. Bei Behandlungen mit Röntgenstrahlen, die in Augennähe durchgeführt werden müssen, deckt man die Augen daher mit einer schützenden Bleiprothese ab. Beobachtungen an Überlebenden der Atombom-

INFO

Beim Embryo entwickelt sich die Augenlinse aus der zur Linsenplatte verdickten äußeren Hautzellschicht. Auch wenn später keine Verbindung mehr zur Haut besteht, kann die Linse bei Hautkrankheiten mit betroffen sein.

Vorausgesetzt, die Erkrankung wird schnell erkannt, ist der Graue Star bei Galaktosämie die einzige Form der Linsentrübung, die erfolgreich auch konservativ, also ohne Operation, behandelbar ist.

benexplosionen in Hiroshima und Nagasaki haben einen deutlichen Zusammenhang zwischen der Intensität der Strahlung und der Kataraktbildung nachgewiesen, d. h. je höher die Strahlendosis war, umso eher entwickelte sich eine Trübung. Ebenso spielt die Dauer der Bestrahlung eine Rolle. Der **Glasbläser**- bzw. **Infrarotstar** ist eine altbekannte Erscheinung, die durch langjährige Hitzeeinwirkung auf die Augen entsteht. Wer sich wie Glasbläser oder Hochofenarbeiter viele Jahre lang täglich in großer Hitze vor offenem Feuer aufhält, ist also gefährdet. Der Glasbläserstar ist heute selten geworden, da in diesen Berufsgruppen das Tragen von Schutzbrillen allgemein vorgeschrieben ist.

Grauer Star bei Verletzungen

Stumpfe Verletzungen des Auges, z. B. eine **Prellung** des Augapfels durch einen Tennis- oder Squashball oder auch durch einen Faustschlag, können Linsentrübungen hervorrufen. Typisch sind rosettenförmige Trübungen in der vorderen Linsenkapsel. Wie schnell sie sich bilden, hängt von der Stärke der Prellung ab. Öfter bleibt eine solche einmal entstandene Trübung unverändert. Sie kann im Laufe der Zeit aber auch fortschreiten und in einen Totalstar übergehen. Eine starke Prellung und Erschütterung des Auges kann auch zu einer Linsenverlagerung *(Linsenluxation)* führen. Dabei löst sich die Linse teilweise oder ganz aus ihrer Halterung und rutscht zur Seite bzw. nach vorne in die vordere Augenkammer oder nach hinten in den Glaskörper. Unter Umständen muss die Linse in dieser Situation operativ entfernt werden.

Auch eine Prellung kann Linsentrübungen hervorrufen.

Duch **offene Verletzungen** des Auges, z. B. Stich- oder Schnittwunden, können ebenfalls Linsentrübungen ausgelöst werden, wenn auch die Linse dabei verletzt wurde **(Wundstar)**. Das Linsengewebe quillt dabei durch eindringendes Kammerwasser auf. Gelangen Metallsplitter ins Auge, können sich im Laufe der Zeit Flecken oder Verfärbungen in der Linse bilden, auch wenn diese selbst unverletzt geblieben ist. Aus eisen- oder kupferhaltigen Splittern lösen sich kleinste Metallmengen, die ins Linsengewebe einwandern und sich dort ablagern. Eisen führt zu bräunlich roten, Kupfer zu grünlichen Verfärbungen (»Verrostung« bzw. »Verkupferung« der Linse).

Auch Verletzungen durch **Starkstrom** bei einem Blitzeinschlag oder Kontakt mit einer Stromleitung können Linsentrübungen hervorrufen. Man spricht von einer *Cataracta electrica* oder einem Blitzstar. Beim Blitzstar besteht die Chance, dass sich die Trübungen mit der Zeit wieder zurückbilden.

Grauer Star als Folge einer Augenerkrankung

Neben Verletzungen können grundsätzlich auch Erkrankungen des Auges die Linse in Mitleidenschaft ziehen und ihre Eintrübung auslösen. Man fasst diese Formen unter dem Begriff *Cataracta complicata* zusammen, da sie sozusagen als eine Komplikation der vorausgegangenen Erkrankung auftreten. So kann eine Netzhautablösung, die operativ nicht wieder angelegt werden konnte, einen Grauen Star nach sich ziehen. Auch wenn wegen eines Grünen Stars operiert werden musste, können hinterher Trübungen entstehen. Häufig sind auch Entzündungen der Regenbogenhaut *(Iritis)*, des Ziliarkörpers *(Cyclitis)*, der Aderhaut oder der Netzhaut Auslöser einer Katarakt. Oft bildet sich hier zunächst eine subkapsuläre hintere Rindentrübung (s. Seite 50), die sich mit der Zeit jedoch auf die übrige Linse ausweiten kann.

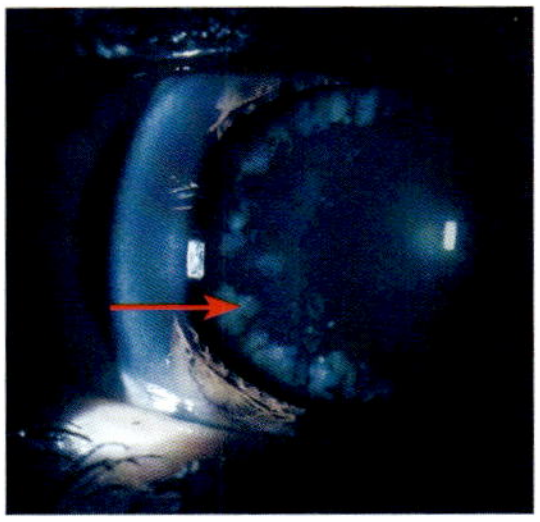

Kranzförmige Trübungen: Ein Kranzstar stört das Sehen in der Regel kaum.

Juveniler Grauer Star

Als juvenilen Star bezeichnet man eine Katarakt, die bei Jüngeren bzw. Jugendlichen auftritt. Unter dieser Gruppe ist der **Kranzstar** besonders zu erwähnen, weil er recht häufig und bei mehr als 20 Prozent aller juveniler Kataraktpatienten auftritt. Meist entwickelt er sich nach der Pubertät, also vor dem 20. Lebensjahr, und befällt immer beide Augen. Glücklicherweise stören die Trübungen beim Kranzstar die Sehschärfe in der Regel nicht oder nur wenig, weil sie am Rand der Linse liegen, wo sie von der Regenbogenhaut verdeckt werden. Der Arzt kann sie deshalb auch nur bei erweiterter Pupille erkennen. Der Kranzstar kann später in eine Alterskatarakt übergehen (s. Seite 45).

Angeborener Grauer Star beim Kind

Eine bereits bei Geburt vorhandene Linsentrübung kann erblich bedingt oder während der Schwangerschaft durch äußere Einflüsse, z. B. durch eine Infektion der Mutter, erworben sein.

In vielen Fällen ist ein angeborener Grauer Star so gering, dass er das Sehvermögen nicht gefährdet.

Erbliche Linsentrübungen

Wenn ein Kind mit Linsentrübungen zur Welt kommt, tauchen natürlich viele Fragen und Ängste auf: Wie ausgeprägt ist die Linsentrübung? Wird das Kind stark sehbehindert oder gar blind werden? Muss es operiert werden? Wie wird sich die Sehfähigkeit des Kindes entwickeln? Die gute Nachricht vorweg: Erblich bedingte Linsentrübungen sind vielfach so leicht, dass sie das Sehvermögen und die Entwicklung des Sehens nicht weiter stören. Außerdem schreiten die Linsentrübungen nach der Geburt nicht oder nicht wesentlich voran. Die Befürchtung, dass das Baby schon bald nichts mehr sieht und operiert werden muss, ist also oft unbegründet.

Oftmals kommen zu der angeborenen Linsentrübung noch andere Fehlbildungen hinzu, etwa am Herzen. Zuweilen leiden die Kinder dann unter einer mehrfachen schweren Behinderung. Eltern, die bereits ein Kind mit einer Behinderung haben, belastet oft die Sorge, ob ihr nächstes Kind möglicherweise auch krank zur Welt kommen könnte. Für sie wie auch für Paare, bei denen Fehlbildungen in der Familie aufgetreten sind, gibt es die Möglichkeit, sich in einer persönlichen **genetischen Beratungssprechstunde** ausführlich darüber zu informieren, wie groß die Wahrscheinlichkeit ist, dass sie die Veranlagung weitergeben. Dies kann wertvoll sein, wenn sich herausstellt, dass ein weiteres Baby sehr wahrscheinlich gesund sein würde und Befürchtungen nicht nötig wären.

Auch wenn sich werdende Eltern oft sorgen, die Mehrzahl aller Babys kommt gesund zur Welt. Eine genetische Beratung kann in Problemfällen individuell über die Wahrscheinlichkeit einer Behinderung informieren und möglicherweise unbegründete Ängste nehmen.

Erworbene Linsentrübungen

Neben der genetischen Veranlagung können auch äußere Einflüsse wie die Einnahme von Medikamenten während der Schwangerschaft für einen angeborenen Grauen Star verantwortlich sein. Auch Röntgenstrahlung kann schaden, deshalb sollte eine Schwangere nicht geröntgt werden oder nur dann, wenn es für eine sichere Diagnose wirklich unumgänglich und notwendig ist.

Die häufigste Ursache für einen erworbenen Grauen Star ist jedoch eine Infektion der Mutter während der Schwangerschaft. Am bekanntesten sind Schäden nach einer **Rötelninfektion**: Die Mutter kann die Rötelnviren an ihr Kind weitergeben, wenn sie selbst weder geimpft ist noch bereits eine Rötelnerkrankung durchgemacht und deshalb keine Abwehrstoffe *(Antikörper)* gegen das Virus gebildet hat. Auch Mumps-, Hepatitis-, Herpes- und Windpockenviren sowie Toxoplasmose- oder Syphiliserreger können auf diese Weise einen Grauen Star verursachen. Die Gefährdung für das Kind ist in den ersten drei Schwangerschaftsmonaten am größten,

Achtung

Das Risiko einer Organschädigung bei Ungeborenen durch Rötelnviren lässt sich durch rechtzeitiges Impfen vor einer Schwangerschaft vermeiden!

INFO

Eine Rötelninfektion kann verschiedenste Fehlbildungen beim Kind hervorrufen – die Kombination von Grauem Star, Schwerhörigkeit und Herzfehler ist als »Gregg-Syndrom« bekannt.

da sich in dieser Zeit die Organe ausbilden. In den ersten fünf bis zwölf Wochen ist das Risiko für eine Linsenschädigung besonders hoch. Meist entwickelt sich ein Totalstar auf beiden Augen (s. Seite 50). Die vollständige Trübung ist an den weißen Pupillen des Kindes deutlich zu erkennen. Auch andere Organe können von den Rötelnerregern geschädigt werden: Häufig ist das Innenohr betroffen, sodass das Kind später schwerhörig wird, oder es tritt ein Herzfehler auf.

Operation beim Baby: nur wenn die Trübung das Sehen stark behindert

Nicht jede Linsentrübung beim Baby muss sofort operiert werden. Wenn jedoch das Sehen dadurch erheblich eingeschränkt wird – glücklicherweise kommt dies nur selten vor –, dann sollte die Operation allerdings so bald wie möglich durchgeführt werden. Sonst besteht die Gefahr, dass sich die Sehfähigkeit des Kindes nur unvollständig entwickelt und eine Sehschwäche auf dem betroffenen Auge zurückbleibt.

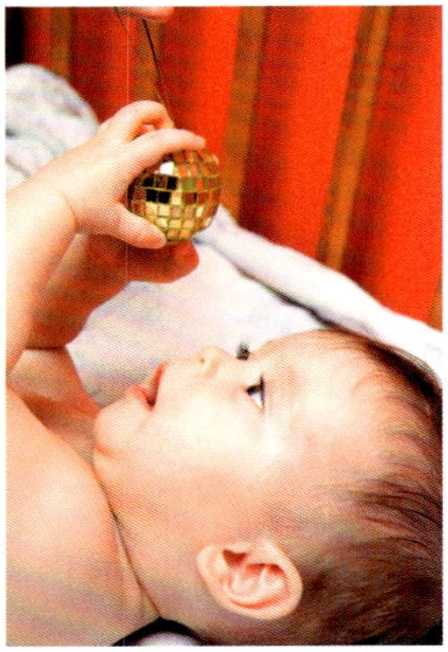

Die Sehfähigkeit eines Babys ist bei der Geburt noch nicht vollständig ausgereift – die Augen müssen das Sehen erst »erlernen«.

Das Sehvermögen ist zum Zeitpunkt der Geburt noch nicht vollständig ausgereift. Insbesondere die Stelle des scharfen Sehens in der Netzhautmitte (gelber Fleck, s. Seite 33) muss sich in den ersten Monaten nach der Geburt noch weiterentwickeln, ebenso wie die korrekte Verknüpfung der Nervenzellen zwischen Auge und Gehirn.

Normalerweise wird dieser Entwicklungsprozess von dem Bild der Umwelt, das auf die Netzhaut fällt, angeregt. Bei einer starken Trübung der Linse fehlt dieser natürliche Anreiz. Zwar dringt noch Licht ins Auge ein, aber ähnlich wie beim Blick durch eine beschlagene Scheibe entsteht kein scharfes Bild, sodass die Stimulierung zur Ausreifung wichtiger Netzhautabschnitte und der weiterführenden Nervenbahnen im Gehirn entscheidend gestört wird. Die Folge ist eine spätere Sehschwäche auf diesem Auge (medizinisch: *Amblyopie*), wenn die getrübte Linse nicht rechtzeitig entfernt wird.

Mit einer Operation sollte nicht zu lange gewartet werden, weil die funktionelle Reifung und Entwicklung des Auges und seiner Nervenbahnen nur im frühkindlichen Alter stattfindet. Die sensible Phase liegt vor allem in den ersten sechs Lebensmonaten. Je länger man wartet und je weiter man sich zeitlich von diesem Entwicklungsalter entfernt, desto unvollständiger wird die weitere Entwicklung des Auges sein, auch wenn die Sehbehinderung dann nicht mehr besteht. Die Chancen, mit einer Operation noch einen guten Erfolg zu erzielen, stehen also umso besser, je zeitiger eingegriffen wird.

Dass sich beide Augen gleichmäßig entwickeln können, ist im künftigen Leben des Kindes von großer Bedeutung. Denn auch das räumliche Sehen, die Wahrnehmung von Dreidimensionalität, entwickelt sich mit der Ausreifung der Nervenbahnen in den ersten Lebensmonaten. Nur wenn beide Augen einwandfrei funktionieren, können sowohl Entfernungen als auch Bewegungen richtig eingeschätzt werden, denn beide Fähigkeiten hängen direkt von der räumlichen Wahrnehmung ab, und beide verschlechtern sich spürbar, wenn nur noch ein Auge zur Verfügung steht. Der »Verlust« eines Auges macht sich besonders deutlich bemerkbar, wenn wir Bewegungen, Geschwindigkeiten und räumliche Distanzen exakt und schnell beurteilen müssen, z. B. beim Autofahren.

All dies müssen Eltern wissen, wenn sie den sicher nicht leichten Entschluss fassen sollen, einem operativen Eingriff bei ihrem Baby zuzustimmen. Auch ist die optische Korrektur des kindlichen Auges nicht so unproblematisch wie beim Erwachsenen. In den meis-

Achtung

Kommt ein Kind mit Linsentrübungen zur Welt, die das Sehen stark behindern, sollte die Linse so früh wie möglich, innerhalb der ersten sechs Monate operativ entfernt werden. Dann stehen die Chancen gut, dass sich das Sehen auf diesem Auge normal entwickeln kann.

Die gleichmäßige Entwicklung des Sehvermögens beider Augen ist wichtig für die räumliche Wahrnehmung.

Nicht die Staroperation an sich stellt beim Säugling ein Problem dar, sondern vielmehr die danach notwendige optische Korrektur des Auges.

→ mehr zu Kontaktlinsen erfahren Sie auf Seite 94.

Hinweis auf ein reduziertes Sehvermögen können unruhige Augenbewegungen des Kindes sein.

ten Fällen kann man heute beim Erwachsenen die entfernte Augenlinse durch Einpflanzung einer Kunstlinse sehr gut ersetzen (s. Seite 85). Weil die Augen beim Säugling aber noch nicht ausgewachsen sind, ist die Linsenimplantation nicht ohne weiteres möglich. In der Regel wird die Linsenlosigkeit daher etwa bis zum vierten Lebensjahr zunächst mit Kontaktlinsen korrigiert.

Achten Sie auf folgende Verhaltensweisen

Einen Hinweis auf ein vermindertes Sehvermögen beim Baby können bestimmte auffällige Verhaltensweisen geben:

- → Wenn sich seine Augen häufig »suchend« hin und her bewegen, »zittern« oder
- → wenn es sich mit den Fäustchen oft in die Augen drückt,

dann sollten Sie umgehend den Augenarzt aufsuchen. Anfänglich ist dies oftmals der einzige Hinweis darauf, dass das Kind, aus welchem Grund auch immer, nur wenig oder gar nichts sieht.

Anhaltspunkte über die Sehleistung kann der Arzt beispielsweise mit *elektrophysiologischen Methoden* bekommen, etwa durch die Ableitung *evozierter Potenziale*. Bei diesem Verfahren muss das Baby ein beleuchtetes Muster betrachten. Gleichzeitig werden über Elektroden, die an seinem Köpfchen befestigt sind, die dabei entstehenden, aktivierten Hirnströme gemessen – eine völlig harmlose und schmerzfreie Methode.

Vorbeugen heißt: Risikofaktoren mindern

Ratschläge zur Vorbeugung lassen sich bei Grauem Star nur in begrenztem Rahmen geben; das liegt in der Natur der Sache: Ein Altersstar kann sich letztlich bei jedem Menschen entwickeln, insbe-

Schalten Sie linsenschädigende Einflüsse möglichst aus:

- **Schützen Sie sich vor übermäßiger UV-Strahlung.** Zu viel UV-Licht kann Linsentrübungen verursachen (s. Seite 46 und 59). Gegen starken Sonnenschein im Sommer hilft bereits ein breitkrempiger Hut, besser noch kombiniert mit einer Sonnenbrille. Gewöhnen Sie sich an, grundsätzlich bei Sonne eine Sonnenbrille aufzusetzen.
- Für das Bräunen unter der Höhensonne sind **Schutzgläser** sowieso ein Muss. Ebenso haben alle, die beruflich häufig stärkerer UV-Strahlung oder auch Infrarot(Wärme)strahlung ausgesetzt sind, beispielsweise Schweißer und Hochofenarbeiter, spezielle Schutzbrillen zu tragen.
- Achten Sie sorgfältig auf Ihre **Blutzuckerwerte**, wenn Sie an Diabetes mellitus erkrankt sind. Bei schlecht eingestellten Zuckerkranken ist oft ein frühzeitigeres Auftreten von Grauem Star zu beobachten (s. Seite 46, 57). Chronisch stark schwankende Blutzuckerwerte bei Diabetes führen darüber hinaus auch zu weiteren Folgeschäden an Augen (Netzhautschäden) und anderen Organen (z. B. den Nieren).
- Nehmen Sie **medizinische Vorsorge- und Kontrolluntersuchungen** wahr. Die seltene Galaktosämie bei Neugeborenen (s. Seite 59) ist ein Beispiel dafür, dass die rechtzeitige medizinische Behandlung eine Linsentrübung verhindern kann. Bei frühzeitiger Behandlung dieser Stoffwechselstörung bilden sich sogar bereits entstandene Trübungen wieder zurück. Ebenso lässt sich ein Tetaniestar (s. Seite 56) günstig beeinflussen, wenn der Stoffwechsel rechtzeitig reguliert wird. Auch ein beginnender Kortisonstar (s. dazu Seite 56) kann sich nach Absetzen des Medikamentes wieder zurückbilden.
- Auch die empfohlene **Impfung gegen Röteln** gehört zu den wichtigen Vorbeugemaßnahmen, damit Schwangere und ihr ungeborenes Baby sich nicht anstecken können.
  Bei einer Infektion in der frühen Schwangerschaft kann es – neben anderen Organ- und Augenschäden – beim Kind zum Grauen Star kommen.

sondere, wenn begünstigende Faktoren diese sozusagen »natürliche« Entwicklung beschleunigen. Was Sie also selbst tun können, ist, vermeidbare Risikofaktoren nach Möglichkeit auszuschalten. Ebenso lassen sich manche bekannte Auslöser für Formen des Grauen Stars, die auch jüngere Menschen treffen können, günstig beeinflussen.

Die Untersuchung beim Augenarzt

Unscharfes, schlechtes Sehen kann viele Ursachen haben.

Im Gegensatz zu Grünem Star (s. Seite 111) macht sich ein Grauer Star schon früh bemerkbar: Unscharfes, verschwommenes und verschleiertes Sehen sind die typischen Anzeichen. Natürlich können aber auch andere Augenfehler oder -erkrankungen hinter einer solchen Sehverschlechterung stecken. Wenn Sie bemerken, dass Ihr Sehvermögen deutlich nachgelassen hat, oder wenn Sie längeres Lesen oder längere Autofahrten, vor allem unbekannter Strecken, sichtlich mehr anstrengt als früher, dann sollten Sie bald zum Augenarzt gehen, denn nur der Facharzt für Augenerkrankungen, der *Ophthalmologe*, kann feststellen, ob und welche Erkrankung Ihren Beschwerden zugrunde liegt.

Auch die Anamnese gehört zur Untersuchung dazu.

Zu Anfang der Untersuchung wird der Arzt Sie zu Ihren Beschwerden befragen, um den bisherigen Krankheitsverlauf zu erfahren – das ist die so genannte *Anamnese*, die Erhebung der Krankengeschichte. Sie ist für die Diagnose ebenso wichtig wie die anschließende Untersuchung der Augen. Die Erfahrung zeigt, dass viele Menschen im Gespräch mit dem Arzt gerade wesentliche Aspekte vergessen. Hilfreich ist es z. B., schon vor dem Arztbesuch Notizen zu sammeln und als Gedankenstütze mitzunehmen. Formulieren Sie auch Fragen, die Sie dem Arzt stellen möchten.

Der Sehtest

Im nächsten Schritt wird der Arzt Ihr **Sehvermögen** bestimmen, d. h. feststellen, wie gut Sie in der Nähe und Ferne sehen. Die Sehschärfe ist immer ein wichtiger diagnostischer Hinweis für den Arzt. Bei einer beginnenden Linsentrübung beispielsweise ist das Sehvermögen zunächst oft nur gering vermindert, bei fortgeschritteneren Trübungen wird der Sehtest dagegen meist eine deutliche Verschlechterung zeigen.

Die Bestimmung der Sehschärfe erfolgt ebenso wie zur Brillenanpassung mit einem speziellen optischen Gerät, dem *Phoropter*. Durch den Phoropter lesen Sie in einer bestimmten Entfernung Zahlen oder Buchstaben unterschiedlicher Größe ab. Die Zahlen werden auf eine Wand projiziert oder auf Leseprobetafeln gezeigt. Sind die Ziffern ab einer bestimmten Größe nicht mehr erkennbar,

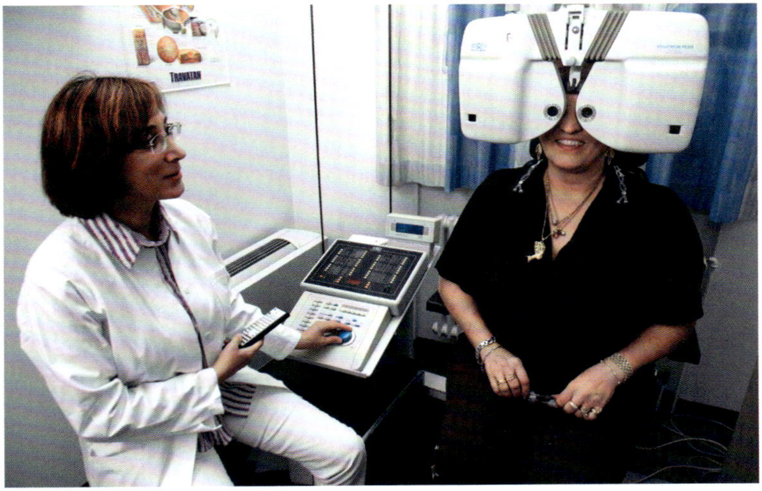

Sehtest mit dem Phoropter: Mit diesem Gerät werden Sehschärfe und Brillenwerte bestimmt.

Was versteht man unter dem Begriff »Sehvermögen«?

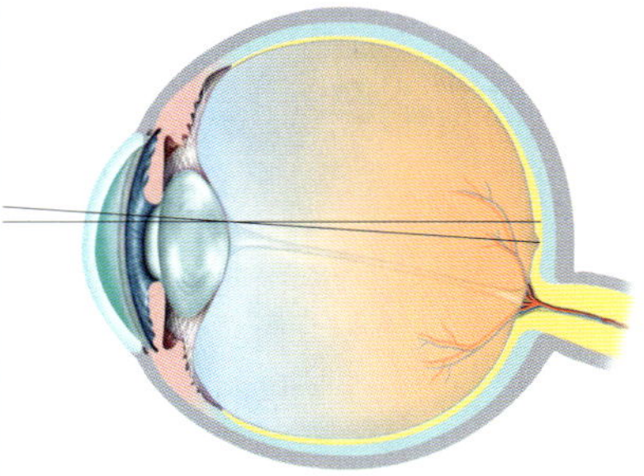

Das **Sehvermögen** bzw. die **Sehschärfe** bezeichnet die Fähigkeit, zwei eng beieinander liegende Punkte noch getrennt wahrnehmen zu können. Man spricht auch vom **Auflösungsvermögen** des Auges. Als praktisches Maß dient der kleinste Sehwinkel, unter dem die Punkte eben noch auseinander gehalten werden.

Der Sehwinkel lässt sich beispielsweise mit Hilfe von Leseprobetafeln herausfinden. Es wird getestet, welche Größe von Zahlen, Buchstaben oder auch bestimmten geometrischen Figuren in einem bestimmten Abstand gerade noch richtig erkannt werden können. Zahlreiche solcher Messungen haben gezeigt, dass der Grenzwinkel bei gutem Sehen durchschnittlich ungefähr eine Bogenminute beträgt, das entspricht 1/60 Grad. Dieser Mittelwert wurde als Maßstab genommen, der einem Sehvermögen von 1,0 oder von 100 Prozent entspricht. Viele Menschen, vor allem Kinder und Jugendliche, sehen oftmals noch wesentlich besser und können Werte von 120 Prozent und sogar deutlich mehr erreichen.

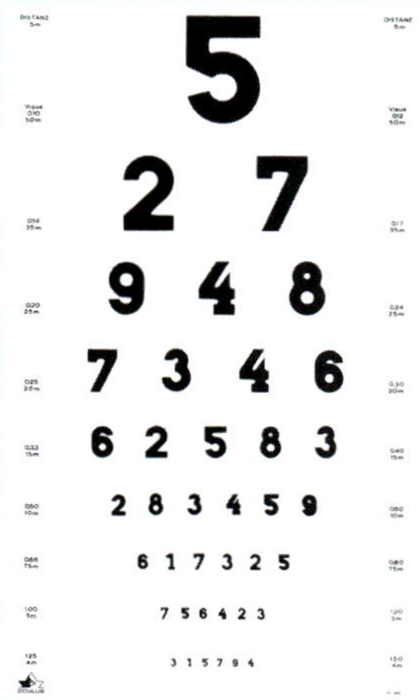

können für eine Brillenanpassung verschiedenste Korrekturgläser im Phoropter eingeschwenkt werden, bis die richtigen Werte für Ihr Auge gefunden sind.

Die Spaltlampenuntersuchung

Nach dem Sehtest wird sich der Arzt Ihre Augen mit der Spaltlampe (s. Abb. rechts) genauer ansehen. Beides wird bei jedem Augenarztbesuch standardmäßig durchgeführt. Bei der Spaltlampe handelt es sich eigentlich um ein Mikroskop, das mit einer speziellen Beleuchtungstechnik ausgestattet ist, die einen scharf gebündelten und spaltförmig begrenzten Lichtstrahl erzeugt.

So wird es möglich, nicht nur Bindehaut und Hornhaut, sondern auch innere Augenstrukturen wie die Vorderkammer, die Linse und den Glaskörper zu beurteilen.

Mittels der so genannten NON-Contact-Biomikroskopie (einer Art Lupe) kann der Augenarzt an der Spaltlampe auch den Augenhintergrund untersuchen, um den Zustand der Netzhaut zu überprüfen. Ebenso kann der Augenhintergrund aber auch mittels Augenspiegel beurteilt werden. Auch für die Untersuchung der Hornhautendothelzellen wird die Spaltlampe verwendet.

Um die Linse in vollem Umfang mit ihren peripheren Abschnitten, d. h. den Randbereich, optimal sehen zu können, muss die davor liegende Pupille erweitert sein. Der Arzt bzw. die Arzthelferin wird vor der Untersuchung daher ein kurz wirkendes Mittel zur Pupillenerweiterung (= *Mydriasis*) – ein *Mydriatikum* – in die Augen tropfen. Das Mittel kann vorübergehend leichtes Brennen hervorrufen.

Etwa einer Viertelstunde dauert es, bis die Pupillen so erweitert sind, dass die gesamte Linse beurteilbar ist. Lage und Ausmaß von Linsentrübungen sind nun mit der Spaltlampe gut zu erkennen.

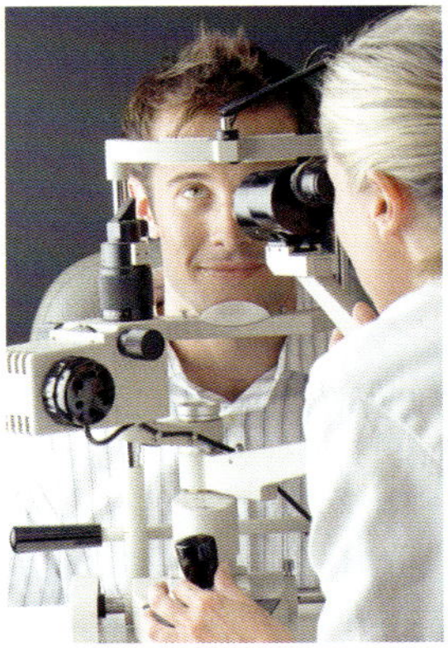

Die Spaltlampe: Sie ist für eine sorgfältige Augenuntersuchung und zur Diagnostik verschiedener Augenerkrankungen unerlässlich. Der Arzt betrachtet damit die vorderen Augenabschnitte von der Hornhaut bis zur Linse und in Kombination mit einer Lupe auch den Augenhintergrund.

Selbstverständlich: weitergehende Augenuntersuchungen

Nur nach einer umfassenden Untersuchung beider Augen kann eine Diagnose gestellt werden.

Letztlich ist eine genaue Beurteilung Ihrer Beschwerden immer nur im Zusammenhang mit einer umfassende Gesamtuntersuchung beider Augen sinnvoll. Hat der Arzt Linsentrübungen festgestellt, wird er den **Augeninnendruck messen** und das **Gesichtsfeld bestimmen** (Näheres dazu ab Seite 144). So kann er feststellen, inwieweit die Sehminderung möglicherweise nicht allein von einem Grauen Star, sondern zusätzlich oder sogar überwiegend von einer anderen Störung am Auge verursacht wird.

Gerade krankhafte Netzhautveränderungen, wie etwa ein *Makulaleiden*, treten im Alter ebenfalls gehäuft auf. Eine Makuladegeneration z. B. muss aber nicht nur völlig anders behandelt werden als ein Grauer Star, sondern die Therapie sollte unter Umständen auch zu einem viel früheren Zeitpunkt einsetzen. Dies gilt besonders auch, wenn neben der Linsentrübung auch der Sehnerv geschädigt ist, also ein Grüner Star besteht. Hier hat der Behandlungszeitpunkt eine besondere Bedeutung für den Erfolg der Therapie.

Achtung

Solange das Mittel zur Pupillenerweiterung wirkt, das Sie zur Untersuchung getropft bekommen, sehen Sie unscharf und reagieren empfindlicher auf Blendung. Als Autofahrer sind Sie dann selbstverständlich nicht fahrtüchtig. Der Arzt wird Sie vorher darauf hinweisen, damit Sie Ihren Fahrtweg für diesen Tag mit Bus oder Bahn planen oder sich abholen lassen können.

Lässt sich die Netzhaut bei der Augenspiegelung aufgrund der Linsentrübung nicht mehr ausreichend beurteilen, dann kann der Arzt mit Hilfe eines *Laser-Retinometers* die Funktionsfähigkeit der Netzhaut überprüfen. Dieses spezielle Gerät arbeitet mit Laserlicht, das in der Lage ist, die Trübungen der Linse zu durchdringen. Eine solche Sehprobe ist vor allem dann wichtig, wenn sich der Arzt nicht sicher ist, ob andere Veränderungen der Netzhaut, wie ein ausgeprägtes Makulaleiden, für die Verschlechterung der Sehfähigkeit verantwortlich sind.

Eine weitere – allerdings nur grobe – Prüfung der Funktionsfähigkeit bei starken Linsentrübungen ist die Bestimmung der Einfallsrichtung eines Lichtstrahls. Mit einem kleinen Spiegel wird das Licht von verschiedenen Richtungen auf das Auge projiziert. Gibt der Patient die Richtung korrekt an, ist eine Mindestfunktion der Netzhaut vorhanden.

Die normale Untersuchung an der Spaltlampe kann ergänzt werden durch eine computergestützte Darstellung der Hornhautoberfläche *(Videokeratoskopie)*. Denn auch der Zustand der Hornhaut spielt eine wichtige Rolle, da er mit dazu beiträgt, dass das Licht tadellos passieren kann. Eine weitere aufschlussreiche Zusatzinformation liefert die Dichte der Hornhautendothelzellen. Mit der so genannten Endothelmikroskopie kann der Augenarzt die Zahl der Hornhautendothelzellen bestimmen, wenn er bei der Untersuchung den Eindruck gewinnt, dass hiervon zu wenig

Starke Trübungen können dem Arzt den Einblick ins Auge versperren. Dann kann eine abschätzende Funktionsprüfung der Netzhaut mit dem Laser-Retinometer durchgeführt werden.

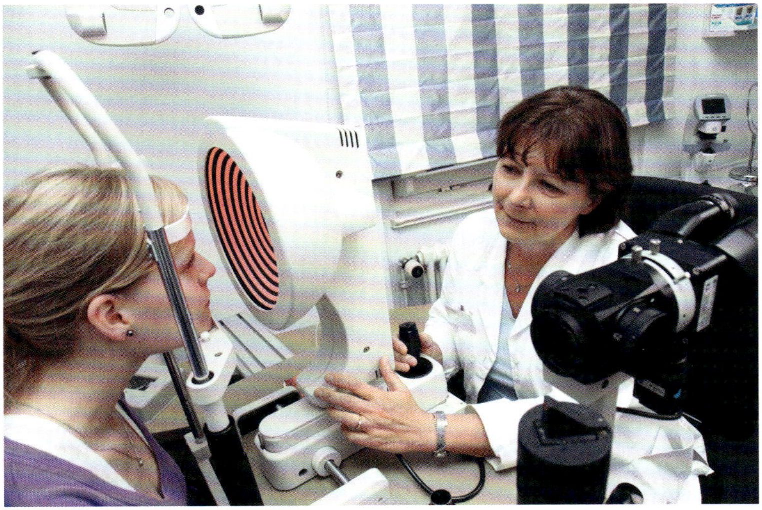

Keratoskopie – aufschlussreiche Computerbilder. Der Patient blickt auf die Ringe im Untersuchungsgerät. Der Monitor zeigt dann den Zustand der Hornhautoberfläche in unterschiedlichen Farbebenen.

Info

Besteht noch eine andere Augenerkrankung, wirkt sich das auf die Form der Behandlung aus. Manche Erkrankungen können die Operation eines Grauen Stars in ihrem Ergebnis ungünstig beeinflussen. Schon allein aus diesem Grund müssen sie zuvor abgeklärt werden.

vorhanden sind. Diese Endothelzellen bilden die abschließende Innenauskleidung an der Grenze zur Vorderkammer (s. Seite 21). Normal ist eine Dichte von 2500 Zellen pro Quadratmillimeter. Ist die Zahl der Endothelzellen deutlich verringert, besteht die Gefahr, dass die Hornhaut nach der Staroperation eintrübt. Insbesondere ist vor der Staroperation auf die Hornhaut zu achten, wenn bereits ein so genannter refraktiver Eingriff durchgeführt worden ist, d.h. eine Operation, die eine Brille überflüssig gemacht oder zumindest die Brechungswerte des Auges deutlich gebessert haben sollte.

Wie kann der Graue Star behandelt werden?

Im folgenden Arzt-Patienten-Gespräch erfahren Sie vorab und in Kürze schon einmal das Wichtigste zur Behandlung des Grauen Stars. Es schildert die typische Situation eines Betroffenen, der im Laufe der Zeit einen Altersstar entwickelt hat.

Herr P. ist jetzt 65 Jahre alt. Schon seit einigen Monaten sieht er mit dem rechten Auge zunehmend schlechter. Weil ihm inzwischen auch trotz Brille das Lesen immer schwerer fällt, geht er schließlich zum Arzt. Nach einer eingehenden Untersuchung, die der Arzt mit einer Videokamera aufzeichnet, erklärt er Herrn P. den Befund und bespricht mit ihm, wie die mögliche Therapie aussehen kann:

Beispiel:
ein Gespräch in der augenärztlichen Praxis.

> »Ihre Linse im rechten Auge ist getrübt. Sie haben einen Grauen Star. Ich zeige es Ihnen am Bildschirm anhand der Videoaufzeichnung. Hier sehen Sie Ihre Linse. Im Zentrum, da können Sie eine leicht gelblich bräunliche Zone erkennen. Das ist eine Trübung des Linsenkerns. In den Außenzonen sieht man außerdem noch weißich gräuliche Verfärbungen. Man nennt sie Rindentrübungen.«

?»Und wegen dieser Trübungen kann ich nicht mehr so gut sehen?«

»Ja, Ihr Sehvermögen auf dem rechten Auge ist dadurch auf 0,5 vermindert, d. h. dass Sie hier nur noch 50 Prozent Ihres ursprünglichen Sehvermögens haben. Durch die Linsentrübung reduziert sich die Qualität Ihres Sehens, d. h. Sie sehen undeutlicher. Das drückt der herabgesetzte Wert von 50 Prozent oder 0,5 aus. Das andere Auge ist dagegen noch fast voll funktionstüchtig, hier habe ich einen Wert von 0,9 bzw. 90 Prozent gemessen.«

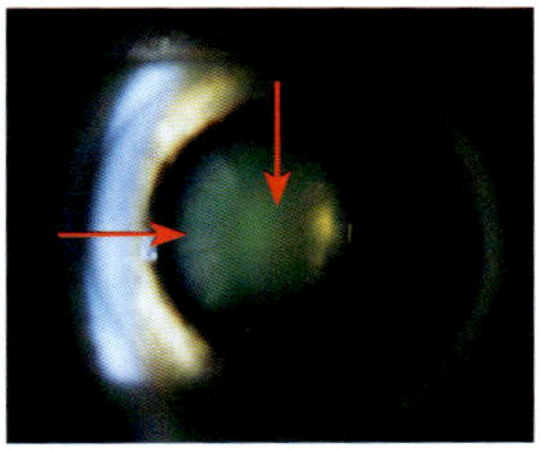

Bei Herrn P. sind Kern und Rinde der Augenlinse getrübt.

?»Mein linkes Auge hat also keine Trübung?«

»Na ja, so ist das nicht ganz richtig. Links kann ich auch schon einige feinere Ansätze einer Kerntrübung erkennen, aber die stören Ihr Sehvermögen noch nicht sehr. Deshalb möchte ich auch hier noch nicht von einem Grauen Star sprechen.«

?»Wie kann man denn einen Grauen Star behandeln?«

»Wenn Sie wieder besser sehen wollen, dann hilft nur eine Operation, d. h. die getrübte Linse wird entfernt, und Sie bekommen einen künstlichen Ersatz aus Kunststoff ins Auge eingesetzt – ein Linsenimplantat.«

?»Muss denn wirklich gleich operiert werden? Gibt es keine Tabletten oder Tropfen, um die Trübung zu beseitigen?«

Ein Grauer Star kann nur operiert werden. Augentropfen oder andere Medikamente helfen nicht.

»Leider ist das mit den gegenwärtig bekannten Mitteln nicht möglich.«

? »Dann bleibt mir also nur die Operation? Schadet es, wenn ich damit noch warte?«

Wann operiert werden soll, bestimmen Sie selbst.

»Ein medizinischer Zwang zur Operation besteht bei Ihnen nicht. Es gibt zwar Fälle, in denen die Linse entfernt werden muss, z. B. bei stark fortgeschrittenen Trübungen, die zu Reizungen am Auge führen, so etwas ist aber selten und trifft bei Ihnen nicht zu. Die Entscheidung, sich operieren zu lassen, liegt bei Ihnen. Wenn Sie sich im Alltag beeinträchtigt fühlen, dann sollten Sie sich operieren lassen. Anders kann man die Situation nicht ändern. Die Trübung wird im Laufe der Zeit sogar noch weiter zunehmen.«

? »Ich kann mir eine solche Operation am Auge gar nicht richtig vorstellen. Wird die Linse mit dem Laser entfernt?«

»Nein, so wie es sich manche vorstellen ist das nicht. Es gibt allerdings Operateure, die einen Laser verwenden, um das Linseninnere zu zerkleinern. Da die Linse im Inneren des Auges liegt, muss man zuerst immer einen Zugang schaffen. Unter örtlicher Betäubung oder in Vollnarkose wird das Auge mit einem kleinen Schnitt geöffnet und die Linse entnommen. Wir können heute die Einschnitte so klein halten, dass sie vielfach nicht einmal mehr vernäht werden müssen. Üblicherweise entfernt man heute auch nicht mehr die gesamte Linse wie früher, sondern belässt die feine Linsenhülle, die so genannte Linsenkapsel, im Auge. Das hat den Vorteil, dass der dahinter liegende Glaskörper gestützt wird. An die Stelle Ihrer eigenen Linse kann man dann eine künstliche Linse einpflanzen.«

? »Dann ist also mit einer Kunstlinse alles wie früher?«

»Nicht ganz. Die künstliche Linse kann kein hundertprozentiger Ersatz sein. Sie ist starr und deshalb nicht in der Lage, sich auf verschiedene Entfernungen einzustellen, wie das ihre eigene Linse kann. Mit dem Linsenimplantat werden Sie von uns auf das Sehen in der Ferne eingestellt. Die richtigen optischen Werte dafür können wir vor der Operation bestimmen und mit einem speziellen Ultraschallgerät an Ihrem Auge ausmessen. Für das Nahsehen werden Sie zusätzlich eine Brille brauchen. Aber da Sie ja sowieso bereits eine Lesebrille haben, wird das für Sie kaum eine Umstellung sein. Sie bekommen dann einfach eine neue Brille mit etwas anderen Gläsern.«

Mit einer Kunstlinse ist das Sehen fast wieder so gut wie früher.

? »Ist die Operation sehr riskant? Ich meine, kann es passieren, dass ich danach womöglich sogar schlechter sehe als vorher oder dass mein Auge einen ernsten Schaden davonträgt?«

»Die Staroperation mit Einpflanzung einer Kunstlinse ist heute ein Standardeingriff, und viele Millionen Menschen in aller Welt sind bereits so operiert worden. Die Ergebnisse, die wir damit erzielen, sind ganz außerordentlich. Allerdings – das darf man nicht verschweigen – ganz ohne Risiko ist keine Operation.«

? »Welche Komplikationen können auftreten?«

»Da ist einmal das Infektionsrisiko. Wenn das Auge eröffnet wird, können immer Keime ins Auge gelangen. Glücklicherweise kommt das aber sehr selten vor, da wir heute gute Desinfektions- und Sterilisationsmöglichkeiten haben. Eine andere

Keine Operation ist ganz risikofrei. Im Vergleich zu anderen ist der operative Eingriff bei Grauem Star jedoch vergleichsweise komplikationsarm.

Komplikation wäre z. B. ein Glaskörpervorfall, wenn Glaskörpersubstanz nach vorn in die Augenkammer eintritt. Das würde die weitere Operation erschweren. Die häufigste Komplikation nach der Operation ist die Bildung eines Nachstars, das sind Gewebeauflagerungen auf der hinteren Linsenkapsel, die optisch sehr störend sein können. Einen Nachstar kann man mit dem Laser ohne eine Eröffnung des Auges entfernen.«

? »Wie lange müsste ich in der Klinik bleiben?«

»Normalerweise wird die Operation heutzutage ambulant durchgeführt, sodass Sie noch am selben Abend nach Hause können. Nur in bestimmten Fällen ist es sinnvoll, ein bis zwei Tage in der Klinik zu bleiben.«

? »Würden Sie sich selbst operieren lassen, wenn Sie einen Grauen Star hätten?«

»Selbstverständlich, und ich wäre froh, dass ich in einer Zeit lebe, in der eine so erfolgreiche Behandlung überhaupt möglich ist.«

Erwarten Sie nichts von Augentropfen

Mit Medikamenten kann man den Grauen Star bislang weder verhindern noch beseitigen.

Im Gespräch zwischen Herrn P. und seinem Arzt haben Sie schon das Wichtigste zur Behandlung des Grauen Stars erfahren: Nur eine Operation kann das eingeschränkte Sehvermögen wieder bessern. Eine sicher wirkende konservative, d. h. nicht-operative Therapie mit Tropfen, Tabletten oder Salben gibt es gegenwärtig nicht. Eine positive Wirkung von Medikamenten ist wohl vor allem psychologisch bedingt.

Mittlerweile kann man den Verlauf einer Trübung, also ihre Weiterentwicklung oder auch Rückbildung, über computergestützte Verfahren messen. Damit hat man nun auch eine objektive Grundlage zur Hand, Erfolge oder auch Misserfolge eines Behandlungsversuches zu erfassen. Erst so bekommt man zuverlässige Daten bei der Suche nach geeigneten Medikamenten. Man wird abwarten müssen, inwieweit eine medikamentöse Behandlung in Zukunft möglich sein wird.

Eine Operation – die einzig sichere Therapie

Auch ohne eine wirksame medikamentöse Behandlungsmöglichkeit muss sich heute kaum jemand mit seinem Grauen Star und einem sich immer stärker reduzierenden Sehvermögen abfinden. Die operative Entfernung der getrübten Linse ist zwar bisher die einzige wirklich sichere Behandlungsmethode, dafür erzielt sie heute ganz hervorragende Ergebnisse: Mehr als 90 Prozent der Behandelten sehen nach dem Eingriff wieder besser.

Die Operation wird normalerweise ambulant ausgeführt, d. h. Sie können noch am Operationstag wieder nach Hause gehen, vorausgesetzt die häusliche Versorgung und auch die Nachbetreuung durch einen Augenarzt in Ihrer Nähe ist gesichert. Liegen besondere Verhältnisse am Auge vor, die den Eingriff komplizierter machen, wird der Arzt den stationären Aufenthalt vorziehen.

Fast schon Routine: Die Staroperation wird in Deutschland über 600 000-mal im Jahr durchgeführt.

Die ambulante Operation ist besonders für Patienten in sehr hohem Alter ein Fortschritt. Alte Menschen können sich oft nicht mehr entschließen, die Operation vornehmen zu lassen. Sie sind in einem gedanklichen Kreislauf gefangen und glauben, mit ihnen ginge es sowieso nur noch bergab: »Bei mir wird alles schlechter und schlechter, da hilft sicher auch eine Operation nicht mehr.«

Gedanken wie diesem liegt oft die Angst vor einem längeren Krankenhausaufenthalt in fremder Umgebung zugrunde. Häufig ist sie auch Ausdruck einer Altersdepression, für die das »wieder besser sehen können« eine ausgezeichnete Behandlung ist. Die Aussicht, am Abend nach der Operation wieder zu Hause sein zu können, erleichtert vielen den Entschluss, sich operieren zu lassen.

Wichtige Risiken bei der normalen Kataraktextraktion mit Kunstlinseneinpflanzung in den Kapselsack

Intraoperativ:

- → Einreißen der hinteren Kapsel (bei Pseudoexfoliation häufiger)
- → Glaskörpervorfall
- → Stellungsanomalie der eingepflanzten Kunstlinse
- → Extrem selten geworden: Expulsive Blutung

Postoperativ:

- → Infektion, Endophthalmitis
- → Dekompensation der Hornhaut, vor allem wenn diese schon vorgeschädigt ist
- → Zystisches Makulaödem (Irvin Gass-Syndrom)

Spätkomplikation:

- → Netzhautablösung
- → Nachstarbildung

Grundsätzlich zu beachten:

Bestehende weitere Erkrankungen des Auges, z. B. bei Diabetes, Glaukom, AMD (Altersbedingte Makuladegeneration)

Wann kann, wann soll operiert werden?

»Wie lange wird es bei mir dauern, bis eine Operation notwendig ist?« Diese Frage beschäftigt Betroffene von dem Augenblick an, in dem ihnen der Arzt mitteilt, dass sie einen Grauen Star haben. In früheren Zeiten konnte nur ein »reifer« Altersstar operiert werden. Die Trübungen mussten ziemlich ausgeprägt sein, damit eine Linsenentfernung überhaupt möglich war. Hier haben neue Techniken einen völligen Wandel herbeigeführt. Die »Reifung« eines Stars spielt für den richtigen Operationszeitpunkt keine Rolle mehr.

Persönliche Gründe

Der Graue Star sollte dann behandelt werden, wenn Ihre Sehfähigkeit erheblich eingeschränkt ist. Ihr subjektives Empfinden ist wichtig, d.h. es kann durchaus sein – und für viele trifft das auch tatsächlich zu –, dass der ausschlaggebende Grund für die Kataraktoperation allein der Wunsch des Patienten ist. Sie entscheiden, wann Ihre Sehverschlechterung so weit gediehen ist, dass Sie sich den alltäglichen Anforderungen nicht mehr gewachsen fühlen. Wenn Sie sich in der Ausübung Ihres Berufes beeinträchtigt sehen oder wenn Sie sich beim Autofahren unsicher fühlen, dann wird der Zeitpunkt entsprechend früher sein.

Ob eine Operation für Sie in Frage kommt, entscheiden Sie letztlich selbst.

Natürlich beeinflussen auch Ängste vor dem Eingriff die Entscheidung und die Frage, ob die Erfolgsaussichten die damit verbundenen Risiken aufwiegen. Für solche Bedenken gibt es heute glücklicherweise kaum noch einen Grund. Es ist inzwischen vielmehr so, dass sich die meisten Betroffenen unserer Tage, die Techniken, Risiken und den großen Erfolg dieser Eingriffe kennen, sogar in einem wesentlich früheren Erkrankungsstadium operieren lassen möchten als Patienten noch vor einigen Jahren. Auch ein sehr hohes Lebensalter spricht nicht gegen eine Operation.

Grundsätzlich ist die Staroperation in jedem Lebensalter möglich.

Medizinische Gründe

Nur selten liefert der Erkrankungszustand des Auges einen medizinischen Grund, der zur Operation zwingt. Wenn es wegen einer »Überreife« des Stars zur Auflösung von Linsengewebe, zur *Phakolyse*, kommt, dann ist dies beispielsweise eine Situation, in der tatsächlich operiert werden muss, da das Auge sonst einen erheblichen Reizzustand entwickeln und daran sogar erblinden kann (phakolytisches Glaukom, s. auch Seite 55). Allerdings kommt es unter einer regelmäßigen augenärztlichen Betreuung bei uns in der Regel nicht zu einem derart weit gediehenen Stadium.

Ein weiterer medizinischer Grund für eine Staroperation kann darin liegen, dass die Linse ein diagnostisches Sichthindernis darstellt und damit die Diagnose und Behandlung von Netzhautveränderungen erschwert ist, z. B. bei der Therapie einer Netzhautablösung oder bei der Laserbehandlung einer *diabetischen Retinopathie*, einer durch Zuckerkrankheit bedingten Netzhauterkrankung.

Wann ist an eine Operation zu denken?

→ Wenn Sie insgesamt schlechter sehen, z. B. wenn Sie zunehmende Schwierigkeiten beim Lesen oder beim Erkennen von Straßenschildern haben.

→ Wenn vor allem starke Blendung das Autofahren bei Nacht erschwert, z. B. durch Scheinwerfer des Gegenverkehrs.

→ Wenn Sie durch den Grauen Star in der Ausübung Ihres Berufes eingeschränkt sind.

→ Wenn Ihre persönliche Lebensführung unter der Erkrankung leidet.

→ Wenn es Ihr Augenarzt aus medizinischen Gründen empfiehlt.

Was spricht gegen eine Operation?

Es gibt Situationen, in denen der Arzt mit der Operation zurückhaltend ist oder sogar ganz davon abrät.

Nicht jede Trübung behindert auch das Sehvermögen. Solange Sie trotz Grauem Star gut sehen, wird der Arzt Ihnen raten, mit der Operation noch zu warten. Auch lassen sich manche Beschwerden eine Zeit lang günstig beeinflussen: Eine Kurzsichtigkeit beim Kernstar kann z. B. durch Veränderung der Brillenstärke, eine erhöhte Blendempfindlichkeit mit Sonnenschutzgläsern oder speziellen Kantenfiltergläsern gebessert werden.

Eher zurückhaltend wird der Arzt beim so genannten **»einzigen Auge«** sein – das bedeutet, das andere, vom Grauen Star nicht betroffene Auge ist blind oder in seiner Sehfähigkeit zumindest sehr reduziert.

Beispiel: Makuladegeneration

Daneben gibt es Situationen, in denen der Arzt von dem Eingriff abrät, weil keine Verbesserung der Sehschärfe zu erwarten ist. Wer z. B. zusätzlich zum Grauen Star unter einer schweren **Makuladegeneration** leidet, der wird auch nach der Entfernung der getrübten Linse möglicherweise nicht wesentlich besser sehen. Bei der altersbedingten Makuladegeneration (s. ab Seite 185) kommt es zu einem Gewebeabbau mit Untergang von Sehzellen vor allem in der Netzhautmitte, der *Makula* (bzw. gelber Fleck, s. Seite 33), der Stelle des schärfsten Sehens. Obwohl sich durch die Erkrankung, je nach Form, das Sehen langsam oder schnell verschlechtert, bemerkt der Betroffene aufgrund der gleichzeitig sehbehindernden Linsentrübung diese Sehstörung oft nicht.

Ist eine Makuladegeneration diagnostiziert worden, versucht der Arzt das mögliche Ergebnis der Staroperation vorher ungefähr einzuschätzen und die Netzhautfunktion mit zusätzlichen Untersu-

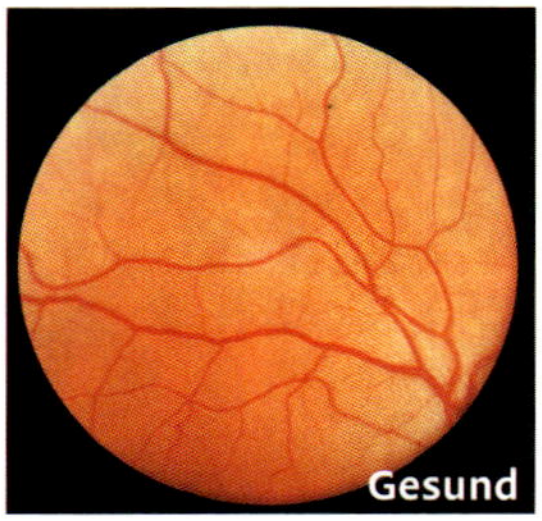

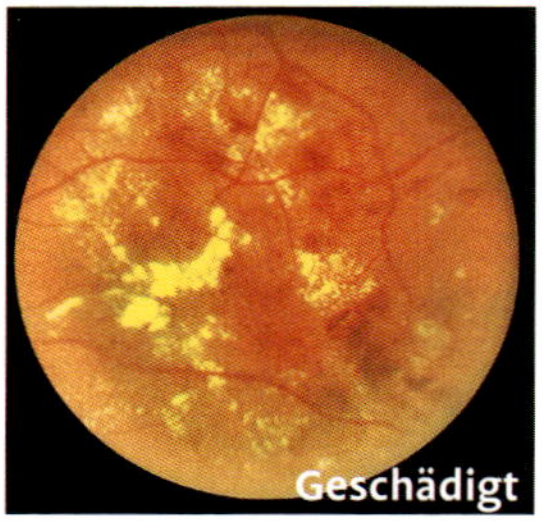

Netzhautschäden durch Diabetes: In der normalen Netzhaut (oben) sind die feinen Blutgefäße deutlich zu erkennen. Die geschädigte Netzhaut (unten) weist Ablagerungen und Blutungen auf.

chungstechniken wie dem Laser-Retinometer (s. Seite 72) zu überprüfen. Auch mit einer *Elektroretinographie*, die die Nervenimpulse der Sehzellen erfasst, kann die Funktionstüchtigkeit der Netzhaut beurteilt werden. Besonders die feuchte Form der Makuladegeneration beeinflusst den Erfolg einer Staroperation erheblich.

Netzhautschäden durch Diabetes

Eine **diabetische Retinopathie** kann je nach Art und Stadium die Operation des Grauen Stars außerordentlich erschweren oder sogar in Frage stellen. Hierbei handelt es sich um durch die Zuckerkrankheit hervorgerufene Netzhautschäden. Es kann dabei zu Blutungen, zu Gefäßneubildungen und zu Ablagerungen kommen. Vor allem eine fortgeschrittene Retinopathie ist ein Risiko für eine geplante Operation. Dazu kommt, dass die Netzhauterkrankung das Sehen unabhängig vom Grauen Star gemindert haben kann. Ein solcher Sehverlust ist dann auch durch die Entfernung der Katarakt nicht mehr auszugleichen. Wenn Sie Diabetiker sind und Netzhautveränderungen haben, wird der Arzt ausführlich mit Ihnen besprechen, ob der Eingriff bei Ihnen sinnvoll bzw. wann der richtige Zeitpunkt dafür ist.

Augenentzündungen

Bei chronischen und immer wieder aufflammenden äußeren **Entzündungen** des Auges wird der Arzt warten, bis die Reizung abgeklungen ist. Gegebenenfalls wird er den Operationstermin verschieben. Ein besonderes Problem stellen chronische, bereits länger bestehende Entzündungen im Inneren des Auges dar, z. B. an der Regenbogenhaut (Iritis) oder am Ziliarkörper. Bevor operiert werden kann, muss die Entzündung restlos abgeklungen sein. Vorsichtshalber wird der Arzt dann eine längere, entzündungsfreie Periode abwarten, um sicherzugehen, dass die Reizung nicht wieder aufflammt.

Gleichzeitiger Grüner Star
Besteht zusätzlich zum Grauen Star ein **Grüner Star**, wird der Eingriff ebenfalls komplizierter. Der Arzt kann jedoch versuchen, beide Erkrankungen in einer Operation zu behandeln (s. Seite 183). Aber das sind spezielle Situationen, die bei jedem ganz individuell beurteilt werden müssen.

Bereits bestehende ausgeprägte Sehschwäche
Wenn ein Auge schon vor dem Eintreten einer Trübung sehr schlecht gesehen hat, kann man auch von einer Operation keine Verbesserung über dies ursprüngliche Sehvermögen hinaus erwarten. Dies trifft vor allem auch für die bereits in der Kindheit erworbene Sehschwäche *(Amblyopie)* zu.

Wenn beide Augen operiert werden müssen

In der Regel sind vom Altersstar beide Augen betroffen, jedoch meist unterschiedlich stark. Müssen dennoch beide Augen operiert werden, entfernt der Arzt zunächst die stärkere Trübung. Erst nach einem bestimmten zeitlichen Abstand, wenn das operierte Auge verheilt ist, wird der Zeitpunkt für den zweiten Eingriff besprochen. Sind die Trübungen etwa gleich stark, können beide Operationen auch kurz hintereinander erfolgen. Eine gleichzeitige Operation wird fast immer vermieden.

Besser sehen mit einer neuen Linse

Ohne Linse wird das Auge stark weitsichtig.

Ist die Augenlinse entfernt, wird das Auge gegenüber dem Vorzustand stark übersichtig. Ihr Fehlen muss also durch optische Hilfsmittel ersetzt werden. Zum Ausgleich der Übersichtigkeit hatte man früher nur die Möglichkeit, eine **Starbrille** zu verwenden. Sie besteht aus sehr starken und extrem vergrößernden Brillengläsern

Die implantierbare künstliche Linse ist die fortschrittlichste und heute fast ausschließlich verwendete optische Korrekturmethode nach einer Staroperation.

für die Ferne. Für die Nähe ist nochmals ein »Pluszuschlag« erforderlich. Inzwischen haben die modernen, einpflanzbaren künstlichen Linsen, so genannte **Intraokularlinsen**, die Starbrille verdrängt. Schon eher eine Alternative bieten **Kontaktlinsen** (s. Seite 94), die man z. B. bei Kindern mit angeborenem Grauen Star so lange einsetzt, bis das Wachstum der Augen weitgehend beendet ist und dann eine Intraokularlinse eingepflanzt werden kann.

Komfortabel: Intraokularlinsen (IOL)

Über 95 Prozent der Kataraktoperierten bekommen Intraokularlinsen (IOL) während der Operation eingepflanzt. In der Regel bleiben sie dauerhaft im Auge. Ist es aus medizinischen Gründen unbedingt erforderlich, kann eine Kunstlinse auch wieder entfernt bzw. ausgetauscht werden. Eine Intraokularlinse ist also etwas Anderes als eine Brillenverordnung, bei der man einfach die Gläser wechseln kann, wenn man mit der Optik nicht zufrieden ist. Daher sind die Überlegungen zur Korrektur **vor der Staroperation** so wichtig.

Zu überlegen ist auch die Einpflanzung einer Linse, die die energiereicheren Strahlen des Tageslichtes dämpft (Blaufilterlinse). Die Trübung der Linse hatte die energiereiche Strahlung gemindert, bevor sie die Netzhaut erreichen konnte. Nach der Entfernung der Linse wird das nicht mehr der Fall sein, und das Licht könnte ungünstig auf die Makula einwirken; wie dies genau zu werten ist, wird noch diskutiert. Hierzu wird Sie Ihr Operateur beraten.

Eine weitere sog. Sonderlinse ist die torische Linse, mit der man eine vor der Operation bestehende Hornhautverkrümmung (Astigmatismus) ausgleichen kann. Dies ist auch durch eine besondere Schnittführung bei der Operation beeinflussbar.

Implantierbare Linsen bestehen heute aus hochwertigem und sehr leichtem Kunststoff, meist aus *Polyacrylat, Polyvinyl* oder aus *Silikon*. Sie sind sehr gut verträglich, Abstoßungsreaktionen kommen kaum vor. Die Linsen besitzen einen sechs bis acht Millimeter großen optischen Teil, der die Funktion der körpereigenen Linse ersetzt, und einen weiteren Teil für die Verankerung im Auge meist in Form seitlicher Bügel. Die hohe Elastizität moderner Kunststoffe ermöglicht es zudem, Linsen herzustellen, die man klein zusammenrollen kann, bevor sie ins Auge eingeführt werden (Faltlinsen). Damit kann der Einschnitt am Hornhautrand sehr klein gehalten werden (s. Seite 98). Im Auge entfaltet sich die Linse dann wieder zu ihrer uprünglichen Form. Bei starren Linsen muss der Einschnitt entsprechend größer sein.

Intraokularlinsen sind mit 6 bis 8 Millimetern kleiner als ein Centstück und wiegen nur etwa 24 Milligramm.

Es gibt verschiedene Typen von IOL:

→ **Hinterkammerlinsen:** Sie werden heute fast ausschließlich verwendet. Andere Typen werden nur gebraucht, wenn die Einpflanzung einer Hinterkammerlinse aus besonderem Grund nicht in Frage kommt. Sie werden an genau der Stelle eingesetzt, an der zuvor die körpereigene Linse saß (s. Abb. Seite 88, links), also in der hinteren Augenkammer. Voraussetzung dafür ist, dass die hintere Linsenkapsel im Auge intakt erhalten bleibt, da sie als Verankerungshilfe für die Kunstlinse dient, die mit ihren gebogenen, seitlichen Bügeln dort eingespannt wird (s. dazu Seite 99, 100). Alternativ können Hinterkammerlinsen auch vor dem Kapselsack im so genannten *Sulcus ciliaris* befestigt werden, der Furche zwischen dem Ziliarkörper und der Iris.

→ **Vorderkammerlinsen:** Wie ihr Name schon sagt, werden diese Linsen vor die Pupille in die vordere Augenkammer eingesetzt. Dort stützen sie sich im Kammerwinkel ab (s. Abb. S. 88, Mitte).

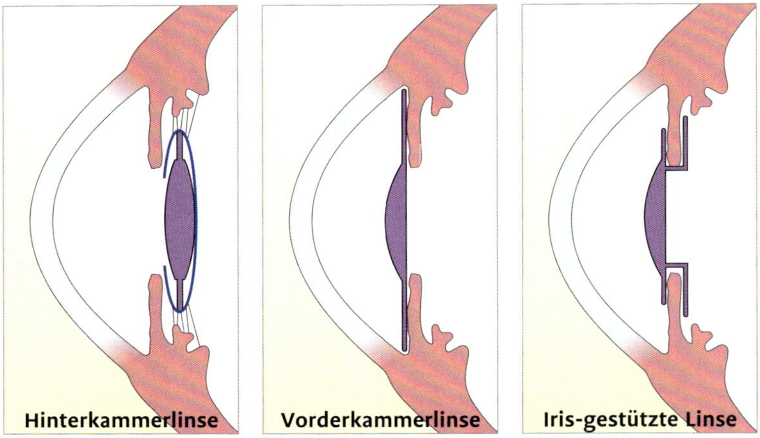

Intraokularlinsen (IOL) und ihre Position im Auge: Hinterkammerlinsen werden bei Grauem Star am häufigsten verwendet, da sie die geringste Komplikationsrate haben. In der Regel werden sie im verbliebenen Kapselsack verankert. Vorderkammerlinsen und Iris-gestützte Linsen liegen beide in der Vorderkammer, unterscheiden sich jedoch durch die Art ihrer Verankerung. Sie werden sehr selten eingesetzt.

→ **Iris-clip**- bzw. **Iris-gestützte Linsen** werden mit Schlingen oder durch Naht an der Pupille ebenfalls in der vorderen Augenkammer befestigt (s. Abb. oben, rechts). Weil sie die höchste Komplikationsrate haben, werden diese Linsen heute kaum noch verwendet.

Bei Vorderkammer- und Iris-clip-Linsen besteht die Gefahr, dass sie Trübungen der Hornhaut hervorrufen, weil sie durch ihre Lage in der Vorderkammer – über Berührung oder allein schon durch die räumliche Nähe zur Hornhaut – Reizungen verursachen können. Allerdings ist mit modernen Materialien dieses Risiko vermindert worden. Darüber hinaus können Vorderkammerlinsen als

Ein geschichtlicher Rückblick: Anfänge und Fortschritte der Linsenimplantation

Wohl eine der spektakulärsten Errungenschaften der modernen Medizin ist die Einpflanzung einer künstlichen Linse ins Auge. Ihre Entwicklung fußt auf einer Idee des englischen Augenarztes *Ridley*, der im Jahr 1940 während der Luftschlacht um England eine interessante Beobachtung machte: Es kam vor, dass bei Treffern in die Plexiglashaube von Flugzeugen Kunststoffteilchen absplitterten und die Augen des Piloten verletzten. Die ins Auge eingedrungenen Splitter erzeugten aber erheblich weniger Symptome, als eigentlich zu erwarten war. Da kam Ridley der Gedanke, nach Entfernung einer getrübten Augenlinse die optische Korrektur nicht mehr durch eine Starbrille vorzunehmen, sondern zu versuchen, eine Linse aus Kunststoff herzustellen und ins Auge einzusetzen. 1949 wurde diese Idee erstmals in die Tat umgesetzt. Der Versuch war faszinierend, funktionierte aber leider so nicht. Immer wieder kam es zu Komplikationen, die nicht zu beherrschen waren. Neue Ideen und Entwicklungen, die auf Anhieb perfekte Ergebnisse liefern, sind selten – ein Anfang war jedoch gemacht.

Was waren die Gründe, dass die neue Methode zunächst misslang? Zum einen waren die Möglichkeiten, Infektionen vorzubeugen, noch nicht so gut wie heute. Es gab zwar bereits die antibakteriellen Sulfonamide und auch Penicillin, doch zur Eindämmung der Infektionsgefahr bei der Staroperation reichte dies noch nicht aus. Schon in den 1950er Jahren stand eine immer breitere Palette wirksamer Mittel zur Verfügung. Außerdem kam jetzt auch das Kortison als Mittel hinzu, mit dem sich überschießende Vernarbungsreaktionen bekämpfen ließen. Auch der zweite Hemmschuh – die für den medizinischen Einsatz noch nicht ausgereiften Materialien – konnte überwunden werden, und bald gab es verträglichere Kunststoffe. Die Entwicklung der Mikrochirurgie war schließlich der dritte wichtige Schritt zum Erfolg: Heute wird unter einem Operationsmikroskop gearbeitet, mit dessen Hilfe wesentlich feiner operiert werden kann als früher mit bloßem Auge.

weitere Komplikation den Augeninnendruck erhöhen. Weil sie sich im Kammerwinkel abstützen, besteht die Gefahr, dass sie so den Kammerwasserabfluss stören (s. dazu Seite 125).

Vorderkammerlinsen werden eigentlich nur dann eingesetzt, wenn Hinterkammerlinsen aus bestimmten Gründen nicht in Frage kommen. Dies ist z. B. dann der Fall, wenn die Linsenkapsel nicht ausreichend vorhanden ist oder wenn viele Jahre nach einer Staroperation ohne Linsenkorrektur der Wunsch nach einer intraokularen Kunstlinse kommt (so genannte *Sekundärimplantation*).

Zusätzlich: Lesebrille für das Nahsehen

Mit der Intraokularlinse wird das Sehen in der weiten bis mittleren Entfernung korrigiert.

Mit einer Intraokularlinse wird die Übersichtigkeit zu einem großen Teil ausgeglichen, die durch die Entfernung der eigenen Linse entsteht. Um die richtige künstliche Linse für Sie auszuwählen, muss der Arzt Ihr Auge vor der Operation mit Ultraschall genau vermessen. Normalerweise werden IOL mit einem festen Brennpunkt eingepflanzt – so genannte **Einstärkenlinsen**. Üblicherweise wird das Sehoptimum, also der Punkt, an dem Sie scharf sehen, entweder ganz in die Ferne gelegt oder etwas näher, auf etwa drei bis vier Meter Entfernung. Wo der Punkt des scharfen Sehens bei Ihnen liegen soll, können Sie zuvor mit Ihrem Operateur besprechen. Wichtig ist dabei immer, dass Sie sich auch ohne die zusätzliche Brille mühelos im Raum orientieren können. Außerdem müssen die Sehverhältnisse Ihres anderen Auges mit berücksichtigt werden.

Die Entwicklung der Kunstlinsen hat heute schon enorm viel erreicht. Jedoch ist eine *Akkommodation*, also die Anpassung des Sehens an unterschiedliche Entfernungen, damit immer noch nicht möglich. Einen Versuch, die fehlende Anpassung mit der Intraokularlinse (IOL) auszugleichen, stellen **Mehrstärkenlinsen** dar. Sie besitzen unterschiedlich optisch korrigierende Bereiche: In der Mitte befindet sich eine größere Zone für die Fernsicht, während die Nahsichtzone im Randbereich liegt. Sie haben aber gewisse optische Nachteile und werden nicht von jedem Operateur verwendet. Auch klagen die Patienten häufiger über störende Lichteffekte und Blendempfindungen. Studien zeigen, dass auch Träger von Mehrstärkenlinsen meist zusätzlich eine Brille brauchen.

Um mit der Einstärkenlinse auch in der Nähe gut zu sehen, braucht man zusätzlich eine **Lesebrille**. Für Patienten mit Alterssichtigkeit (s. Seite 28), bei denen das Nahsehen zuvor schon nicht mehr so gut war, bedeutet dies keine neue Situation, da sie sowieso schon eine Lesebrille benötigen. Diese muss dann lediglich neu angepasst werden.

Auch eine Gleitsichtbrille leistet hier gute Dienste. Dieses spezielle Mehrstärkenglas besitzt vom oberen zum unteren Teil einen kontinuierlichen Übergang von der Weit- zur Nahsicht, sodass ein nahezu stufenloses scharfes Sehen möglich wird. Allerdings braucht das Mehrstärkenglas eine längere Zeit der Eingewöhnung, und es gibt auch Menschen, die damit nicht zurechtkommen.

Erst etwa sechs bis acht Wochen nach der Operation wird die Lesebrille angepasst. Zwar haben viele Patienten schon am ersten Tag das Gefühl, mit der implantierten Linse wieder wesentlich besser sehen zu können, die Sehkraft erhöht sich aber nicht sofort bis zur endgültigen Sehleistung. Es dauert eine Weile, bis die Operationswunde ganz verheilt ist und sich das Auge an die neuen Sichtverhältnisse gewöhnt hat. In den ersten Wochen müssen Sie also noch mit stärkeren Schwankungen der Sehstärke rechnen.

INFO

Seit kurzem gibt es Kunstlinsen, die aktiv akkomodieren können, d. h. sich aktiv an Ferne und Nähe anpassen. Die bisherigen Ergebnisse sind interessant, die Beobachtungszeit ist allerdings noch zu kurz, um diese Art der IOL zu empfehlen.

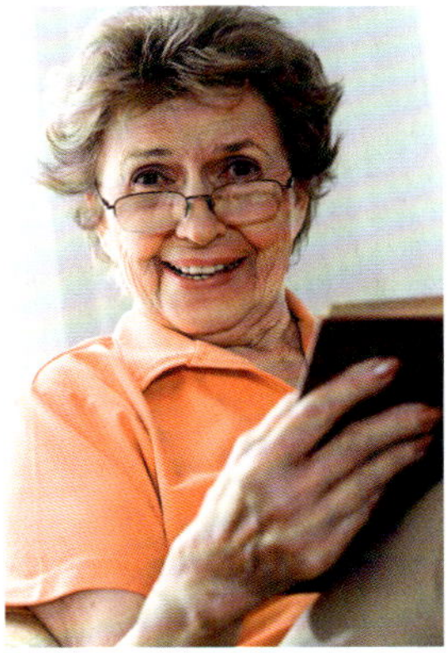

Für das scharfe Sehen in der Nähe braucht man zusätzlich eine Brille.

Trotz sorgfältiger Vermessung des Augapfels vor der Operation kann es immer vorkommen, dass die berechneten Werte der implantierten Linse nicht ganz exakt stimmen. Unter Umständen wird dann zur Lesebrille eine leichte Korrektur für die Ferne notwendig, d. h. es ist eine weitere Brille nötig.

Wenn keine Kunstlinse implantiert werden kann

Sehr selten ist es aus medizinischen Gründen nicht möglich, eine Intraokularlinse ins Auge einzupflanzen. Dann kann man auf Kontaktlinsen oder eine Starbrille zurückgreifen.

Starbrille

Auch Starbrillen haben sich weiterentwickelt. Ihre Gläser sind heute nicht mehr so dick wie früher und damit wesentlich leichter. Dennoch ist eine optische Korrektur mit der Starbrille aus einem grundsätzlichen Aspekt nicht immer möglich. Eine Starbrille ist nur dann geeignet, wenn beide Augen operiert wurden, d. h. wenn beide Augen die gleiche optische Korrektur brauchen. Der Grund dafür ist, dass Stargläser eine starke Bildvergrößerung verursachen. Die Starbrille muss eine Brechkraft von etwa plus 11 bis 12 Dioptrien haben, also ungefähr wie eine Lupe (s. auch Kasten, Seite 93). Die Bildvergrößerung eines Starglases beträgt dadurch etwa 20 bis 25 Prozent.

Starbrillen haben einen erheblichen Vergrößerungseffekt. Sie werden heute sehr selten verwendet.

Trägt man nur ein Starglas, dann kommt es zu einer **erheblichen Größendifferenz** der Netzhautbilder in beiden Augen. Nun steht das Gehirn ja vor der Aufgabe, dass es die Bilder beider Augen verschmelzen muss, damit wir unsere Umwelt nicht doppelt, sondern als einheitliches und räumliches Ganzes sehen. Dies kann es nur, wenn beide Netzhautbilder zumindest annähernd gleich groß sind. Normalerweise ist das auch der Fall, und die Bildverschmelzung

Was versteht man unter dem Begriff »Dioptrie«?

Dioptrie ist die Maßeinheit für die **Brechkraft** eines Brillenglases: Je größer die Dioptriezahl, desto stärker die Brechkraft. Der Wert kann ein positives oder ein negatives Vorzeichen haben, je nachdem, ob es sich um ein Plus- oder um ein Minusglas handelt:

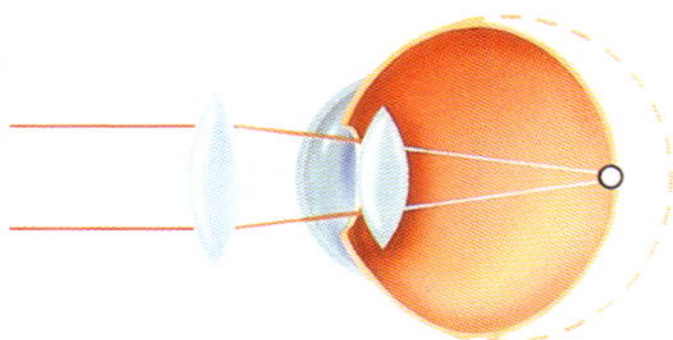

Plusgläser nennt man auch Sammellinsen, da sie das Licht bündeln bzw. sammeln. Weil sie je nach Stärke einen mehr oder weniger vergrößernden Effekt besitzen, verwendet man solche Gläser auch als Lupe. Plusgläser sind für Weitsichtige gedacht, bei denen der Augapfel zu kurz ist.

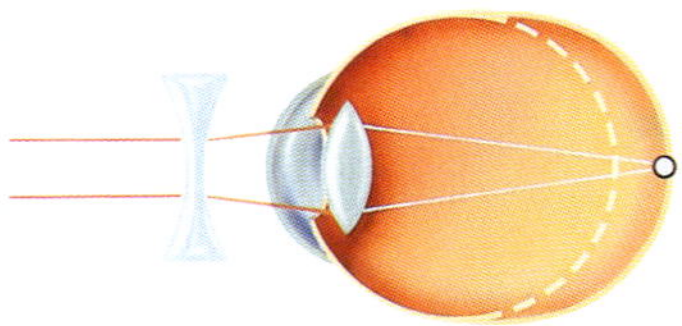

Minusgläser bzw. Zerstreuungslinsen haben die umgekehrte Wirkung: Sie gleichen Kurzsichtigkeit aus, indem sie das Licht zerstreuen. Dabei verkleinert sich das Bild. Bei Kurzsichtigkeit ist der Augapfel meist zu lang gebaut.

funktioniert problemlos. Auch stören geringe Größenunterschiede nicht, da das Gehirn sie bis zu einem gewissen Grad ausgleichen kann, z. B. bei einer Lesebrille, deren Gläser sich um ein oder zwei Dioptrien unterscheiden. Mit einer Größendifferenz, wie sie ein einseitiges Starglas erzeugt, funktioniert die Bildverschmelzung aber nicht mehr. Auf stärkere Unterschiede reagiert das Gehirn

Die Starbrille engt zudem das Gesichtsfeld stark ein.

nämlich sehr empfindlich. Beschwerden wie Kopf-, Augenschmerzen, Schwindel und Doppeltsehen können die Folge sein. Früher musste man also bei einseitigem Grauen Star auf die optische Korrektur des operierten Auges verzichten oder so lange warten, bis sich auch auf dem anderen Auge eine so starke Trübung entwickelt hatte, dass man die Linse entfernen konnte. Ein weiterer Nachteil der Starbrille: Sie engt durch ihre starke Vergrößerung das **Gesichtsfeld** ein, d. h. ein Teil des äußeren Sehfeldes geht verloren. Spürbar wird dies vor allem beim Abschätzen von Entfernungen, sodass man z. B. beim Treppensteigen unsicher wird.

Kontaktlinsen

Mit Kontaktlinsen ist auch die einseitige Korrektur gut möglich.

Bei einer Kontaktlinse gibt es die Probleme der Größendifferenz kaum. Selbst größere Brechkraftstärken rufen nur eine sehr geringe Bildvergrößerung hervor, die immer noch verträglich ist. Auch engen Kontaktlinsen das Gesichtsfeld nicht ein. Daher ist auch nach einseitiger Staroperation der optische Ausgleich mit harten oder weichen Kontaktlinsen grundsätzlich gut möglich. Kinder, die aufgrund eines angeborenen Grauen Stars operiert werden müssen, versorgt man etwa bis zum vierten Lebensjahr mit weichen Kontaktlinsen. Die optische Korrektur mit der Intraokularlinse ist vor allem in den ersten zwei Lebensjahren noch nicht ohne weiteres möglich. Die Schwierigkeit liegt darin, dass der kindliche Augapfel noch wächst, die Kunstlinse dem Wachstum aber nicht folgen kann und irgendwann nicht mehr »passt«. Sie müsste dann in einer zweiten Operation ausgetauscht werden. Erste Versuche einer Linsenimplantation beim Baby wurden zwar bereits unternommen, Langzeiterfahrungen liegen derzeit noch nicht vor.

Der Umgang mit den kleinen, empfindlichen Kontaktlinsen ist nicht immer ganz einfach. Jüngere Menschen kommen gut zurecht, älteren Patienten fällt dies unter Umständen jedoch schwer.

Die Kontaktlinsen setzt man morgens ins Auge ein, nimmt sie abends vor dem Zubettgehen wieder heraus und reinigt sie gründlich. Beim Baby müssen die Eltern lernen, wie sie die Linse einsetzen und wieder herausnehmen. Das ist mit etwas Übung kein Problem. Meist handelt es sich bei staroperierten Patienten aber um Menschen in höherem Lebensalter, denen die Handhabung so kleiner und empfindlicher Objekte wie einer Kontaktlinse erfahrungsgemäß nicht so leicht fällt. Sie haben Schwierigkeiten, mit den Linsen umzugehen. Dann besteht die Möglichkeit, spezielle weiche Dauerlinsen zu tragen, die erst nach etwa drei Wochen entfernt bzw. ausgetauscht werden müssen.

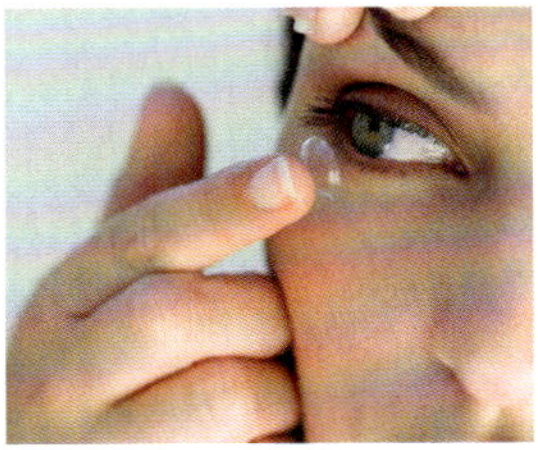

Ein anderes Problem sind **Unverträglichkeitsreaktionen** auf die Kontaktlinse, die ebenfalls beim älteren Menschen häufiger sind. Die Kontaktlinse schwimmt auf der Hornhaut auf einem dünnen Tränenfilm. Daher braucht sie einen gewissen Flüssigkeitsfilm, um eine ausreichende Gleitschicht herzustellen. Da im Alter die Tränensekretion abnimmt und die Augen trockener werden, kann die Kontaktlinse schnell unangenehm werden, weil die Hornhaut von der Linse mechanisch gereizt wird. Spezielle Nachbenetzungslösungen, die je nach Bedarf ins Auge getropft werden, können helfen. Sie sind in ihrer Zusammensetzung der Tränenflüssigkeit nachempfunden.

Wenn das Tragen der Kontaktlinse bei trockenem Auge unangenehm wird, können spezielle Nachbenetzungslösungen helfen.

Die Operation

Nachdem Sie nun alles Wichtige zur optischen Korrektur des Auges nach einer Staroperation erfahren haben, möchten Sie sicher wissen, wie die Operation selbst vor sich geht und welche eventuellen Risiken Sie kennen sollten, bevor Sie sich für oder gegen den Eingriff entscheiden.

Im Vorfeld: allgemeinärztliche Untersuchungen

Vor der Operation werden zunächst einige allgemeinärztliche Untersuchungen nötig, die Ihr Hausarzt oder Internist etwa eine Wo-

ACHTUNG

In den meisten Kliniken bekommen Sie bei der Voruntersuchung Unterlagen vom Arzt, die Sie rund um die Operation informieren: Vorbereitung auf den Eingriff und Verhaltensempfehlungen für danach werden ausführlich erklärt. Lesen Sie das Informationsmaterial sorgfältig durch, und fragen Sie den Arzt, wenn Ihnen etwas unklar geblieben sein sollte.

che vor dem Eingriff durchführt. Zunächst wird Ihr allgemeiner Gesundheitszustand geprüft. Dies ist insbesondere wichtig, wenn eine Vollnarkose (s. nächste Seite) geplant ist. Herz und Kreislauf sowie die Funktion der Lungen werden auf ihre Narkosetauglichkeit hin untersucht. Auch individuelle körperliche Besonderheiten werden berücksichtigt. Einige Tage vor der Operation muss, wenn der Operateur es wünscht, ein Antibiotikum ins Auge getropft werden, um den Bindehautsack keimfrei zu machen. Wenn Sie eine künstliche Linse bekommen, wird in den Tagen vor der Operation Ihr Auge mittels Ultraschall oder Laser vermessen, um die optischen Daten der Linse zu erhalten.

So kann eine Operation des Grauen Stars ablaufen:

Allgemeine Vorbereitung. Das Auge wird örtlich betäubt, oder Sie erhalten in seltenen Fällen eine Vollnarkose. Danach wird das Auge desinfiziert.

↓

Der Operateur schafft einen Zugang zum Augeninneren, dann eröffnet er die Linsenvorderkapsel, zerkleinert oder löst die Linse auf und entfernt die Linsenbestandteile. Er reinigt den verbliebenen Kapselsack, führt die Kunstlinse ein und fixiert sie (s. Seite 99).

↓

Die Operationswunde wird verschlossen. Bei der so genannten Kleinschnitt-Technik verschließt sich die Wunde durch die Spannung des Gewebes von selbst. Ein Verband- oder Verbandgitter wird angelegt.

Örtliche Betäubung ausreichend

Eine Staroperation kann prinzipiell unter lokaler, d. h. örtlicher Betäubung *(Lokalanästhesie)* durchgeführt werden. Sie ist kreislaufschonender und reicht völlig aus, um Schmerzempfindung und Augenbewegungen auszuschalten. Weil Sie zusätzlich ein Beruhigungsmittel einnehmen, werden Sie auch bei dieser Betäubungsart nicht sehr viel von der Operation mitbekommen. In besonderen Ausnahmefällen kann auch in Vollnarkose operiert werden.

INFO

Die meisten Staroperationen werden heute in örtlicher Betäubung durchgeführt. Überwiegend wird die so genannte *peribulbäre Anästhesie* (um den Augapfel herum) angewandt.

Das örtliche Betäubungsmittel *(Lokalanästhetikum)* kann hinter oder um den Augapfel herum gespritzt werden – der Arzt spricht von **retro**- bzw. **peribulbärer Injektion** (*retro-* = hinter, *peri-* = um herum, *bulbus* = Augapfel). Die kaum noch ausgeführte retrobulbäre Injektion ist unangenehm und kann sehr selten auch zu Komplikationen wie Blutungen führen. Besser und einfacher ist die peribulbäre Injektion. Angenehmer, risikofrei und genauso effektiv ist die modernere **Tropfanästhesie**. Hier wird ein örtliches Betäubungsmittel auf die Hornhaut bzw. in den Bindehautsack getropft oder als Gel aufgetragen. Um Blutungen vorzubeugen und das Glaskörpervolumen zu vermindern, kann der Augeninnendruck vor der Operation durch Druck auf das Auge oder medikamentös gesenkt werden.

Der Augeninnendruck kann vor der Operation mittels Druck von außen oder durch ein Medikament gesenkt werden.

So wird die Linse entfernt

Bei der heutigen Operationsmethode spricht man von der **Kataraktextraktion**. Prinzipiell gibt es dabei zwei Vorgehensweisen:

lat. *extrahere = herausziehen*

- → Bei der so genannten **extrakapsulären Extraktion** bleibt die Linsenkapsel im Auge erhalten.
- → Die **intrakapsuläre Extraktion**, bei der die Linse mit der ganzen Kapsel entfernt wird. Sie wird nur in seltenen Fällen durchgeführt (Verlagerung der Linse).

Die Schnitte sind heutzutage so klein, dass die Wunde nicht einmal mehr vernäht werden muss.

Zunächst muss der Chirurg das Auge eröffnen, um an die Linse heranzukommen. Früher musste man dazu ungefähr zwei Fünftel, etwa 14 Millimeter, des kreisförmigen, äußeren Hornhautumfanges an der Grenze zwischen Hornhaut *(Cornea)* und Lederhaut *(Sklera)* einschneiden (*korneoskleraler* Schnitt). Die Länge des Einschnittes konnte in den letzten dreißig Jahren durch neue Operationsmethoden immer weiter verkürzt werden. Heute genügt eine sechs Millimeter – bei Faltlinsen (s. Seite 87) sogar nur drei Millimeter oder weniger – kleine Öffnung in der Hornhaut, die mithilfe eines speziellen Instruments, dem Tunnelmesser, gesetzt wird. Mit dieser Technik **(Tunnelschnitt)** ist ein Zunähen der Wunde nicht mehr nötig, da sie sich von selbst abdichtet.

Von der Technik des Tunnelschnitts gibt es auch eine häufige Variante, bei der der Zugang allein durch die Lederhaut gewählt wird (Skleratunnel).

Diese auch **Kleinschnitt-Technik** genannte Methode hat vor allem zwei Vorteile: Zum einen verringert sich mit einem kleinen Operationsschnitt die Gefahr einer bakteriellen Infektion, da jede Eröffnung des Auges auch eine Eintrittspforte für Keime darstellt. Je kleiner die Öffnung gehalten wird, desto weniger Keime können eindringen. Zum anderen ist die Wahrscheinlichkeit, dass es nach der Operation zu einer Stabsichtigkeit mit leicht unscharfem Sehen kommt *(postoperativer Astigmatismus)*, ohne Operationsnaht geringer. Grund für diese Komplikation ist, dass sich bei Einschnitten, die anschließend wieder zugenäht werden müssen, durch die Naht die Hornhautoberfläche verziehen kann. Je kleiner der Einschnitt gehalten werden kann, desto weniger wird die Hornhaut davon beeinträchtigt. Allerdings glättet sich die Hornhaut nach Entfernung der Fäden mit der Zeit meist von selbst wieder, und die Stabsichtigkeit geht dann zurück.

Kleine Operationsschnitte senken das Risiko einer Infektion und einer durch Narben bedingten Hornhautverkrümmung.

Regel: extrakapsuläre Extraktion – der Kapselsack bleibt erhalten

Bei dieser Operationsmethode wird die vordere Linsenkapsel zunächst vorsichtig kreisrund eröffnet und dann das Linseninnere

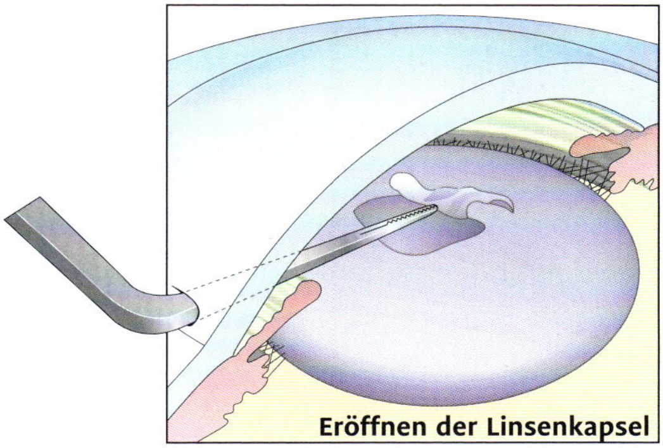

Eröffnen der Linsenkapsel

Die Hauptschritte der Operation

Die Operation wird fast immer so durchgeführt, dass die hintere Linsenkapsel erhalten bleibt *(extrakapsuläre Extraktion)*.

Zunächst wird ein Spezialinstrument über einen kleinen Einschnitt am Hornhautrand ins Auge eingeführt und die vordere **Linsenkapsel** damit kreisförmig **eröffnet**. Dies ist ein wichtiger Schritt bei der Operation, denn die Kapsel sollte dabei nicht einreißen.

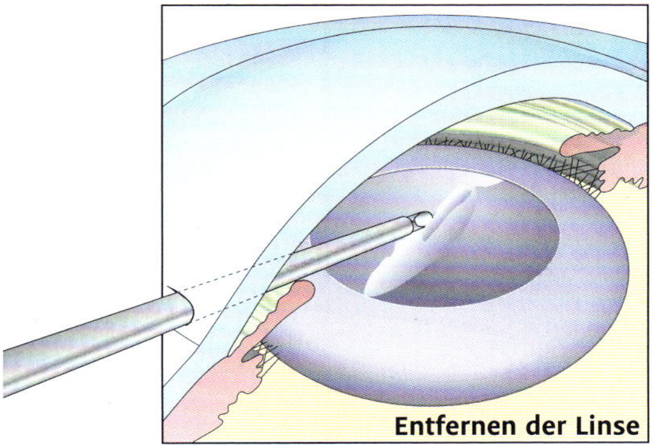

Entfernen der Linse

Dann wird das **Linseninnere** mit einer Ultraschallsonde verflüssigt *(Phakoemulsifikation)*, zertrümmert – und **abgesaugt**.

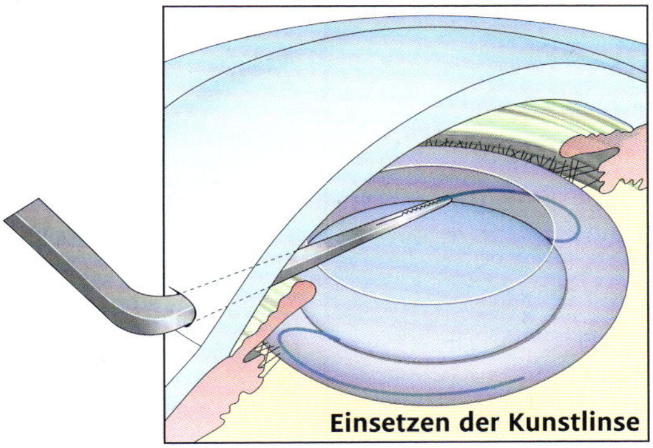

Einsetzen der Kunstlinse

Zum Schluss wird die **künstliche Linse** in den leeren Kapselsack **eingepflanzt**. Sie wird mit ihren elastischen seitlichen Bügeln verankert, indem sich die Bügel aufspreizen und im Kapselsack ausspannen.

Heute belässt man im Gegensatz zu früher den Kapselsack üblicherweise im Auge.

entfernt. Der Rest der Kapsel bleibt intakt und wird im Auge belassen. Die Kapsel erfüllt so zwei wichtige Funktionen:

- → Sie formt einen nach vorne offenen Kapselsack und erleichtert damit die Verankerung einer Hinterkammerlinse.
- → Sie dient – wie zuvor die Linse – als Stütze für den Glaskörper. Damit verringert sich das Risiko eines Glaskörpervorfalls nach der Operation (s. Seite 109). Würde nämlich die Linse mitsamt der Kapsel entfernt werden, könnte der Glaskörper nach vorne in die vordere Kammer drängen. Dies könnte zu einer Netzhautablösung führen, wenn zwischen dem Glaskörper und der Netzhaut feine Verbindungsstränge bestehen, die bei solch einem Glaskörpervorfall einen Zug auf die Netzhaut ausüben.

Augenärzte in Deutschland wenden in mehr als 80 Prozent der Fälle das relativ neue Verfahren der Phakoemulsifikation an.

Der Operateur muss die Linse von der verbleibenden Kapsel ablösen und den Kern verflüssigen. Er bedient sich dabei einer Ultraschallsonde. Diese Form der Zerkleinerung heißt im Fachbegriff **Phakoemulsifikation** (griech. *phakos = die Linse* und lat. *emulgere = ausmelken*). Der Vorgang benötigt um so mehr Energie, je härter der Linsenkern ist. Die Phakoemulsifikation ist das heute übliche Verfahren, weil sie es möglich macht, den Einschnitt am Hornhautrand so klein zu halten – etwa drei Millimeter –, dass sich die Wunde von selbst abdichtet und deshalb nicht vernäht werden muss. Die Techniken werden laufend verbessert. Wenn der Linsenkern zu hart ist, kann die Phakoemulsifikation schwierig werden. Dann wird die Linse durch Expression (Herausdrücken) oder besondere Zerkleinerungstechniken entfernt.

Mögliche Komplikationen während der Operation

Dank einer sorgfältigen Vorbereitung und der modernen Operationsverfahren gehören Komplikationen heute eher zur Ausnahme.

Ein geschichtlicher Rückblick: Vom Starstechen zur Linsenextraktion – Operationstechniken früher und heute

Schon im Mittelalter hat man den Grauen Star operiert. Damals wurde die Technik des **Starstechens** ausgeübt, bei der die Augenlinse mithilfe einer Nadel nach hinten in den Glaskörperraum gedrückt wurde – ohne Betäubung oder Desinfizierung. Eine für uns heute kaum vorstellbare Vorgehensweise. Auf zahlreichen zeitgenössischen Kunstwerken ist diese Methode dargestellt. In der Tat konnte es nach der Behandlung vorübergehend zu einer Verbesserung des Sehvermögens kommen.

Meist folgten im Laufe der Zeit aber zahlreiche und schwerwiegende Komplikationen, die nicht selten zur Erblindung führten. Neben Infektionen stieg häufig der Augeninnendruck an, und es gab schwere Entzündungen durch zerfallenes Linseneiweiß. Auch **Johann Sebastian Bach** hat sich auf beiden Augen so operieren lassen und von dem Misserfolg nicht mehr erholt.

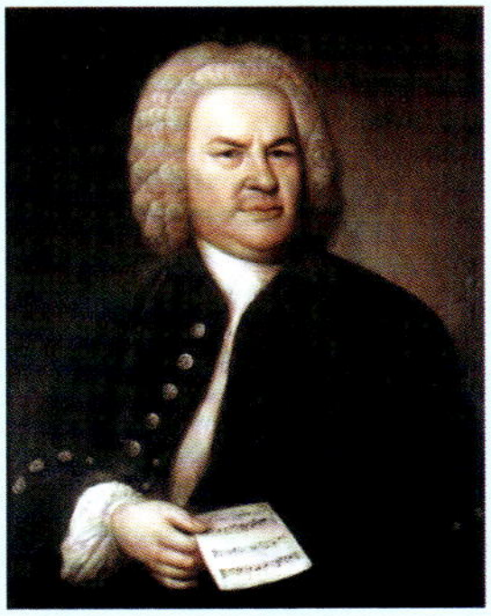

Erst die moderne Technik mit Operationsmikroskopen, feinsten chirurgischen Instrumenten sowie ausgezeichneten Betäubungs-, Sterilisations- und Desinfektionsmöglichkeiten hat die Staroperation, wie wir sie heute kennen, möglich gemacht.

Obwohl die Kataraktoperation in der Regel sehr gut verläuft, können gelegentlich Komplikationen auftreten.

Die schwerste Komplikation, die während des Eingriffs auftreten kann, ist eine starke **Blutung** aus der hinter der Netzhaut liegenden Aderhaut. Sie kann schlimmstenfalls zur Erblindung führen. Glücklicherweise kommt eine derartige Aderhautblutung aber äußerst selten vor. Der plötzliche Druckabfall, der zu Beginn der Operation, wenn das Auge eröffnet wird, auftreten kann, bringt – möglicherweise vorgeschädigte – Blutgefäße zum Einreißen. Die Gefahr einer Aderhautblutung ist bei der modernen Kleinschnitt-Technik sehr gering, weil dabei der Druck im Auge weitgehend konstant gehalten wird.

Eine Blutung außerhalb des Auges in die Augenhöhle kann bei einer Lokalanästhesie, nach dem Einspritzen des Betäubungsmittels, auftreten und den Operationsbeginn verzögern. Mit den neueren Einspritztechniken (s. dazu Seite 97) sind solche Blutungen jedoch kaum mehr zu befürchten.

Kommt es bei der Operation zu einem Riss der Linsenkapsel, ist die Gefahr eines Glaskörpervorfalls gegeben.

Eine andere Schwierigkeit ergibt sich, wenn bei der Eröffnung der vorderen Linsenkapsel die Kapsel einreißt. Eine gerissene Hinterkapsel verliert ihre Stützfunktion, sodass es zu einem **Glaskörpervorfall** kommen kann. Ein vorgefallener Glaskörper muss entfernt werden. Die Entfernung des Glaskörpers nennt man *Vitrektomie*.

Die Zeit nach der Operation

Nach der Operation wird Ihr Auge zunächst für zwei bis drei Tage mit einem Salbenverband abgedeckt. Damit Reizungen schneller abklingen, bekommen Sie Augentropfen, die meist eine Mischung aus **Kortison** zur Heilungsbeschleunigung und einem **Antibiotikum** zum Infektionsschutz enthalten.

Nach einer ambulanten Operation können Sie am gleichen Tag wieder nach Hause gehen. Wird der Eingriff stationär durchgeführt, bleiben Sie etwa ein bis zwei Tage im Krankenhaus. Der Heilungsprozess der Operationswunde dauert sechs Wochen. Am Tag nach der Operation und dann mehrmals innerhalb der folgenden vier Wochen wird der Heilungsverlauf überprüft. Diese Nachbehandlung übernimmt entweder der Operateur oder ein anderer Augenarzt – meist der, der Sie auch in die Klinik eingewiesen hat. Das Schema der Nachbehandlung gibt jedoch, zumindest am Anfang, Ihr Operateur vor. Er wird Ihnen genaue Angaben aufschreiben, die Sie dem betreuenden Augenarzt mitbringen.

ACHTUNG

Die Nachbetreuung ist wichtig, damit möglicherweise auftretende Komplikationen sofort erkannt und behandelt werden können. Wenn bestimmte Symptome wie z. B. Rötung des Auges, Schmerzen oder eingeschränktes Sehvermögen nach der Staroperation bereits gebessert waren und dann wieder stärker werden, sollten Sie unbedingt den Augenarzt aufsuchen (am besten den Arzt, der Sie auch operiert hat, da dieser den Verlauf am besten beurteilen kann).

Empfehlungen für einen raschen und sicheren Heilungsverlauf

Manche Folgebeschwerden treten erst einige Tage oder Wochen nach dem Eingriff auf. Sie sollten also für eine Weile jederzeit einen Augenarzt aufsuchen können. Daher ist es z. B. nicht ratsam, direkt nach einer Staroperation einen Auslandsaufenthalt, bei dem kein Facharzt vor Ort ist, anzutreten. Zu einem zügigen Heilungsprozess können Sie selbst einiges beitragen. Leichte Augenreizungen, die der Eingriff verursacht hat, sind zunächst normal. Damit sie schnell abklingen und es nicht zu einer Infektion oder sonstigen Reizung der Wunde und stärkeren Beschwerden kommt, ist es hilfreich, wenn Sie ein paar Hinweise beachten, die wir hier für Sie zusammengestellt haben.

Wenn es doch zu nachträglichen Beschwerden kommt

Die Staroperation ist ein vergleichsweise risikoarmer Eingriff, dessen Heilung in der Regel rasch und problemlos verläuft. Dennoch gibt es hin und wieder Komplikationen, die nachträglich – wenn

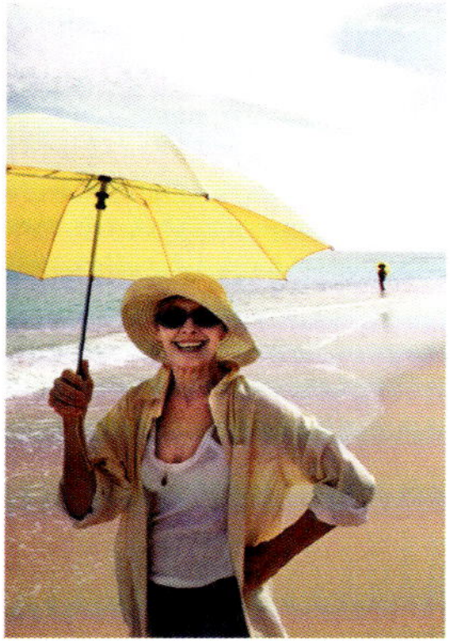

Nicht nur unmittelbar nach der Operation: Schützen Sie Ihre Augen bei hellem Sonnenlicht grundsätzlich mit einer Sonnenbrille.

Darauf sollten Sie nach der Operation achten!

→ Vermeiden Sie in den ersten Wochen, am Auge zu reiben, da sich sonst die Operationswunde öffnen könnte. Gerade anfangs kann dies schwerer fallen, weil das Auge während der Heilung häufiger juckt.

→ Nachts sollten Sie in der ersten Zeit einen leichten Augenverband tragen.

→ Reinigen Sie die Umgebung der Augen und die Lider regelmäßig mit lauwarmem Wasser. Am besten mit einem Waschlappen sanft tupfen. Wasser und Seife darf nicht ans operierte Auge.

→ Nur den Körper duschen, ohne dass der Kopf nass wird, und Baden ist auch in den ersten Tagen kein Problem. Waschen Sie sich Ihre Haare in den ersten drei Wochen allerdings nur vorsichtig und bei nach hinten geneigtem Kopf, damit kein Shampoo ins Auge kommt.

→ In der ersten Woche sollte man mit dem Lesen zurückhaltend sein.

→ Meist ist die Blendempfindlichkeit nach der Operation eine Zeit lang erhöht. Es empfiehlt sich dann, eine Sonnenbrille zu tragen.

→ Wenden Sie die vom Arzt verordneten Medikamente bzw. Augentropfen nach Anweisung an. Keinesfalls sollten Sie die Mittel auf eigene Faust früher absetzen oder die Dosierung verändern.

→ Fragen Sie Ihren Arzt, ob und ab wann körperliche Anstrengungen wie z. B. Sport oder Saunagänge wieder erlaubt sind.

→ Erkundigen Sie sich bei Ihrem Arzt nach der Brillenkorrektur, die nach der Operation erforderlich ist. Diese kann sich einige Zeit nach der Operation noch einmal ändern.

Sie also schon wieder daheim sind – auftreten können. Sie sollten sie kennen, um bei etwaigen Problemen frühzeitig reagieren zu können und den Arzt aufzusuchen.

Leichte Reizungserscheinungen nach der Operation sind normal. Stärkere Beschwerden muss der Arzt abklären.

Nach der Operation wird Ihr Auge ein paar Tage lang gereizt und leicht gerötet sein oder jucken – diese Reaktion ist normal. Entwickelt sich jedoch eine **Entzündung**, die allmählich stärker wird, rötet sich das Auge oder schmerzt es, nachdem es zunächst beschwerde- und reizfrei war, sehen Sie plötzlich schlechter, dann gehen Sie gleich zum Augenarzt. Solche Symptome können Anzeichen einer – zum Glück sehr seltenen – Infektion des Augeninneren, einer *Endophthalmitis*, sein. Sie muss sofort und intensiv mit Antibiotika behandelt werden, um eine Verschlimmerung, die im ungünstigsten Fall zur Erblindung führen kann, aufzuhalten.

Achtung

Gehen Sie unverzüglich zum Arzt, wenn Sie dumpfe Schmerzen in und um das Auge verspüren! Das sind typische Symptome für eine Entzündung des Augeninneren, die sofort behandelt werden muss. Also, nicht noch das Wochenende abwarten!

Reizungen der Regenbogenhaut *(Iritis)* wenige Tage nach der Operation kommen gelegentlich vor. Sie lassen sich mit kortisonhaltigen Augentropfen meist schnell beseitigen. Die Tropfen kann der Arzt auch vorbeugend einige Zeit lang geben.

Ein Nachstar als Spätfolge ist nicht selten. Er behindert die Sicht, ist aber gut zu behandeln.

Eine relativ häufige Komplikation ist die Bildung eines **Nachstars** bei Patienten, die extrakapsulär operiert wurden, d. h. deren Linsenkapsel noch intakt ist. Beim Nachstar handelt sich um Verdichtungen der Linsenkapsel *(Kapselfibrose)* oder um ein feines Häutchen aus Eiweißfasern auf der Kapsel, das von übriggebliebenen Linsenepithelzellen gebildet wird *(regenerativer Nachstar)*. Er führt dazu, dass sich das Sehen nach einer bei jedem unterschiedlich langen beschwerdefreien Zeit wieder verschlechtert. Es können zuweilen ein bis zwei Jahre nach dem Eingriff vergehen, bis sich solche Auflagerungen ausbilden und zeigen.

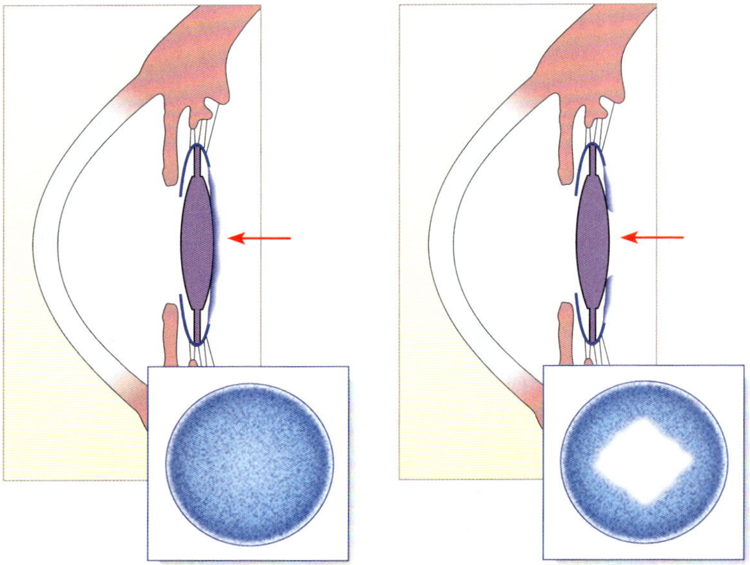

Der Nachstar: Hierbei handelt es sich um Gewebeauflagerungen auf der hinteren Linsenkapsel (links), die sich im Laufe der Zeit bilden können. Mit dem Laser wird die Linsenkapsel eröffnet und die Durchsicht wieder ermöglicht (rechts).

Mithilfe einer Laserbehandlung lässt sich der Nachstar ohne erneute Eröffnung des Auges ambulant und unter Betäubung mit Augentropfen entfernen. Mit einem *YAG-Laser* (die Abkürzung steht für *Y*ttrium-*A*luminium-*G*ranat-Kristalle) wird der zentrale Anteil der hinteren Kapsel eröffnet. Weil als Nebenwirkung der Behandlung der Augendruck kurzfristig und vorübergehend ansteigen kann, muss am nächsten Tag zur Kontrolle eine Augeninnendruckmessung erfolgen.

Derzeit sind die Ärzte bestrebt, den Nachstar nicht nur zu behandeln, sondern ihn möglichst von vornherein zu vermeiden.

Teilweise schon recht erfolgreiche Ansatzpunkte sind dafür das Material und speziell geformte Kanten der Intraokularlinse und verfeinerte Operationstechniken.

Eine weitere Spätfolge können zuweilen **Hornhauttrübungen** sein. Sie treten manchmal sogar erst Jahre nach der Operation noch auf und insbesondere bei den heute selten eingesetzten Vorderkammer- und Iris-gestützten-Linsen, weil diese Linsentypen in der vorderen Augenkammer liegen und dort der Hornhautrückseite nahe kommen oder sie sogar berühren können. Grundsätzlich sind Hornhauttrübungen jedoch auch mit Hinterkammerlinsen nicht auszuschließen.

Selten kann sich innerhalb der drei Monate nach einer Staroperation ein so genanntes zystisches Makulaödem entwickeln. Diese Flüssigkeitsansammlung an der Netzhaut kommt vor allem vor, wenn bei einer Staroperation die gesamte Linse entfernt wird (intrakapsuläre Extraktion). Da diese heute nur noch selten durchgeführt wird, hat auch die Häufigkeit dieser Komplikation abgenommen. Das Ödem behindert das Sehvermögen, geht aber meist in einigen Monaten wieder zurück. Zur Therapie werden Diclofenac oder Kortison eingesetzt.

Durch eine Netzhautschwellung nach der Operation (zystoides Makulaödem, auch Irving-Gass-Syndrom genannt) verschlechtert sich die anfänglich gute Sehschärfe wieder.

Ein sehr ernstes Folgeproblem ist eine **Netzhautablösung**, weil sie zur Erblindung führen kann. Prinzipiell kann sich zu jedem Zeitpunkt nach einer Staroperation die Netzhaut ablösen. Die Wahrscheinlichkeit steigt, wenn es, wie schon auf Seite 103 erwähnt, bei der Operation zu einem Riss in der Linsenkapsel kommt, die dann den Glaskörper nicht mehr abstützen kann. Der vorgefallene Glaskörper kann über bestehende feine Anheftungen ein Loch in die Netzhaut reißen. Dazu muss man jedoch sagen, dass das Risiko dafür insgesamt immer noch sehr gering ist. Eine Netzhautablö-

Die Netzhautablösung ist zwar eine ernste Komplikation, sie kommt aber insgesamt äußerst selten vor.

sung schmerzt nicht. Anzeichen sind das Sehen von Rußflocken, Blitzen, von einem »Mückenschwarm« oder einem dunklen Vorhang, der sich vor das Auge schiebt. Vor allem höhere Kurzsichtigkeit ist hier ein Risikofaktor.

Solche Symptome sollten Sie gleich zum Augenarzt führen. Eine abgelöste Netzhaut muss sofort operativ wieder angelegt werden, sonst droht Erblindung. Im frühen Stadium, also bei geringer Ausdehnung der abgelösten Bereiche, sind die Erfolgsaussichten einer Wiederanlegung sehr gut.

Gehen Sie bei folgenden Symptomen sofort zum Augenarzt

- → Wenn anhaltende Schmerzen auftreten
- → Wenn sich das Auge zunehmend rötet
- → Wenn das Sehvermögen langsam schlechter statt besser wird
- → Wenn sich das Sehvermögen plötzlich verschlechtert
- → Wenn Sie Schatten, Lichtblitze, Rußflocken oder einen »Schwarm großer schwarzer Mücken« sehen
- → Wenn sich Ihr Gesichtsfeld einschränkt, als ob sich ein dunkler Vorhang von oben, von unten oder auch seitlich vor das Auge schiebt.

Die Zukunft verspricht mehr …

Die Forschung arbeitet weiter an noch besseren optischen Korrekturmöglichkeiten …

Die Kataraktoperation hat mit dem Verfahren der Phakoemulsifikation und der Kleinschnitt-Technik inzwischen einen hohen Standard erreicht. Ihre Weiterentwicklung steht dennoch nicht still. Erste Versuche, mit einer Intraokularlinse eine echte Akkomodationsfähigkeit des Auges zu erhalten und damit auf die zusätzliche Lesebrille verzichten zu können, gibt es bereits. Auch neue

Lasertechnologien werden erprobt, um die Linse noch schonender entfernen zu können.

Inwieweit eine erfolgreiche medikamentöse Behandlung in Zukunft möglich sein wird, mit der die Starbildung verzögert oder gar verhindert werden kann, ist noch nicht abzusehen. Entwicklungen in dieser Richtung setzen voraus, dass man die genauen Ursachen der Starbildung kennt. Welche Prozesse für den Altersstar letztlich verantwortlich sind, weiß man jedoch noch nicht.

Auch hieran wird intensiv geforscht. Denn die Möglichkeit einer konservativen Behandlung mit Medikamenten wäre von außerordentlicher Bedeutung – nicht nur für uns, sondern auch für Millionen von Menschen in den Entwicklungsländern. Dort ist der Graue Star auch heute noch die häufigste Erblindungsursache, weil die Mittel zu einer operativen Behandlung vielfach völlig unzureichend sind.

… und sucht nach Möglichkeiten, den Grauen Star mit Medikamenten zu behandeln.

Grüner Star – die »stille« Augenerkrankung

Grüner Star oder Glaukom ist eine Erkrankung, die den Sehnerv schädigt, allmählich das Gesichtsfeld einengt und bis hin zur Erblindung führen kann. Der Augendruck spielt dabei häufig eine wichtige Rolle. In Deutschland gibt es etwa vier Millionen Glaukomgefährdete. Rund eine Million sind bereits erkrankt – viele ohne es zu wissen, denn ein Glaukom entwickelt sich meist ganz unmerklich. Wer regelmäßig die Vorsorgeuntersuchungen wahrnimmt, braucht die Erkrankung nicht zu fürchten. Frühzeitig erkannt, lässt sich ihr Fortschreiten stoppen und das Augenlicht bewahren.

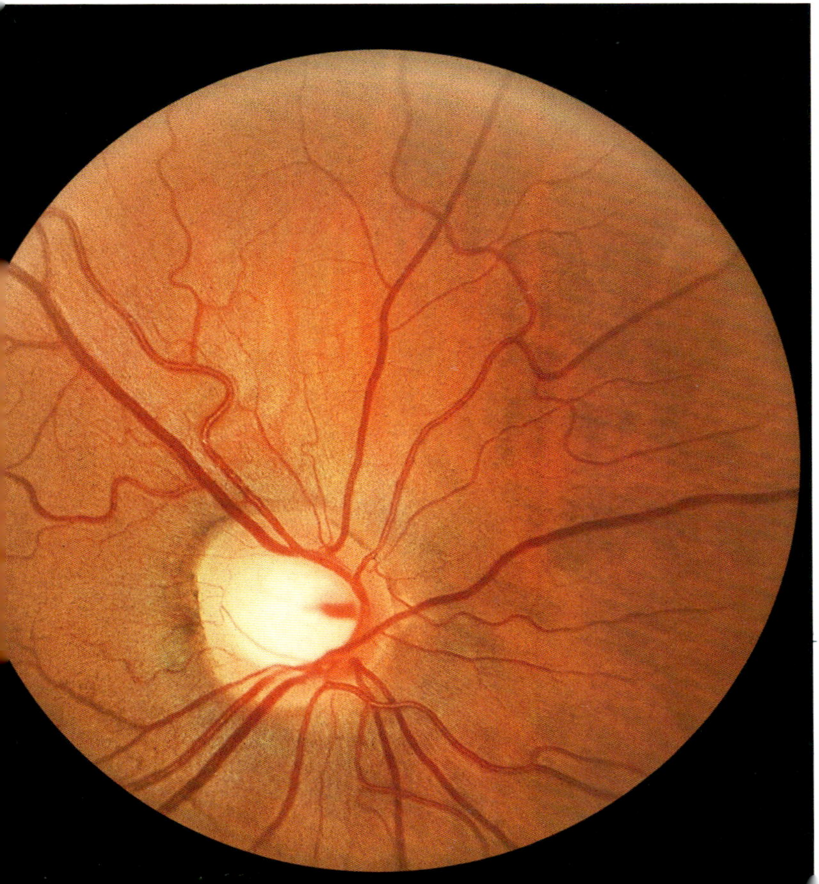

Ein Glaukom entwickelt sich oft schleichend

Ein klassischer Fall

Frau K. ist jetzt 45 Jahre alt und Hausfrau. Vor einigen Jahren hatte sie bemerkt, dass sie nicht mehr so gut sieht, und sie bekam vom Augenarzt eine Lesebrille. Seit einiger Zeit strengt sie das Lesen trotz der Brille jedoch wieder zunehmend an. Sie geht schließlich zu ihrem Augenarzt, um sich stärkere Gläser anpassen zu lassen. In der Praxis erklärt ihr der Arzt, dass er zusätzlich zum Sehtest für eine neue Brille diesmal auch einige andere Untersuchungen durchführen möchte – Routineuntersuchungen auf Glaukom, die in ihrem Alter regelmäßig vorgenommen werden sollten. Er werde ihren Augeninnendruck prüfen, die Größe des Gesichtsfeldes messen und den Augenhintergrund spiegeln, um den Zustand von Netzhaut und Sehnerv zu beurteilen.

Der Arzt empfiehlt Frau K. die Vorsorgeuntersuchungen auf Glaukom.

Die Messung des Augeninnendrucks mit einem Tonometer dauert nicht lange und ist schmerzlos. Sie ergibt einen etwas erhöhten Wert von 23 mmHg. Die anderen Untersuchungen zeigen dagegen keine besonderen Veränderungen, d. h. Augenhintergrund und Sehnerv sehen gesund aus, und das Gesichtsfeld ist nicht eingeschränkt. Trotzdem ist der Arzt nicht ganz zufrieden. Der gemessene Augendruck liegt in einem Grenzbereich, in dem zumindest Verdacht darauf besteht, dass sich im Laufe der Zeit ein Grüner Star entwickeln kann. Frau K. ist beunruhigt, denn sie hatte bisher weder Schmerzen noch irgendein »Druckgefühl« im Auge verspürt.

Frau K. ist von dem Ergebnis der Untersuchung überrascht und verunsichert, doch der Arzt kann sie beruhigen.

Der Arzt beruhigt Frau K. und versichert ihr, dass er bisher keine Schäden an ihren Augen festgestellt hat. Da aber eine einzelne Druckmessung noch nicht viel besagt, bittet er sie in den nächsten Tagen für weitere Messungen wieder zu kommen.

Danach erst kann er entscheiden, in welchem Abstand die nächste Kontrolluntersuchung stattfinden soll. Falls sich dann herausstellt, dass tatsächlich ein beginnendes Glaukom bei ihr vorliegt, erklärt der Arzt weiter, sei es in diesem Stadium mit Augentropfen sehr gut behandelbar.

Je früher ein Glaukom erkannt wird, desto besser lässt es sich behandeln.

Das Beispiel von Frau K. schildert eine ganz typische Situation, in der sich sehr viele Glaukompatienten wiedererkennen können: Sie kommen wegen einer neuen Brille zum Augenarzt, der dann bei einer zusätzlichen Routineuntersuchung ganz zur Überraschung des Betroffenen einen erhöhten Augeninnendruck feststellt – oft ein erster **Hinweis auf ein Glaukom**. Allerdings gibt es auch immer wieder Patienten, bei denen der gemessene Wert des Augeninnendrucks nicht auffällig ist, aber das Aussehen von Sehnerv und Papille (Austrittsstelle des Nervs, s. Seite 34) den Arzt zu weiteren Kontrollen veranlasst.

Typisch sind diese Situationen, weil die meisten Erkrankten unter einem **chronischen Offenwinkelglaukom** leiden. Diese bei weitem häufigste Form des Grünen Stars entwickelt sich langsam über viele Jahre hinweg. Das Tückische daran ist, dass man selbst die ersten Anzeichen dieses Prozesses nicht bemerkt. Gerade weil ein Glaukom im Frühstadium in der Regel keine Beschwerden macht, ist es eine ernst zu nehmende Erkrankung. Die schleichende Entwicklung, der langsam und nahezu unbemerkt fortschreitende Verlust des Sehvermögens machen das chronische Offenwinkelglaukom zu einer der häufigsten, gleichzeitig aber auch vermeidbaren Erblindungsursachen: In Deutschland sind rund 20 Prozent aller Erblindungen auf ein Glaukom zurückzuführen.

Etwa 90 Prozent der Patienten leiden an einem chronischen Offenwinkelglaukom.

Verschiedene Ursachen – eine Wirkung

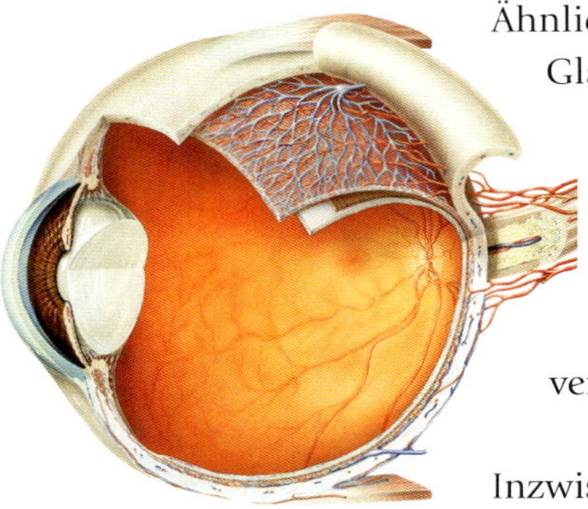

Der Sehnerv: Er wird bei allen Glaukomerkrankungen geschädigt – unabhängig von der Ursache.

→ mehr zu den unterschiedlichen Glaukomformen und -ursachen ab Seite 130

Ähnlich wie bei Grauem Star versteckt sich hinter dem Begriff Glaukom oder Grünem Star, wie Sie nun bereits ahnen, nicht eine einzelne, sondern eine ganze Gruppe von Erkrankungen, die aber eines gemeinsam haben: Sie alle **schädigen den Sehnerv** und bringen damit das Augenlicht in Gefahr. Seit vielen Jahren wird angenommen, dass eine Erhöhung des Augeninnendrucks die Ursache der Sehnervenschädigung ist, und das ist häufig auch der Fall.

Ein Glaukom wird wahrscheinlich von vielen Faktoren begünstigt.

Inzwischen schenkt man jedoch mehr und mehr auch anderen Faktoren Beachtung. So gibt es Menschen, bei denen der Augendruck zwar im Normbereich liegt, die aber dennoch typische Glaukomschäden am Sehnerv entwickeln. Der eigentlich »normale« Augendruck ist für diese Patienten also individuell zu hoch. In neuerer Zeit wird diskutiert, inwiefern **Durchblutungsstörungen** des Sehnervs und der Netzhaut eine Rolle bei der Entwicklung eines Glaukoms spielen und daher Gefäßerkrankungen wie *Arteriosklerose* und zu hoher wie auch zu niedriger Blutdruck von Bedeutung sind. Man geht heute immer mehr davon aus, dass die Entwicklung eines Grünen Stars nicht nur auf den erhöhten Augendruck zurückzuführen ist, sondern auch andere Ursachen hat, demnach ein »multifaktorielles« Geschehen ist. Weil Gefäß- und Kreislauferkrankungen in diesem Zusammenhang auch die Therapie des Glaukoms beeinflussen, wird intensiv an diesem Thema geforscht.

Chronischer Grüner Star schmerzt nicht und bereitet auch sonst lange Zeit – manchmal über Jahre hinweg – keine erkennbaren Beschwerden.

Im Gegensatz zum Grauen Star, bei dem die Sicht mit der Zeit spürbar schlechter wird, ist eine »Selbstdiagnose« bei **chronischem Grünen Star** aufgrund der häufig fehlenden Symptome nicht möglich. Grüner Star schmerzt nicht, Sehschärfe und Lesefähigkeit sind zunächst nicht beeinträchtigt, und man kann auch nicht ertasten, ob sich der Augapfel durch den erhöhten Augendruck etwa »härter« anfühlt.

Erst spät, wenn die Erkrankung schon weiter fortgeschritten und der Sehnerv bereits geschädigt ist, treten auch beim Grünen Star erkennbare Symptome auf. Schlimm ist es, wenn der Betroffene erst in diesem Stadium zum Arzt kommt, denn die Schäden am Sehnerv sind nicht wieder rückgängig zu machen. Kann ein Glaukom dagegen in einem ganz frühen Stadium diagnostiziert werden, sind die Behandlungschancen sehr gut. **Die Frühdiagnose des Glaukoms ist die sicherste »Therapie«.**

Wenn von Anfang an behandelt wird, muss es nicht zu Augenschäden kommen.

Etwas anders ist die Situation beim selteneren **Engwinkelglaukom**. Diese Form des Grünen Stars kann im Gegensatz zum chronischen Offenwinkelglaukom sehr wohl deutliche Beschwerden hervorrufen wie Kopf- und Augenschmerzen, Sehstörungen oder das Sehen von farbigen Ringen um Lichtquellen. Die extreme Sonderform des Engwinkelglaukoms – der **akute Glaukomanfall** – ruft so heftige Kopfschmerzen hervor, dass der Betroffene in aller Regel von sich aus sofort zum Arzt geht. In dem Fall erweisen sich die starken Schmerzen als »Glück im Unglück«, denn ein Glaukomanfall muss sofort ärztlich behandelt werden, da sonst binnen kurzer Zeit die Erblindung eintreten kann.

Die Früherkennung – der beste Augenschutz

Anders als beim Grauen Star, bei dem das Sehvermögen mit einer Operation fast völlig wiederhergestellt werden kann, ist dies beim Glaukom nicht möglich. Die Erkrankung muss in ihren Anfängen behandelt werden, möglichst noch bevor es zu einem Sehverlust kommt. Die Aussichten sind umso besser, je früher die Therapie

Achtung

Lassen Sie Ihre Augen regelmäßig kontrollieren! Grüner Star entwickelt sich schleichend und unmerklich. Gerade die Früherkennung ist ein wichtiger Beitrag zur Behandlung, denn je früher die Therapie einsetzt, umso leichter lassen sich Schäden vom Auge abwenden.

einsetzt: Ziel ist es, den Augendruck dauerhaft mit Medikamenten oder einer Operation zu senken. Dann stehen die Chancen sehr gut, dass mit der Behandlung ein weiteres Fortschreiten der Erkrankung aufgehalten wird und das Sehvermögen erhalten bleibt.

Fortschreiten bedeutet Gesichtsfeldverlust

Als Gesichtsfeld bezeichnet man den Teil des Raumes, den man sieht, ohne Kopf und Augen zu bewegen.

Normalerweise beträgt das Gesichtsfeld fast 180 Grad, entspricht also in etwa einem Halbkreis. Beim Glaukom wird es zunehmend enger.

Bleibt ein chronisches Glaukom unerkannt und wird nicht behandelt, kommt es zu einer langsamen und über Jahre hinweg fortschreitenden Schädigung des Sehnervs. Als Folge davon tritt ein ebenso allmählich zunehmender Sehverlust ein, der das Gesichtsfeld einschränkt. Die wachsenden Einbußen kommen vom äußeren Rand her. Man bemerkt sie zunächst kaum, weil das zentrale scharfe Sehen häufig lange unbeeinträchtigt bleibt. Es ist, als ob man Scheuklappen aufgesetzt hätte, die einen Teil der Umgebung verdecken. Die frühesten Veränderungen treten in der Nachbarschaft des blinden Flecks auf. Der blinde Fleck ist der natürliche Gesichtsfeldausfall, der durch das Fehlen von Sehzellen an der Papille, d. h. an der Austrittstelle des Sehnervs hervorgerufen wird. Einen solchen umschriebenen Gesichtsfeldausfall nennt der Arzt *Skotom*. Zusätzliche Skotome geringer Größe sind genauso wenig wahrnehmbar wie der blinde Fleck selbst. Kleinere Lücken kann das Gehirn einfach ausgleichen. Nach und nach wird der Ausfall jedoch immer größer und die Einengung des Gesichtsfeldes auch von außen immer stärker, bis im Endstadium meist nur noch ein schläfenwärts gelegener Gesichtsfeldrest übrig bleibt (s. Abb. Seite 117).

Mögliche Risikofaktoren und Auslöser

Ein Glaukom kann grundsätzlich bei jedem Menschen in jedem Lebensalter auftreten. Wie hoch das persönliche Risiko ist, ein

a)

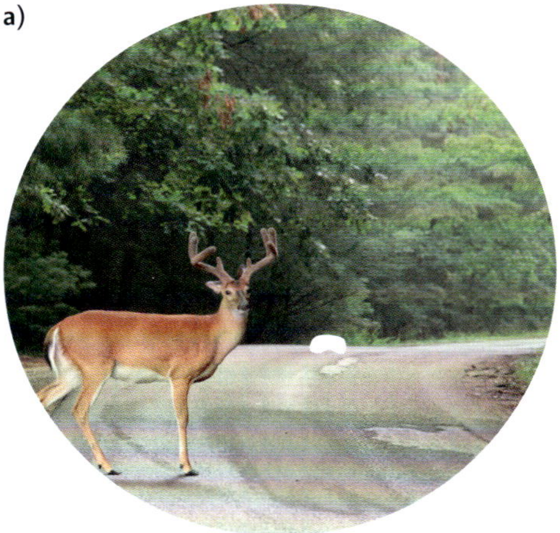

Eingeschränkte Sicht: Schreitet ein chronisches Glaukom weiter fort, wird das Gesichtsfeld zunehmend kleiner. Das Tückische daran: man selbst bemerkt diese Entwicklung lange Zeit nicht.

Im ersten Bild sehen Sie das normal große Gesichtsfeld eines Gesunden. Der hier dargestellte blinde Fleck, etwa in der Bildmitte, ist in Wirklichkeit, genau wie eine anfängliche Gesichtsfeldverengung, nicht wahrnehmbar.

b)

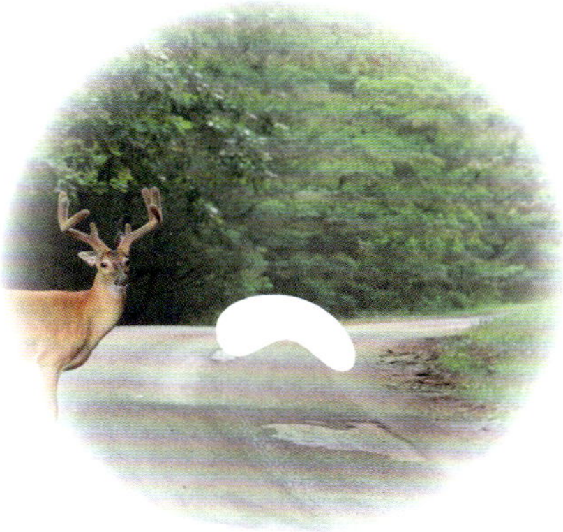

Die beiden nachfolgenden Bilder zeigen, was bei fortschreitendem Glaukom passiert: Vor allem von der schläfenwärts gelegenen Seite engt sich der Blick zunehmend ein und auch im zentralen Bereich, in der Nähe des blinden Flecks, kommt es zu Ausfällen, bis – bei schwerem Glaukom – nur noch ein kleiner Ausschnitt des früheren Bildes erkennbar ist (Bild unten).

c)

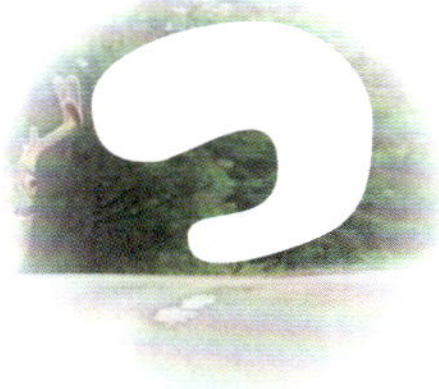

Gerade im Straßenverkehr birgt diese schleichende Entwicklung Gefahren. Übersieht beispielsweise ein Autofahrer den Hirsch links im Bild, weil er sich gerade durch den Bereich seines Gesichtsfeldausfalls bewegt, kann es zu einem folgenschweren Unfall kommen.

Zu viel Lesen, Lesen bei schlechtem Licht oder das Tragen von Kontaktlinsen sind entgegen landläufiger Meinung keine Ursache für Grünen Star.

Glaukom zu bekommen, hängt von zahlreichen Faktoren ab. Was landläufig häufig als Ursache angeführt wird, etwa die Lebensweise, bestimmte Ernährungsgewohnheiten, das Lesen bei schlechter Beleuchtung oder Kontaktlinsen, übt nach heutigem Wissen keinen Einfluss auf die Entstehung eines Grünen Stars aus.

Ganz allgemein erhöht sich das Risiko, ein Glaukom zu entwickeln, mit zunehmendem **Lebensalter**. Für das chronische Offenwinkelglaukom nimmt es vor allem nach dem 40. Lebensjahr kontinuierlich zu: Ein 80-Jähriger ist rund achtmal stärker gefährdet als ein 40-Jähriger. Nach neueren Schätzungen ist in Deutschland rund eine Million der über 30-Jährigen an einem Glaukom erkrankt. Man muss davon ausgehen, dass sogar rund drei Millionen an einer Vorstufe leiden, ohne es zu wissen.

Nicht der Grüne Star an sich wird vererbt, sondern die biologische Bereitschaft, daran zu erkranken.

Eine Rolle spielt auch die **Vererbbarkeit**. Besonders wenn die Eltern oder Geschwister bereits betroffen sind, muss man mit einem höheren Erkrankungsrisiko rechnen. Das chronische Offenwinkelglaukom tritt dann häufig schon deutlich vor dem 40. Lebensjahr auf. Wer einen Familienangehörigen mit Glaukom hat, der sollte deshalb bereits wesentlich früher als üblicherweise empfohlen – möglichst schon vor dem 35. Lebensjahr – die Vorsorgeuntersuchungen regelmäßig wahrnehmen.

Verschiedene **Allgemeinerkrankungen** können ein Glaukom nach sich ziehen: Bei Zuckerkranken etwa ist das Risiko für ein Glaukom dreimal höher als bei Gesunden. Gefäßerkrankungen wie Arteriosklerose können den Grünen Star fördern, wenn es dabei auch zu Durchblutungsstörungen im Sehnerv kommt. Stark Kurzsichtige erkranken häufiger an einem Offenwinkelglaukom als Normalsichtige. Stärker Weitsichtige entwickeln dagegen eher ein Engwinkelglaukom.

Wer hat ein erhöhtes Glaukomrisiko?

- → Nahe Blutsverwandte von Glaukomkranken
- → Wer in höherem Alter – 70 und darüber – ist
- → Stärker Weitsichtige (erhöhtes Risiko für Engwinkelglaukom, s. Seite 132)
- → Stärker Kurzsichtige ab –5,0 Dioptrien Glasstärke (chronisches Offenwinkelglaukom)
- → Zuckerkranke (Diabetes mellitus)
- → Wer mit Kortison behandelt wird
- → Wer eine Augenverletzung oder eine Entzündung des Augeninneren hatte (sekundäre Glaukome, s. Seite 139)
- → Wer ein Kapselhäutchen hat (Pseudoexfoliation, s. Seite 141)
- → Wer eine niedrige Hornhautdicke hat (s. Seite 21)
- → Wer einen deutlich erniedrigten Blutdruck hat

Wer bestimmte **Medikamente** einnehmen muss, kann ebenfalls stärker glaukomgefährdet sein. So kann eine Behandlung mit Kortison, etwa wegen einer Allergie oder bei chronischem Gelenkrheuma, je nach Dosierung bereits nach drei bis vier Wochen zu einer Druckerhöhung im Auge führen. Kortisonhaltige Augentropfen oder Augensalben, also die örtliche Anwendung des Arzneimittels direkt am Auge, scheinen dabei sogar noch eher ein Glaukom auslösen zu können als die Einnahme von Tabletten. Dabei gibt es Patienten, die besonders früh auf eine Kortisonbehandlung mit Drucksteigerung reagieren, so genannte »Responder«. Anfänglich sinkt der Druck wieder, sobald das Medikament abgesetzt wird. Deshalb sollte zu einer Kortisonbehandlung unter Umständen auch der Augenarzt hinzugezogen werden, der dann den Augeninnendruck regelmäßig kontrollieren kann.

Kortison kann unabhängig von der Darreichungsform unter Umständen ein Glaukom auslösen.

Fazit: Wenn Sie über 40 Jahre alt sind oder einer der anderen eben erwähnten Risikogruppen angehören, sind die regelmäßigen Augenuntersuchungen zur Glaukomfrüherkennung für Sie besonders wichtig. Die Kosten für die Früherkennungsuntersuchungen werden von den Krankenkassen bisher zwar nicht übernommen, der zu zahlende Eigenanteil ist aber gering. Besteht Verdacht auf ein Glaukom, dann sind alle Untersuchungen, Behandlungen und Verlaufskontrollen Kassenleistungen und werden bezahlt.

Wie oft zur Vorsorgeuntersuchung auf Grünen Star?

Einmal jährlich

- → Wenn sie über 65 Jahre alt sind
- → Wenn in Ihrer Familie bereits Grüner Star aufgetreten ist, dann schon ab dem 35. Lebensjahr
- → Wenn Sie an Diabetes erkrankt sind
- → Wenn Sie eine schwere Verletzung oder Entzündung des Auges hatten

Alle zwei Jahre

- → Wenn Sie zwischen 40 und 65 Jahre alt sind und keiner der nebenstehenden Punkte auf Sie zutrifft

Spielt eine wichtige Rolle: der Augeninnendruck

Das Auge braucht einen gewissen Innendruck, damit es nicht wie ein schlecht gefüllter Ballon in sich zusammenfällt. Der Glaskörper und der richtige Augeninnendruck sind also wesentlich für die kugelige Form des Augapfels.

Was ist normal, was ist erhöht?

Man kann den Augeninnendruck auf einfache Weise mit einem so genannten **Tonometer** messen. Er wird in der Maßeinheit **mmHg** (= Millimeter Quecksilbersäule) angegeben (mehr dazu ab Seite 144). In der Regel sieht der Arzt Druckwerte zwischen **10 und 21 mmHg** als normal an, weil sie erfahrungsgemäß auch über lange Zeit hinweg nicht zu einer Schädigung führen.

Werte zwischen 10 und 21 mmHg liegen im normalen Schwankungsbereich.

Ähnlich wie der Blutdruck ist der Augeninnendruck jedoch bei jedem Menschen auch individuellen Schwankungen unterworfen. Über den Tag verteilt kann er mal höher und mal niedriger sein, ohne dass es dem Auge etwas ausmacht. Oberhalb bestimmter Werte werden solche Druckschwankungen jedoch schädlich. Grundsätzlich kann nicht nur ein zu hoher Augeninnendruck (medizinisch: *Hypertonie*), wie er beim Glaukom vorkommt, sondern auch ein zu niedriger Druck *(Hypotonie)* zu Augenschäden führen.

Bei den meisten Menschen ist der Augeninnendruck morgens etwas höher als abends. Zu den verschiedenen Tageszeiten kann er bis zu vier mmHg schwanken. Zudem steigt der durchschnittliche Augeninnendruck im Laufe eines Lebens auch an. Ältere Menschen haben häufig höhere Werte als jüngere: So kann ein Augen-

Oft ist der Augeninnendruck in den Morgenstunden etwas höher.

druck von 21 mmHg bei einem 70-Jährigen durchaus noch im Normbereich liegen, während derselbe Wert bei einem 20-Jährigen schon auffällig wäre. Im Allgemeinen sind **Werte über 21 mmHg** zunächst glaukomverdächtig.

Die Schwankungen des Augeninnendrucks und seine Bedeutung sind von Mensch zu Mensch unterschiedlich.

Weil aber auch die Reaktionen auf eine Veränderung des Augeninnendrucks individuell verschieden sind, ist es für den Arzt nicht immer einfach zu beurteilen, ob ein bestimmter Augeninnendruck bei einem Patienten noch im Normbereich liegt oder bereits krankhaft erhöht ist, ob also ein Glaukom vorliegt oder nicht: Während beim einen eine leichte Erhöhung mit Werten von 23 und 24 mmHg durchaus auch über einen längeren Zeitraum keine nachweisbaren schädlichen Folgen hat, gibt es andere Patienten, die sogar niedrige Werte unter 21 mmHg nicht vertragen (s. Seite 139).

Zuweilen ist es nicht leicht festzustellen, ob eine Druckerhöhung bereits krankhaft ist oder nicht.

Aber dies ist bei vielen anderen Untersuchungsbefunden, die auf körperlichen Messwerten basieren, ja genauso. Auch beim Blutdruck, beim Blutzucker oder bei den Cholesterinwerten gibt es eine bestimmte Spanne, innerhalb derer die Messwerte nicht immer eindeutig als gesund oder krankhaft eingestuft werden können, sondern von Mensch zu Mensch eine andere Bedeutung haben können. Der Arzt wird sich bei der Diagnose deshalb nie auf nur einen einzigen Untersuchungsbefund stützen. Aus diesem Grund umfassen die Untersuchungen bei Glaukomverdacht immer mehrere Stationen: neben der **Augeninnendruckmessung** auch die **Messung des Gesichtsfeldes** und die **Spiegelung des Augenhintergrunds**, auf die wir ab Seite 150 genauer eingehen. In neuester Zeit wird bei Glaukomverdacht z. B. noch eine Untersuchung mit dem Heidelberger Retina-Tomographen angeschlossen, die ein sehr genaues Bild über Papille und den Funktionszustand der Nervenfasern abgibt. Diese Methode ist auch für eine Verlaufs-

Achtung

Eine reine Augeninnendruckmessung, ohne weitere ärztliche Untersuchung, reicht zur Glaukomvorsorge nicht aus. Hier hilft nur die Beobachtung.

kontrolle sehr geeignet. Außerdem müssen zusätzlich auch andere Faktoren, die die Glaukomgefahr erhöhen können, mit berücksichtigt werden, z. B. die persönliche Risikosituation (s. Seite 119), die Höhe des Blutdrucks oder bestehende Gefäßerkrankungen wie etwa eine Arteriosklerose.

Gesundes Gleichgewicht – die Kammerwasserzirkulation

Wie entsteht nun eigentlich der Augeninnendruck? Maßgeblich bestimmt das Kammerwasser in der vorderen und hinteren Augenkammer den Druck im Auge. Weil das nährstoffhaltige Kammerwasser auch für die Versorgung von Augenlinse und Hornhaut eine wichtige Rolle spielt, wird es vom Ziliarkörper fortwährend neu gebildet. Gleichzeitig fließt »verbrauchtes« Kammerwasser im so genannten Kammerwinkel ab. Im gesunden Auge herrscht dadurch immer ein Gleichgewicht zwischen Zufluss und Abfluss des Kammerwassers, d. h. es fließt immer so viel Flüssigkeit ab, wie auch neu gebildet wird.

Für die Zufuhr von neuer, frischer Flüssigkeit sorgt der *Ziliarkörper* in der hinteren Augenkammer (s. Abb. S. 124). Um in die vordere Kammer zu gelangen, strömt das Kammerwasser an der Linse vorbei durch die Pupille. Dabei muss, wie in einem Flaschenhals, ein gewisser Widerstand überwunden werden, weil die Iris mit ihrem Pupillarrand an dieser Stelle der Linse aufliegt und den Durchflussweg verengt. Es muss also erst ein entsprechender Flüssigkeitsdruck aufgebaut werden, damit sich die Iris etwas von der Linse hebt und das Kammerwasser vorbeiströmen kann.

In der Vorderkammer fließt schließlich das Kammerwasser an der Innenseite der Hornhaut abwärts und an der Vorderseite der Regenbogenhaut wieder hinauf. Der Motor für diesen kreisförmigen

INFO

Der Heidelberger Retina-Tomograph arbeitet mit einem Laser-Scanning System. »Scannen« bedeutet das berührungsfreie Abtasten eines Objektes (hier der Papille) mit speziellen Aufnahmetechniken. Das berührungsfreie Abtasten hat auch den Vorteil, dass das Auge hierfür nicht mit Tropfen betäubt werden muss.

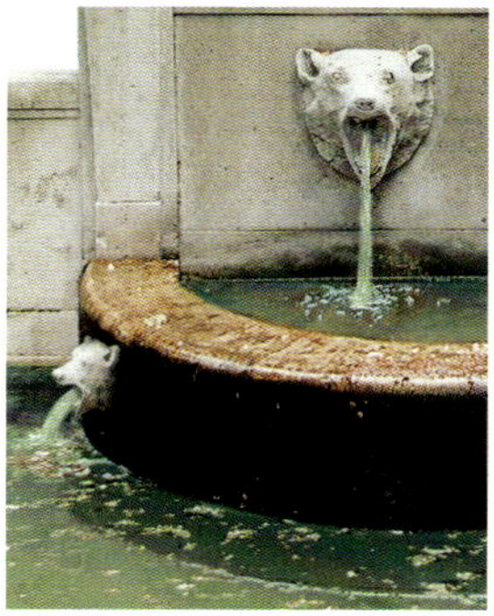

Ähnlich wie bei einem Brunnen halten sich normalerweise Zu- und Ablauf des Kammerwassers im Auge die Waage.

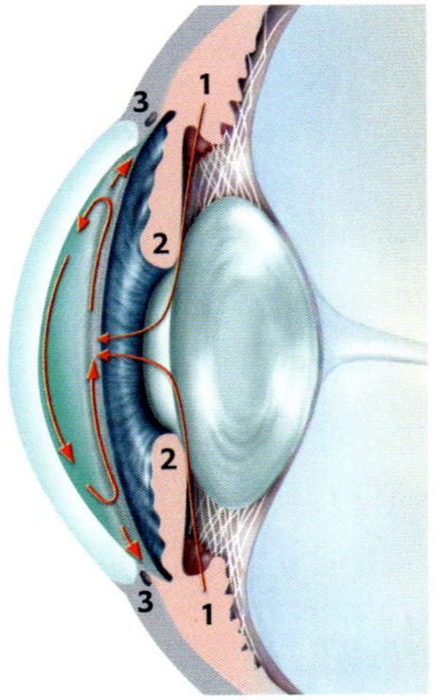

Im Gleichgewicht:
Der richtige Augeninnendruck entsteht durch ein ausgewogenes Zusammenspiel von Bildung und Abfluss des Kammerwassers. Es wird vom **Ziliarkörper** (1) in der hinteren Augenkammer fortwährend produziert und fließt von hier am Pupillarrand der Iris (2) vorbei durch die Pupille in die vordere Augenkammer. Dort zirkuliert es zunächst mehrfach, bevor es im Kammerwinkel (3) wieder abläuft.

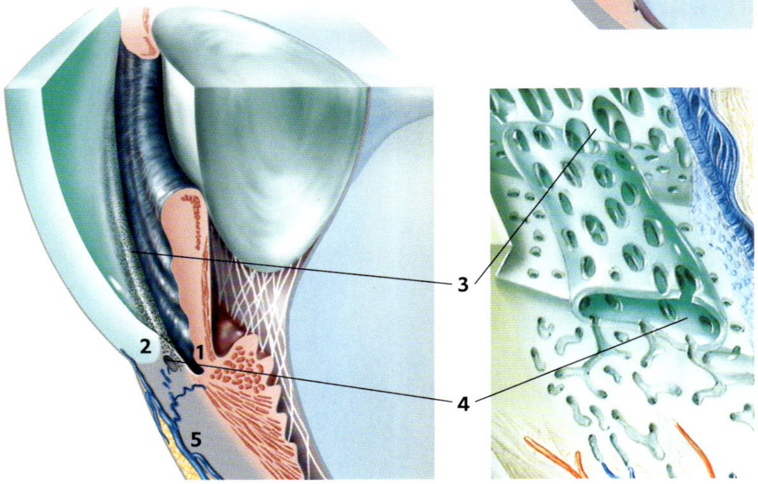

Der Kammerwinkel unter der Lupe
Links: In diesem Spalt zwischen Regenbogenhaut (1) und Hornhaut (2) befindet sich ein besonderes, schwammartiges Gewebe – das **Trabekelwerk** (3). Durch seine Poren fließt das Kammerwasser ab und wird im so genannten Schlemmkanal (4) gesammelt. Von hier gelangt es über Venen (5) in den allgemeinen Blutkreislauf. Das **rechte Bild** zeigt noch deutlicher die Poren im Gewebe des Trabekelwerks und des Schlemmkanals.

Strom sind minimale Temperaturunterschiede in den Geweben der Augenkammer, die das Kammerwasser erwärmen oder abkühlen. Wie im Meer steigen warme Strömungen nach oben und kalte sinken ab. Das Kammerwasser macht so zuerst einen mehrfachen Kreislauf durch und zirkuliert in der vorderen Augenkammer, bevor es im Kammerwinkel über spezielle Poren abläuft. Diese Abflussporen werden von einer netzartigen Gewebestruktur gebildet, die ähnlich einem Schwamm aus vielen elastischen Bälkchen besteht und daher Balkenwerk oder *Trabekelwerk* genannt wird (*Trabekel* bedeutet so viel wie »Bälkchen«). Durch die Maschen des Trabekelwerkes wird die Flüssigkeit in dem dahinter liegenden *Schlemmkanal* gesammelt und von dort in feine Blutgefäße abgeleitet (s. Abb. Seite 124).

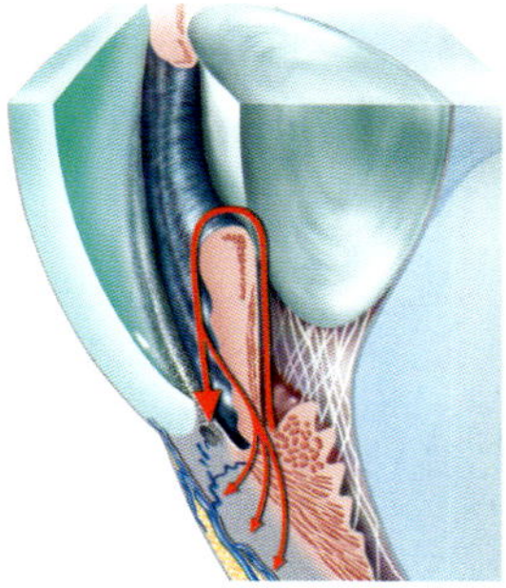

Ein Teil des Kammerwassers fließt über den uveoskleralen Weg ab: Er führt durch die Regenbogenhaut und den Ziliarkörper (= Uvea) zu Gefäßen, die zwischen der Aderhaut sowie der Lederhaut (= Sklera) liegen.

Etwa 15 Prozent des abfließenden Kammerwassers können noch einen anderen Weg nehmen: Sie werden zunächst von der Regenbogenhaut aufgesogen und fließen dann durch Spalten des Ziliarkörpers in den venösen Blutkreislauf zwischen Aderhaut und Lederhaut ab (*uveoskleraler* Abfluss). Inwieweit der uveosklerale Abfluss auch eine Rolle im Krankheitsgeschehen bei Glaukom spielt, ist noch nicht genauer bekannt.

Gestörtes Gleichgewicht – der Abfluss des Kammerwassers ist behindert

Zum Glaukom kommt es meist dann, wenn das Abfluss-System im Kammerwinkel aus irgendeinem Grund nicht richtig durchlässig ist und dadurch ein erhöhter Abflusswiderstand im Auge herrscht. Der Ablauf des Kammerwassers ist dann vermindert oder ganz blockiert. Die Flüssigkeit kann in diesem Fall aber nicht ausreichend an einer anderen Stelle abfließen wie bei einem verstopften Brunnen, der einfach überläuft. Vielmehr staut sich die

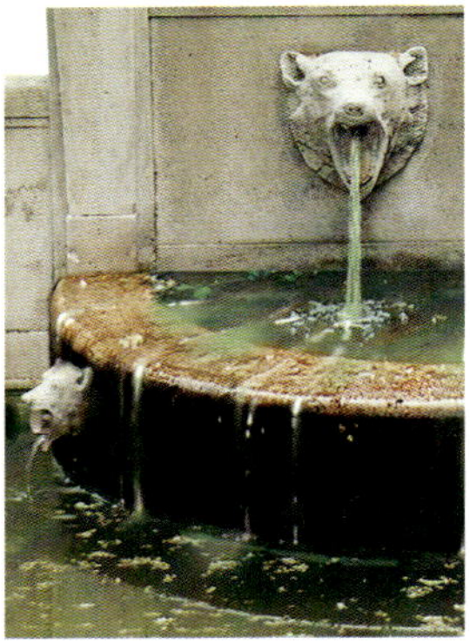

Überlauf:
Während bei einem Brunnen überschüssige Flüssigkeit einfach überlaufen kann, geht dies im Auge nicht. Es kommt zu einem Flüssigkeitsstau und zur Druckerhöhung.

Flüssigkeit, sodass als Folge der Augeninnendruck steigt. Der Arzt spricht dann von einem erhöhten *intraokulären Druck* oder kurz von einem erhöhten *IOD* (s. Abb. Seite 127).

Die Ursachen für eine solche Abflussbehinderung sind verschieden: Beim chronischen Offenwinkelglaukom liegt sie in den **Abflusswegen des Trabekelwerks** selbst. Man kann sich das so vorstellen wie beim Abfluss des Regenwassers vom Dach, wenn Laub und Zweige das Fallrohr verstopfen. Die Behinderung kann auch weiter vorne liegen: Ist bereits die Dachrinne verstopft, gelangt das Wasser erst gar nicht zum Abfluss. Dies wäre der Fall beim Engwinkelglaukom (s. Seite 132): Hier ist der **Kammerwinkel zu eng** und dadurch der Zugang zu den Abflusskanälchen im Trabekelwerk behindert. Als dritte Möglichkeit kann die Kammerwasserproduktion zu hoch sein, sodass der normale Abfluss nicht nachkommt und daraufhin der Augendruck zunimmt. Man bezeichnet dies als *Hypersekretionsglaukom*. Dieser Fall ist aber selten nachweisbar und wird auch nicht allgemein als eigenständige Ursache für Grünen Star anerkannt.

Die Folgen eines zu hohen Drucks: schlechte Durchblutung des Sehnervs

Vermittlerrolle:
Der Glaskörper verteilt die Druckerhöhung gleichmäßig über den Augapfel.

Der Druck, der in der vorderen Augenkammer durch das Kammerwasser entsteht, wird vom Glaskörper an das übrige Auge weitergegeben. Obwohl er einen so großen Platz im Auge einnimmt, besitzt der Glaskörper selbst – nach den bisherigen Erkenntnissen – keine wesentliche ursächliche Bedeutung für den Augeninnendruck. Als Druckvermittler leitet er jedoch jede Veränderung, also Erhöhung oder Verminderung des Drucks, gleichmäßig weiter. Druckbedingte Schäden könnten deshalb prinzipiell an vielen Stellen im Auge auftreten. Hauptangriffsziel sind jedoch die **Sehnervenfasern an der Papille**.

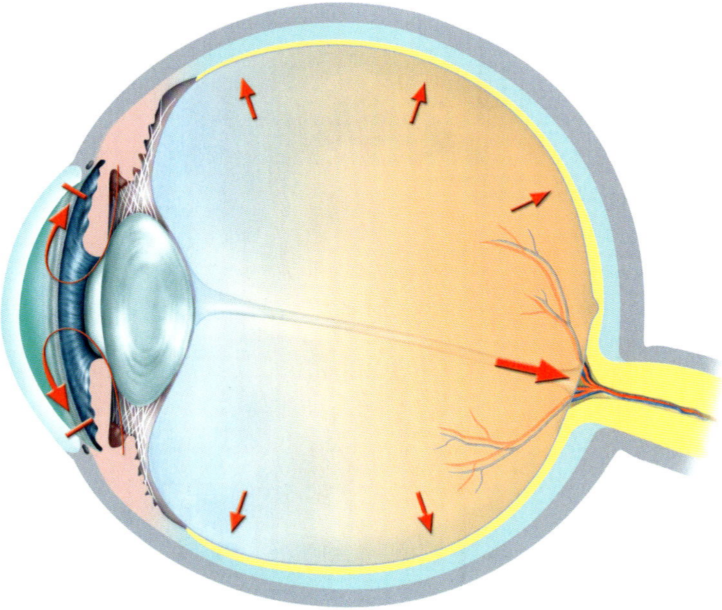

Gestörtes Gleichgewicht: Beim Glaukom kann das Kammerwasser im Kammerwinkel nicht in ausreichender Menge abfließen. Es staut sich und führt zu einer Druckerhöhung, die über den Glaskörper im Auge verteilt wird.

Die Sehnervenscheibe ist besonders empfindlich, weil die Nervenbahnen der Netzhaut, bevor sie aus dem Auge austreten und sich zum Sehnerv vereinigen, an dieser Stelle ihre Richtung ändern und um etwa 90 Grad abknicken müssen. Dies macht sie anfällig für äußere Störungen, zum einen für den erhöhten mechanischen Druck, zum anderen für Durchblutungs- und damit Ernährungsstörungen. Denn der erhöhte Augeninnendruck wirkt sich auch ungünstig auf den Blutfluss in den Netzhautgefäßen aus. Können sie dem Augeninnendruck nicht genügend Widerstand entgegenhalten, werden sie zusammengepresst, sodass der Blutfluss abnimmt.

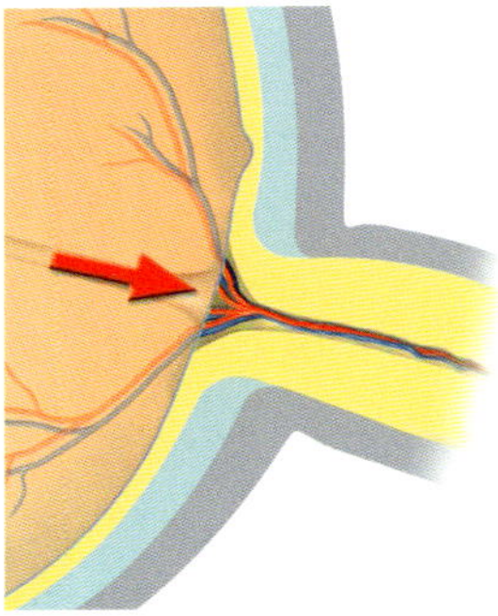

Vor allem der Sehnerv wird durch den erhöhten Druck auf Dauer in Mitleidenschaft gezogen: Es kommt zu Durchblutungsstörungen und Druckschäden.

Wann es zu einer Schädigung kommt, wird demnach beeinflusst durch die Widerstandskraft der Nervenfasern, die bei jedem Menschen individuell unterschiedlich sein kann, und auch vom Blutdruck in den Gefäßen des Sehnervs und der Netzhaut, der nicht zu niedrig sein darf. Eine plötzliche starke Erniedrigung des Blutdrucks kann sich deshalb unter Umständen ebenfalls ungünstig auf die Durchblutung des Sehnervs auswirken.

Eine dauerhafte mechanische Druckbelastung sowie Durchblutungs- und Ernährungsstörungen des Sehnervs führen letztlich zum allmählichen Absterben von Sehnervenfasern. Medizinisch spricht man dabei von einer *Sehnervenatrophie*, wörtlich dem Sehnervenschwund. Geschädigtes und geschwundenes Sehnervengewebe kann jedoch die Informationen aus dem Auge nicht mehr zu den verarbeitenden Hirnzentren weiterleiten und infolgedessen kommt es zu den Gesichtsfeldausfällen, die für ein fortschreitendes Glaukom typisch sind.

Erstes Anzeichen eines Sehnervenschadens: Veränderungen an der Papille

Für den Arzt zeigt sich ein erster Glaukomschaden bei der Untersuchung des Augenhintergrundes (Augenspiegelung, s. auch Seite 150), bei der er sich die Papille, die Sehnervenscheibe, genauer ansieht. Veränderungen im Aussehen der Sehnervenscheibe sind für die Diagnose sehr wichtig, denn sie können auf einen Sehnervenschaden hinweisen. Beim Gesunden hebt sich die Sehnervenscheibe hellgelb und oval vom Augenhintergrund ab. In ihrem Zentrum ist sie meist leicht vertieft. Diese Vertiefung nennt der Mediziner *Exkavation*. An dieser Stelle tritt auch die Zentralarterie ins Auge ein, von der die ernährenden Gefäße der Netzhaut abzweigen und sich über den Augenhintergrund ausbreiten. Bei einem Glaukomschaden wird die Exkavation der Papille größer,

Ein Glaukomschaden zeigt sich an Veränderungen der Sehnervenscheibe.

tiefer und verändert ihre Farbe (s. Abb. unten). In fortgeschrittenem Stadium kann sie so groß werden, dass sie fast die gesamte Sehnervenscheibe einnimmt. Dadurch werden auch die Blutgefäße am Rand der Papille stärker abgeknickt, was man ebenfalls bei der Augenspiegelung sehen kann.

Der Heidelberger Retina-Tomograph (HRT) kann die Papille und eine eventuelle Exkavation dreidimensional darstellen.

Eine Auswirkung der zunehmenden Papillenexkavation ist, dass sich damit einhergehend auch der blinde Fleck verändert und größer wird. Dies hängt damit zusammen, dass der blinde Fleck, die Lücke im Gesichtsfeld, nichts anderes ist als die Abbildung der an dieser Stelle fehlenden Sehzellen auf das Gesichtsfeld. Normalerweise ist dieser blinde Fleck sehr klein, und wir nehmen ihn nicht wahr, weil das Gehirn in der Lage ist, diese Lücke zu verrechnen

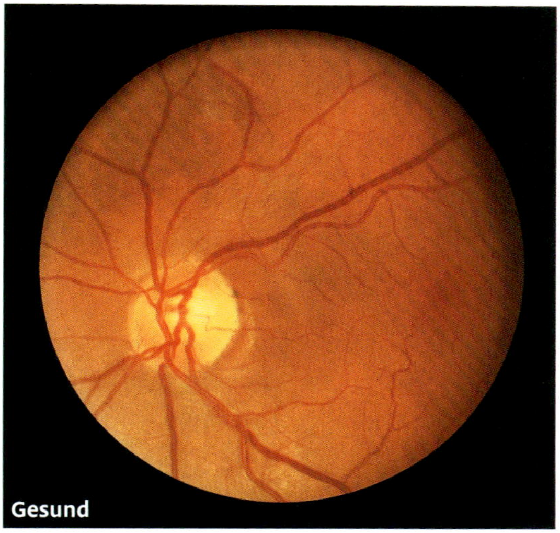

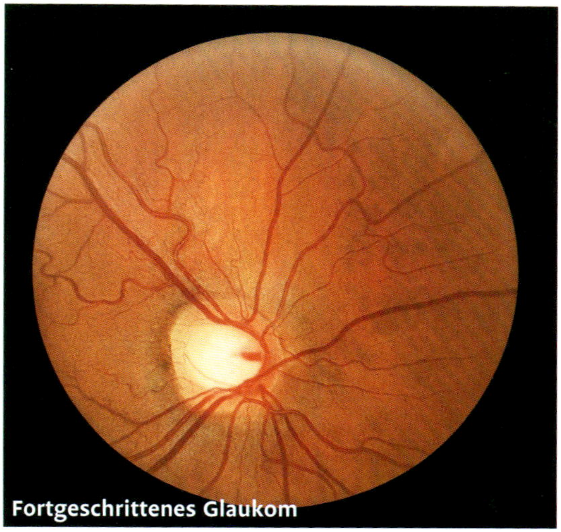

Sichtbare Veränderungen: Bei der Augenspiegelung kann der Arzt den Augenhintergrund und den Zustand des Sehnervs beurteilen. **Links:** Die gesunde Sehnervenscheibe erscheint oval mit kleiner, hellgelber Vertiefung. In ihrem Zentrum treten Blutgefäße ins Augeninnere ein. **Rechts:** Bei fortgeschrittenem Glaukom ist die Sehnervenscheibe vertieft und im Zentrum deutlich blasser bis weißlich gefärbt. Die Blutgefäße sind an den Rand gedrängt.

und auszufüllen (s. dazu auch Seite 34). Aber auch krankhafte Ausfälle bemerken wir zunächst nicht, sondern erst spät, wenn sie größere Ausmaße angenommen haben. Dann sind aber bereits sehr viele Sehnervenfasern unwiderbringlich geschädigt oder zerstört. Das auf diese Weise einmal verlorene Sehvermögen ist nicht mehr wiederzugewinnen. In diesem Stadium kann der Arzt lediglich versuchen, mit einer entsprechenden Behandlung den noch verbliebenen Teil der Sehfähigkeit zu erhalten (mehr dazu ab Seite 158).

INFO

Formen des Glaukoms

- chronisches Offenwinkelglaukom
- Engwinkelglaukom
- akuter Winkelblock
- angeborenes, frühkindliches Glaukom
- Norm- oder Niederdruckglaukom
- sekundäres Glaukom

Die unterschiedlichen Formen des Grünen Stars

Wie Sie auf Seite 114 erfahren haben, handelt es sich beim Glaukom nicht um ein einheitliches Krankheitsbild. Die Schädigung des Sehnervs ist zwar das Wesentliche und das Gemeinsame aller Formen des Glaukoms, jedoch sind die Ursachen, die dazu führen, oft ganz verschieden. Bevor man ein Glaukom behandeln kann, ist es zunächst wichtig, seine genaue Ursache zu kennen, also zu wissen, um welche Form des Grünen Stars es sich überhaupt handelt.

Der Kammerwinkel kann von Natur aus offen oder verengt sein.

Es gibt zwei Kriterien, nach denen die Glaukome unterschieden werden: Das eine richtet sich nach dem **Zustand des Kammerwinkels**, in dem sich die Hauptabfluss-Strukturen für das Kammerwasser befinden. Der Kammerwinkel kann normal weit sein, wie beim Offenwinkelglaukom. Oder er ist von Natur aus zu eng gebaut oder verengt. Glaukome mit verengtem Kammerwinkel bezeichnet man entsprechend als Engwinkelglaukome. Eine besondere Form des Engwinkelglaukoms ist der akute Glaukomanfall, bei dem der Kammerwinkel komplett verschlossen ist.

Das andere Kriterium ist die eigentliche **Erkrankungsursache**. Man unterscheidet die *primären* von den *sekundären* Glaukomen: Ein primäres Glaukom liegt vor, wenn sonst keine andere Augenerkrankung besteht, die als Ursache für das Glaukom in Frage kommt. Umgekehrt ist es bei sekundären Glaukomen: Hier gibt es konkret krankhafte Veränderungen am Auge, die den Grünen Star nachweislich ausgelöst haben. Das Glaukom ist dann also eine Folge der Augenerkrankung. Bei sekundären Glaukomen wird man in der Therapie zunächst auch diese Grunderkrankung angehen.

Primär bedeutet, das Glaukom ist die Ersterkrankung. *Sekundäre* Glaukome sind dagegen die Folge einer anderen Erkrankung, einer Verletzung oder anderer äußerer Einflüsse.

Häufigster Typ: chronisches Offenwinkelglaukom

Über 90 Prozent aller erwachsenen Glaukompatienten leiden an einem primären chronischen Offenwinkelglaukom bzw. Weitwinkelglaukom. In Deutschland sind schätzungsweise zwei von hundert der über 40-Jährigen betroffen. Bei dieser Glaukomform ist der Kammerwinkel selbst mit seiner Abflussöffnung, wie der Name schon sagt, offen und zugänglich. Die Behinderung für das Kammerwasser liegt irgendwo im Abflusskanal. Das Glaukom entsteht, ohne dass man genau weiß, warum. Vermutlich handelt es sich um Veränderungen im Schlemmkanal oder um Verdichtungen in den davor liegenden Maschen des Trabekelwerkes (s. Abb. Seite 124), die den Abfluss behindern.

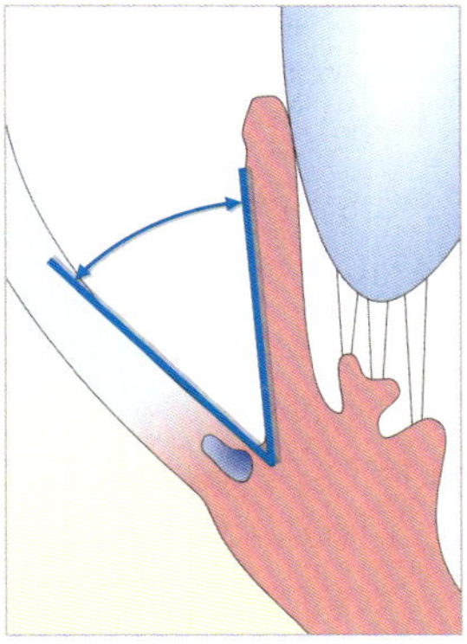

Beim Offenwinkelglaukom ist der Kammerwinkel weit und frei zugänglich.

Vererbung und Alter spielen eine Rolle

Bei etwa einem Fünftel der Patienten spielt sicherlich eine erbliche Komponente bei der Entstehung des Offenwinkelglaukoms mit: Wer erblich vorbelastet ist, muss außerdem damit rechnen, dass das Glaukom bereits vor dem 40. Lebensjahr auftreten kann. Wahrscheinlich tragen auch die mit dem Altern einhergehenden körperlichen Veränderungen zu der Erkrankung bei, wie Gefäßverkalkungen und nachlassende Elastizität der Gewebe. Ebenso kann die im Alter zunehmende Vergrößerung der Augenlinse und ihr dadurch steigender Platzbedarf im Auge zusätzlich für eine Veränderung der Kammerwinkelstrukturen verantwortlich sein (vgl. Seite 55).

Keine typischen subjektiven Symptome

Beschwerden gibt es kaum, eventuell entstehen ab und zu leichte Kopfschmerzen.

Das Offenwinkelglaukom entwickelt sich sehr langsam. Der Druck ist – vor allem am Anfang – nur gering oder auch nur zeitweise erhöht. Beschwerden gibt es anfänglich kaum, und auch äußerlich sieht man den Augen nichts an. Am häufigsten ist noch ein leichter »Kopfdruck«. Auch Druck auf den Augen, Brennen, Rötung oder verschwommenes und verschleiertes Sehen kommen vor. Diese Beschwerden sind jedoch nicht typisch, weil sie auch bei verschiedenen anderen Erkrankungen auftreten können.

Ein chronisches Glaukom ist meist beidseitig.

Normalerweise befällt das chronische Offenwinkelglaukom beide Augen. Das Erkrankungsstadium kann jedoch auf jedem Auge unterschiedlich weit gediehen sein, sodass der Arzt bei der Augeninnendruckmessung (s. Seite 144) verschiedene Werte für jedes Auge feststellt. Tritt ein Grüner Star nachweislich nur einseitig auf, liegt die Wahrscheinlichkeit nahe, dass es sich nicht um ein Offenwinkel-, sondern um ein sekundäres Glaukom handelt, das etwa durch eine vorangegangene Augenerkrankung, beispielsweise eine Entzündung, ausgelöst wurde.

Seltener: das Engwinkelglaukom

Eine ganz andere Ursache führt zum weniger häufig auftretenden chronischen Engwinkelglaukom. Wie der Name schon sagt, ist in diesem Fall der Kammerwinkel, der Raum zwischen Regenbogenhaut und Hornhautrückfläche, nicht normal weit wie beim Offenwinkelglaukom, sondern verengt. Deshalb gelangt das Kammerwasser nur erschwert in die Maschen des Trabekelwerkes und den dahinter liegenden Schlemmkanal und kann nicht so leicht wie normalerweise abfließen.

Ein enger Kammerwinkel ist meist angeboren. Unter anderem wirkt sich z. B. der Bau des Augapfels auf die Stellung des Kammerwinkels aus: So ist bei stärker Weitsichtigen in der Regel der Augapfel zu kurz gebaut, wodurch wiederum die Vorderkammer meist nicht so tief ist und damit der Kammerwinkel enger wird. Eine solche Engstellung kann verschiedene Grade annehmen. Je enger der Kammerwinkel ist, desto größer ist die Wahrscheinlichkeit, dass sich ein Glaukom entwickelt. Manchmal können zusätzlich auch Gewebeveränderungen im Kammerwinkel, die z. B. nach Verletzungen, feinen Blutungen oder entzündlichen Prozessen auftreten, den Abfluss blockieren.

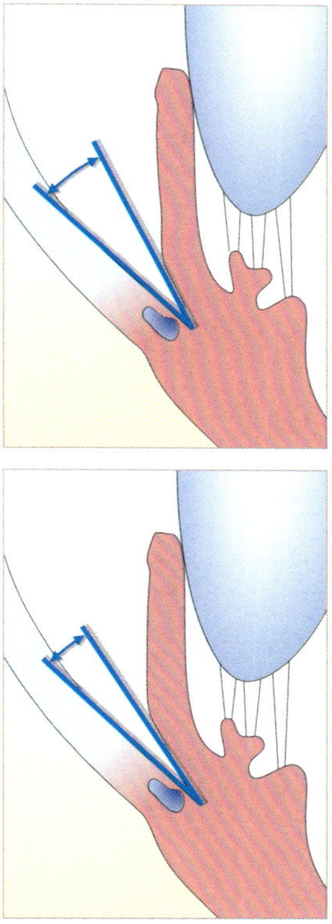

Der Kammerwinkel kann von Natur aus auch mehr oder weniger eng gebaut sein – je stärker die Verengung, desto eher kann sich im Laufe der Zeit ein Engwinkelglaukom entwickeln.

Beim Engwinkelglaukom sind die **Drucksteigerungen** meist höher als beim Offenwinkelglaukom: Sie können **Werte über 30 bis 40 mmHg**, manchmal sogar kurzzeitig bis zu 60 mmHg, erreichen. Dementsprechend rasch kann eine Sehnervenschädigung eintreten. Jedoch kommt es durch den stärker erhöhten Augeninnendruck beim Engwinkelglaukom auch zu **stärkeren Beschwerden**, sodass die Betroffenen den Arzt meist frühzeitig aufsuchen. Sie haben Augen- und Kopfschmerzen, sehen teilweise auch vorübergehend Nebel, oder nehmen farbige Ringe um Lichter wahr. Ursache hierfür ist eine Schwellung der Hornhaut *(Hornhautödem)*. Der hohe Druck verursacht zuweilen auch einen Blutstau in den Bindehautgefäßen, wodurch das Auge gereizt und gerötet erscheint.

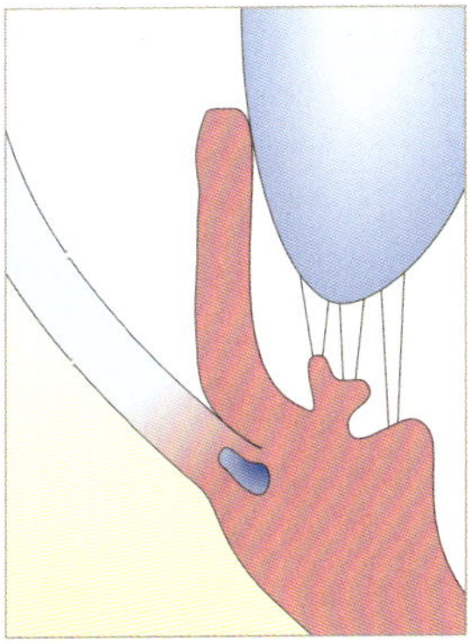

Beim akuten Winkelblock wird der Kammerwinkel plötzlich durch die Iris komplett verschlossen – der Augeninnendruck steigt schnell auf hohe Werte an.

Notfall: Glaukomanfall – akuter Winkelblock

Eine Sonderform des Engwinkelglaukoms ist der akute Glaukomanfall oder akute Winkelblock. Es kommt zu einer vollständigen Blockade des Kammerwinkels, ausgelöst durch den plötzlichen Verschluss eines bereits vorher engen Kammerwinkels. Der Kammerwasserabfluss wird dadurch komplett verhindert, und der Augeninnendruck steigt anfallsartig auf extrem hohe Werte an. Mit anderen Worten: Ein Engwinkelglaukom kann in einen akuten Winkelblock münden.

Ein Glaukomanfall entsteht typischerweise, wenn die Pupillen sich erweitern, z. B. bei Dunkelheit, psychischer Erregung wie Angst, Stress. Bei besonderer Veranlagung kann schon der spannende Fernsehkrimi am Abend oder ein starker Wetterumschwung (Föhn) Auslöser für einen Winkelblock sein. Auch pupillenerweiternde Medikamente kommen als Ursache in Frage. Bei der Pupillenerweiterung schiebt sich nämlich die Regenbogenhaut wie ein Vorhang zur Seite und kann im Kammerwinkel den dort bereits beengten Zugang zum Kammerwasserabfluss vollends blockieren. Doch nicht immer kommt es in einer solchen Situation zum Anfall. Warum der Winkelblock das eine Mal ausgelöst wird und das andere Mal nicht, bleibt oft ungeklärt.

Der Druck kann so hoch ansteigen, dass sich der Augapfel steinhart anfühlt.

Charakteristisch für den Glaukomanfall ist der plötzliche, sehr hohe Anstieg des Augeninnendrucks auf 60 mmHg und mehr. Das Auge fühlt sich beim Betasten steinhart an und schmerzt heftig. Die Beschwerden beschränken sich oft nicht nur auf das betroffene Auge, sondern können über das ganze Gesicht und bis hinunter zum Bauch ausstrahlen. Manchmal gehen dem Glaukomanfall als Vorzeichen auch kurze, vorübergehende Perioden eines deutlich erhöhten Augendrucks voraus, die von Kopf- und Augenschmerzen begleitet sein können.

Ein Beispiel aus der Praxis

Es war Montag, ein nasskalter Novemberabend: Ganz plötzlich verspürte Herr R. unerträgliche Kopfschmerzen, die sich vor allem über das Gesicht und um die Augen herum ausbreiteten, dazu kam Übelkeit. Herr R. dachte zuerst an Migräne, dann aber bemerkte er, dass er auf dem rechten Auge nur noch verschwommen sah, wie durch einen Nebel. Als er aus dem Fenster blickte, sah er regenbogenfarbige Ringe, die sich um das Licht der Straßenlaterne bildeten. Herr R. ging sofort zum Augenarzt, die Praxis war noch geöffnet. Als der Arzt genauer nachfragte, erinnerte sich Herr R., dass er bereits am Sonntag zwar vorübergehende, aber deutliche Kopfschmerzen gehabt hatte. Die weitere Untersuchung bestätigte den Verdacht: Herr R. hat einen akuten Glaukomanfall. Sein Augendruck war auf 70 mmHg angestiegen.

Ein derart hoher Druck wie beim akuten Winkelblock kann den Sehnerv in kurzer Zeit schwer schädigen. Wird das Auge nicht innerhalb weniger Tage behandelt und der Augendruck medikamentös gesenkt, droht die Erblindung. Kann der Augendruck jedoch rechtzeitig normalisiert werden, ist die Chance sehr hoch, dass die Sehnervenfasern noch funktionstüchtig sind und das Sehvermögen nicht in Mitleidenschaft gezogen wurde.

Wichtig: Beim Glaukomanfall besteht akute Erblindungsgefahr. Gehen Sie bei diesen Anzeichen sofort zum Arzt:

- → heftige Kopfschmerzen, die manchmal bis zum Bauch ausstrahlen
- → bei Betastung steinharter, meist stark geröteter Augapfel
- → deutlich herabgesetztes Sehvermögen
- → Sehen von farbigen Ringen um Lichtquellen
- → Übelkeit und Erbrechen

Tipp

Als Selbsthilfemaßnahme beim akuten Glaukomanfall kann es helfen, sofort ein Glas Schnaps oder Weinbrand zu trinken. Der hochprozentige Alkohol kann den Augeninnendruck kurzfristig senken. Auch wenn die Beschwerden abklingen, muss dennoch umgehend der Augenarzt aufgesucht werden.

Der Arzt wird den Augendruck entweder mittels Spritze oder Tabletten rasch senken – die stärkste Wirkung erzielt der Karboanhydrasehemmer Acetazolamid (s. Seite 167). Auch *pilocarpinhaltige* Augentropfen (s. Seite 164), die anfänglich im Abstand von wenigen Minuten gegeben werden, senken den Druck oft rasch und wirksam. Weitere ärztliche Sofortmaßnahmen sind Infusionen mit Stoffen, die dem Auge Wasser entziehen – wie *Mannit* (eine Zuckerlösung) – sowie die Gabe von Beruhigungsmitteln. In der Regel muss anschließend operiert werden, um weiteren Glaukomanfällen vorzubeugen. Die in dieser Situation in Frage kommende Operationstechnik, die *Iridektomie*, beschreiben wir auf Seite 180 etwas ausführlicher.

Ein akuter Glaukomanfall tritt eher selten gleichzeitig auf beiden Augen auf. Meist ist er einseitig. Allerdings kommt es bei der Hälfte aller Betroffenen innerhalb von vier Jahren auch auf dem anderen Auge zu einem Winkelblock. Weil offensichtlich die Wiederholungsgefahr für das andere Auge groß ist, wird der Arzt gegebenenfalls auch das nicht betroffene Auge vorbeugend operieren.

Sonderfall: Glaukom beim Säugling und Kleinkind

Das angeborene, frühkindliche Glaukom ist selten und beruht meist auf einer Fehlentwicklung des Kammerwinkels.

Eine zwar seltene, aber gefährliche Form des Grünen Stars ist das angeborene Glaukom, das bereits bei Geburt besteht oder sich im ersten Lebensjahr entwickelt. Gefährlich sind frühkindliche Glaukome deshalb, weil es sich um Glaukome handelt, die in aller Regel relativ rasch voranschreiten und das Auge schwer schädigen.

Ein solches Glaukom bereitet dem Baby eindeutig Beschwerden. Die betroffenen Kinder sind unruhiger und quengeliger als normal, sie reiben öfter an den Augen. Sie können auch durch Schreien auf sich aufmerksam machen, aber sie sind eben noch nicht in der Lage mitzuteilen, dass etwas bei ihnen nicht stimmt. Deshalb besteht die Gefahr, dass das Glaukom nicht schnell genug erkannt wird. Unerkannt und unbehandelt kann die Erkrankung jedoch rasch bis zur völligen Erblindung führen. Bei etwa 70 Prozent der betroffenen Kinder tritt das Glaukom auf beiden Augen auf. Bei 30 Prozent hat es sich bereits im Mutterleib entwickelt und besteht damit schon bei der Geburt. Meist liegt die Ursache in einer Fehlentwicklung im Kammerwinkel, bei der das Trabekelwerk dort nicht richtig ausgebildet ist. Augentropfen können den gesteigerten Augeninnendruck in dieser Situation daher nicht regulieren. Der Kammerwinkel muss operativ mit einem kleinen Einschnitt geöffnet werden, damit das Kammerwasser wieder abfließen kann.

Größenverhältnisse am Auge:

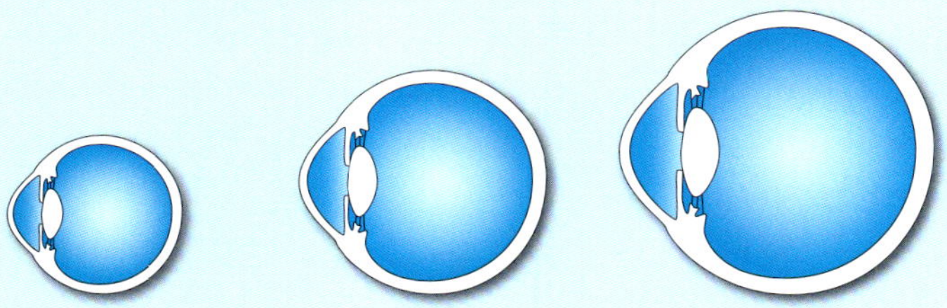

Größenvergleich: Unter erhöhtem Druck kann sich das kindliche Auge stark ausdehnen, allerdings nur bis zum dritten Lebensjahr. Der Größenunterschied zwischen Säuglings- und Erwachsenenauge erklärt auch, warum man bei der Operation des angeborenen Grauen Stars keine Kunstlinse implantieren kann (s. Seite 64). Das ändert sich bereits nach dem zweiten Lebensjahr.

Auch die sich beim Säugling relativ rasch bildende Aushöhlung (Exkavation) der Papille kann wieder teilweise zurückgehen, wenn der Augendruck rechtzeitig reguliert wird.

Der Grüne Star beim Säugling und Kleinkind unterscheidet sich deutlich von allen anderen Glaukomformen: Weil die Augenhüllen beim Säugling noch dehn- und formbar sind, geben sie – im Gegensatz zu denen des Erwachsenen – dem erhöhten Druck nach. Als Folge vergrößert sich das gesamte Auge deutlich. Daher auch die medizinischen Bezeichnungen des Krankheitsbildes *Hydrophthalmie*, was so viel wie Wasserauge bedeutet, und *Buphthalmus* (Ochsenauge).

Die Vergrößerung des Augapfels ist auch das äußerlich erkennbare Symptom: Oft freuen sich die Eltern anfänglich über die »schönen großen Augen« ihres Kindes. Bald stellen sich jedoch Tränen und Lichtscheu ein. Die übermäßige Tränensekretion ist zwar noch kein eindeutiger Hinweis auf ein Glaukom, da sie auch andere Ursachen haben kann, z. B. eine Bindehautentzündung oder eine Abfluss-Störung der Tränenwege, die relativ oft beim Säugling nicht vollständig durchlässig sind.

Am leichtesten ist auch für den Laien ein frühkindliches Glaukom zu erkennen, wenn es einseitig auftritt und der Größenvergleich zum gesunden Auge auffällt.

Beim Glaukom fehlen jedoch Anzeichen einer Entzündung, und eine Tränenabfluss-Störung ist normalerweise nicht von Lichtscheu begleitet. Besteht Verdacht auf Grünen Star, wird der Arzt sofort den Augeninnendruck messen (s. Seite 144). Beim Säugling oder Kleinkind kann es sein, dass dafür eine Narkose erforderlich ist, eine normale Messung ist jedoch günstiger. Auch wenn der Augendruck erfolgreich gesenkt wurde, ist es notwendig, das Kind über lange Zeit laufend zu kontrollieren.

Niederdruckglaukom

Das gar nicht so seltene Niederdruck- bzw. Normaldruckglaukom nimmt ebenfalls eine Sonderstellung ein. Es wird den Offenwinkelglaukomen zugeordnet. Seine Besonderheit liegt darin, dass der Augeninnendruck im Normbereich liegt und das Sehnervengewebe dennoch geschädigt wird. Hier ist allein das Gewebe des Sehnervs mit dem Sehnervenkopf das schwache Glied in der Kette. Es ist nicht kräftig genug oder nicht ausreichend durchblutet, um bereits dem »normalen« Augendruck genügend Widerstand entgegensetzen zu können. Der Sehnerv wird entsprechend geschädigt. Es gilt in diesem Fall, den Druck mit Medikamenten auf Werte weit unter 21 mmHg zu senken. Hier ist die Messung der Hornhautdicke *(Pachymetrie)* zur richtigen Deutung der Augendruckwerte besonders wichtig.

Bei Patienten mit einem Niederdruckglaukom liegt der gemessene Augendruck zwar im Normbereich, ist jedoch für den Betroffenen individuell zu hoch und damit schädlich.

Sekundäre Glaukome

Hierunter fasst man alle Glaukomformen zusammen, die als Folge einer anderen Augenerkrankung, einer Augenverletzung oder auch durch Medikamente ausgelöst werden. Die Beschwerden und auch eine Behandlung hängen naturgemäß von der zugrunde liegenden Erkrankung ab.

Wird die Grunderkrankung behandelt, kann in bestimmten Fällen auch das Glaukom wieder verschwinden.

Eine Verletzung oder Prellung des Auges kann z. B. Blutungen auslösen, die normalerweise vom umliegenden Gewebe rasch aufgesogen werden. Bleiben jedoch Blutreste zurück, können diese die Abflusswege des Kammerwassers verstopfen und so den Augendruck erhöhen **(hämolytisches Glaukom)**. Sie werden in einem kleinen chirurgischen Eingriff entfernt. Eine Steigerung des Augendrucks kann ebenso durch eine verletzungsbedingte Linsenluxation (s. Seite 60) hervorgerufen werden **(verletzungsbedingtes Glaukom)**. In dieser Situation hat sich die Linse aus ihrer Halterung gelöst und rutscht nach vorne in die Vorderkammer oder nach hinten in den Glaskörper. Verursacht die Verletzung auch einen Riss der Linsenkapsel und quellen dadurch Linsenfasern auf, dann kann sich ein **phakolytisches Glaukom** entwickeln. Die aus der Linse ausgetretenen und aufquellenden Linsenfasern behindern den Abfluss im Kammerwinkel. Diese Linsenfasern müssen operativ entfernt werden. Die Gefahr eines phakolytischen Glaukoms besteht auch bei einem überreifen, also sehr weit entwickelten Grauen Star (s. Seite 82).

Ein phakolytisches Glaukom wird durch ausgetretenes Linseneiweiß verursacht.

Entzündungen der Regenbogenhaut oder des Ziliarkörpers können ebenfalls ein Glaukom zur Folge haben – man spricht vom **entzündlichen Glaukom**. Entweder wird hierbei durch Entzündungszellen (bestimmte weiße Blutkörperchen des Immunsystems) der Kammerwinkel verstopft, oder die Entzündung verursacht ausgedehnte Verwachsungen zwischen der Linsenvorderseite und der Regenbogenhaut. Weil solche Verwachsungen den Fluss des Kammerwassers von der Hinter- in die Vorderkammer behindern, muss die Kammerwasserzirkulation operativ wiederhergestellt werden, indem ein kleines Loch in die Iris geschnitten oder mit Laser gesetzt wird (s. *Iridektomie* und *Iridotomie* Seite 180), das den Durchfluss des Kammerwassers ermöglicht.

Entzündungen im Auge können ein Glaukom nach sich ziehen.

Auch das Bewegungsspiel der Pupille kann durch solche Verwachsungen eingeschränkt werden. Deshalb besteht das erste Behandlungsziel einer Regenbogenhautentzündung darin, Verwachsungen im Vorfeld zu verhindern. Das gelingt durch eine medikamentöse Erweiterung der Pupille, z. B. mit Atropin. Es wird dann, solange die Entzündung besteht, getropft.

Eine weitere mögliche Glaukomursache sind Abflussbehinderungen durch ausgeschwemmte Farbstoffkörnchen *(Pigmente)* der Regenbogenhaut **(Pigmentglaukom)**.

Auch bei einer längeren Behandlung mit *Kortison* kann sich der Augeninnendruck erhöhen **(Kortisonglaukom)**. Anfänglich bildet sich das Glaukom nach dem Absetzen des Medikaments wieder zurück. Es gibt jedoch auch Menschen, die gegnüber Kortison besonders empfindlich sind und sehr schnell bereits auf Kortisondosen reagieren, die von den meisten Patienten ohne eine solche Nebenwirkung vertragen werden (sog. Responder).

Manche Menschen reagieren besonders empfindlich auf Kortison und entwickeln relativ schnell unerwünschte Wirkungen.

Eine weitere und sehr ernste Glaukomursache kann die Neubildung von Gefäßen (medizinisch: *Neovaskularisation*) als mögliche Folge einer Reihe von Erkrankungen sein **(Neovaskularisationsglaukom)**. So kann das fortgeschrittene Stadium einer Netzhautschädigung durch die Zuckerkrankheit *(diabetische Retinopathie)*, ein Verschluss der Zentralarterie oder der Zentralvene der Netzhaut (*Zentralarterien-* oder *Zentralvenenthrombose*), eine nicht geheilte Netzhautablösung, verschleppte Glaukomanfälle oder Tumoren zu Gefäßneubildungen führen. Die Blutgefäße können sich auf der Regenbogenhaut *(Rubeosis iridis)* bilden oder auch im Kammerwinkel, wo sie den Kammerwasserabfluss behindern. Eine Behandlung dieser neu sprossenden Gefäße mit all ihren Risiken für das Sehvermögen ist extrem schwierig und richtet sich ganz individuell nach dem Einzelfall.

Gar nicht so selten beobachten Augenärzte – besonders in Skandinavien – schuppenartige Auflagerungen *(Pseudoexfoliation)* auf der Linsenoberfläche und am Pupillensaum. Wer davon betroffen ist, bei dem entwickelt sich häufig ein so genanntes Kapselhäutchenglaukom *(Glaucoma capsulare)*. Auch in diesen Fällen hilft die ständige ärztliche Kontrolle und eine entsprechende Behandlung.

Erblindetes Auge: absolutes Glaukom

Von den primären und sekundären Glaukomen abzugrenzen ist das »absolute Glaukom«, denn es handelt sich hierbei streng genommen nicht um eine eigene Glaukomform. Der Begriff beschreibt vielmehr ein Auge, das am Grünen Star erblindet ist, gleichgültig, welche Ursache zugrunde liegt. Es ist also das sehr traurige Ende einer Entwicklung, die mit rechtzeitigem Eingreifen vielleicht hätte verhindert werden können. Auch das erblindete Auge braucht unter Umständen eine intensive Behandlung, da es erhebliche Schmerzen verursachen kann. Wenn die Schmerzen sehr stark und mit einer konservativen Therapie nicht beherrschbar sind, kann es sogar notwendig werden, das Auge zu entfernen. Diese Fälle sind jedoch glücklicherweise insgesamt sehr selten geworden.

Früherkennung und Verlaufskontrolle

Grüner Star ist eine vielschichtige Erkrankung, bei der ein einzelnes Untersuchungsergebnis für eine sichere Diagnose nicht ausreicht. Daher besteht die Vorsorge- wie die Kontrolluntersuchung immer aus mehreren Schritten.

Das Glaukomrisiko steigt etwa ab dem 40. Lebensjahr deutlich an. Bestimmte Faktoren erhöhen dieses Risiko zusätzlich, wie die Veranlagung oder der allgemeine Gesundheitszustand. Um einen

Die Untersuchung auf Glaukom besteht in der Regel aus mehreren Schritten:

- → Sehtest
- → Augeninnendruckmessung *(Tonometrie)*
- → Augenspiegelung zur Überprüfung von Netzhaut und Sehnerv
- → Gesichtsfeldmessung *(Perimetrie)*
- → mögliche Zusatzuntersuchungen: Papillenfotografie, Retina-Tomographie, Gonioskopie (Untersuchung des Kammerwinkels), Messung der Hornhautdicke (Pachymetrie), elektrophysiologische Untersuchungen

Grünen Star sicher auszuschließen, wird der Arzt gezielte Untersuchungen vornehmen, die neben der Feststellung des Augeninnendrucks die Funktionsprüfung des Sehnervs einschließt.

Besteht nach den Untersuchungen der Verdacht, dass tatsächlich ein Grüner Star vorliegt, beispielsweise weil der Augeninnendruck nicht im Normbereich liegt, wird der Arzt zusätzlich mit einem speziellen Gerät den Kammerwinkel untersuchen (*Gonioskop*, s. Seite 157). Damit kann er feststellen, um welche Form des Glaukoms es sich handelt – etwa um ein Offenwinkel- oder Engwinkelglaukom –, da dies für die Therapie, also die Wahl des geeigneten Medikamentes, eine Rolle spielt. Selbstverständlich dienen diese Untersuchungen auch zur regelmäßigen Kontrolle des Behandlungserfolges. Gerade die Kontrolluntersuchungen sind bei einer Glaukomerkrankung sehr wichtig. Man selbst spürt ja nicht, ob die Therapie gut anschlägt. Nur mit den regelmäßigen Kontrollen kann der Arzt die Medikamente richtig dosieren.

Die Glaukomuntersuchungen dienen neben der Erstdiagnose auch der Verlaufskontrolle einer Therapie.

Was sagt der Sehtest aus?

Der Sehtest gehört, wie im Kapitel Grauer Star schon beschrieben (s. Seite 69), zu jeder Augenuntersuchung dazu. Eine Verschlechterung des Sehvermögens kann vielfältige Ursachen haben und ist – um es nochmals zu betonen – kein frühes Anzeichen eines Glaukoms. Beim Glaukom wird das Sehvermögen erst spät erkennbar gemindert. Der Sehtest kann aber Hinweise auf andere Erkrankungen liefern, die das Sehvermögen beeinträchtigen, etwa eine Linsentrübung oder auch eine altersbedingte Netzhauterkrankung (Makuladegeneration, s. Seite 185 und hintere Umschlagklappe), und die entsprechend behandlungsbedürftig sind. Falls für weitere Untersuchungen die Pupille erweitert werden muss, findet der Sehtest vorher statt. Bei einem Glaukom wird eine erforderliche

Pupillenerweiterung besonders überwacht; bei einem Engwinkelglaukom sollte sie nicht durchgeführt werden.

Augeninnendruckmessung (Tonometrie)

Um den Augeninnendruck zu messen, gibt es verschiedene Methoden. Das zugrunde liegende Messprinzip ist bei allen ähnlich: Über den Widerstand, den die Hornhaut einer bestimmten Kraft entgegensetzt, wird der Augendruck indirekt ermittelt. Der Arzt spricht von der *Tonometrie*, also eigentlich von der Messung der Gewebespannung des Auges (*Tonus* = Anspannung). Das Messgerät, das *Tonometer*, gibt die Stärke des Drucks in der Maßeinheit »Millimeter Quecksilbersäule« an, abgekürzt mmHg (»Hg« ist die chemische Kurzbezeichnung für Quecksilber). Sie beschreibt die Kraft, mit der eine Quecksilbersäule der angegebenen Höhe – z. B. zehn Millimeter – auf eine Unterlage drückt.

Die Stärke des Augeninnendrucks wird in mmHg ausgedrückt.

Impressions- und Applanationstonometrie

Impressionstonometrie: Es ist das älteste der Messverfahren. Die Hornhaut wird hier mit einem kleinen Stift bestimmter Schwere ein wenig eingedrückt (*Impression* = das Eindrücken). Weil das Gerät mithilfe der Schwerkraft arbeitet, muss im Liegen gemessen werden. Je höher der Augendruck, also je härter das Auge, desto weniger sinkt der Stift ein. Das Impressionstonometer wird allerdings nur noch selten verwendet, da die Untersuchung unangenehm ist und bei diesem Vorgehen die elastischen Eigenschaften der angrenzenden Lederhaut die Messung verfälschen können.

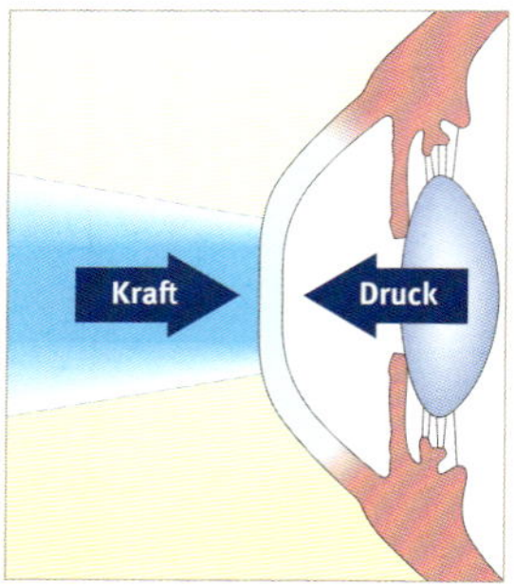

Tonometrie: Hier wird gemessen, wie viel Kraft nötig ist, um die Hornhaut gegen den Augeninnendruck leicht abzuflachen.

Applanationstonometrie: Heute wird der Augeninnendruck fast nur noch mit dem Applanationstonometer gemessen. Im Unterschied zum Impressionstonometer misst es die Kraft, die nötig ist, um mit einem Messkörperchen einen kleinen Abschnitt der Horn-

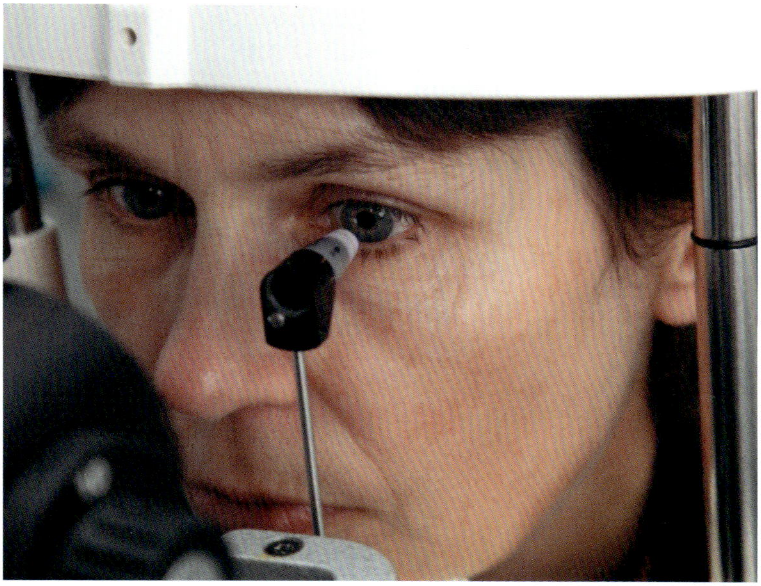

Die Applanationstonometrie: Sie kann an der Spaltlampe bequem und schnell im Sitzen durchgeführt werden und ist heute das gängige Messverfahren für den Augeninnendruck.

haut vorsichtig flach zu drücken (*Applanation* = Abflachung). Je höher der Augendruck ist, umso mehr Kraft muss dazu aufgewendet werden. Die Untersuchung wird meist im Sitzen mit einer an der Spaltlampe montierten Vorrichtung oder auch mit einem Handgerät durchgeführt. Weil die empfindliche Hornhautoberfläche bei diesen Methoden mit dem Messgerät berührt werden muss, gibt der Arzt zuvor einen Tropfen eines kurz wirkenden örtlichen Betäubungsmittels (Lokalanästhetikum) ins Auge.

Messung der Hornhautdicke (Pachymetrie)

Die Hornhautdicke spielt bei der Beurteilung der Messwerte des Augendrucks eine Rolle. Eine einmalige Messung der Hornhautdicke gehört zur vollständigen ärztlichen Betreuung eines Glaukoms. Ist die Hornhaut deutlich dünner als normal, dann wird ein zu niedriger Druckwert gemessen. Eine normale Hornhautdicke (0,55 mm) erlaubt eine direkte Wertung des Messergebnisses. Eine dickere Hornhaut bedeutet, dass ein zu hoher Wert gemessen wird.

Nicht immer einfach: die Selbstmessung

Ein Applanationstonometer gibt es inzwischen auch zur Selbstmessung, die damit aber nicht immer einfach zu handhaben ist.

Inzwischen gibt es einen Applanationstonometer zur Selbstmessung des Augendrucks, ähnlich wie Geräte zur Blutdruckselbstmessung. Prinzipiell ist es damit möglich, den Augendruck mehrfach unter ganz alltäglichen Bedingungen zu Hause oder in der Arbeit zu messen; so vor allem auch früh am Morgen oder abends, was ambulant normalerweise nicht durchzuführen ist. Allerdings ist die Selbstmessung des Augendrucks nicht ganz unproblematisch: Zum einen muss bei diesem Gerät die Oberfläche der Hornhaut zuvor mit einem lokalen Betäubungsmittel unempfindlich gemacht werden. Weil die Betäubungsmittel die Hornhaut austrocknen können, ist es bei häufigen Messungen in kurzen Abständen notwendig, mit physiologischer Kochsalzlösung nachzubenetzen. Die Anwendung eines hornhautbetäubenden Mittels muss sehr sorgfältig und gewissenhaft geschehen, da es sonst zu Hornhautschäden und nachfolgend möglicherweise zu einer Infektion kommen kann. Aus diesem Grund sind die Lokalanästhetika auch rezeptpflichtig.

ACHTUNG

Sollte eine Selbstmessung für Sie in Frage kommen, dann lassen Sie sich genauestens von Ihrem Arzt in die Handhabung einweisen.

Zum anderen sollte die Messung für genaue und aussagekräftige Werte unter möglichst entspannten Bedingungen erfolgen. Wenn man an sich selbst eine Augendruckmessung durchführen soll, ist es jedoch nicht immer leicht, gleichzeitig ruhig und entspannt zu bleiben. Man muss abwarten, ob sich dieser neue Weg in der Praxis durchsetzen wird. Nützlich wäre er jedenfalls für die Verlaufskontrolle einer Glaukombehandlung, bei der über einen langen Zeitraum regelmäßig immer wieder der Augeninnendruck geprüft werden soll, ähnlich wie die wiederholte Messung der Blutzuckerwerte bei Diabetikern.

Luftstoß- bzw. non-contact-Tonometrie
Bei diesem Verfahren wird die Hornhaut mit einem kurzen Luftstoß bestimmter Stärke abgeflacht. Sie arbeitet damit zwar auch nach dem Prinzip der Abflachung *(Applanation)*, die Hornhaut kommt dabei aber nicht in direkten Kontakt mit dem Messgerät – daher auch die englische Bezeichnung »non-contact«.

Dies hat zwei Vorteile: Man kann auf die örtliche Betäubung verzichten und die Gefahr einer Infektion mit Keimen, die durch Berührung mit dem Instrument übertragen werden könnten, ist geringer. Das Verfahren hat jedoch auch seine Nachteile: Die Berührung des Auges mit dem Luftstoß wird von den Patienten manchmal als unangenehm empfunden. Allerdings ist bei neueren Geräten der Luftstoß kaum noch zu spüren. Das Gerät ist nur bei niederen und mittleren Druckwerten hinreichend genau.

Bei der non-contact-Tonometrie muss die Hornhaut nicht betäubt werden.

Durch vorsichtiges Tasten der Augäpfel mit den Zeigefingern kann der Augenarzt nur in ganz extremen Fällen einen ungefähren Eindruck vom herrschenden Augeninnendruck gewinnen, etwa bei einem akuten Glaukomanfall mit steinharten oder bei sehr niedrigem Augendruck mit ganz weichen Augäpfeln. Der Patient muss nach unten blicken, damit der Arzt mit dem Zeigefinger durch das Oberlid den Augapfel ertasten kann, um die Spannung beider Augen miteinander zu vergleichen. In beiden Fällen handelt es sich allerdings um so ernste Zustände, dass die genauen Werte sofort mit einem Tonometer festgestellt werden müssen.

Verdächtige Druckwerte

Wird bei einer Routinevorsorgeuntersuchung ein erhöhter Augeninnendruck von mehr als 21 mmHg gemessen, ist das zunächst ein Warnsignal. Weil jedoch leichte Erhöhungen durchaus noch im normalen individuellen Schwankungsbereich des jeweiligen Patienten liegen können, wird der Arzt die Messung an einem oder mehreren anderen Tagen wiederholen. Eine einzelne Druckmessung reicht für die Beurteilung in keinem Fall aus. Wie wir auf Seite 121 schon beschrieben haben, ist der Augeninnendruck bei jedem Menschen, ähnlich wie der Blutdruck, Schwankungen unterworfen, die von der Tageszeit, dem Lebensalter sowie eventuell bestehenden Erkrankungen beeinflusst werden. Innerhalb einer bestimmten Spanne von Werten lässt sich der Augeninnendruck deshalb nicht sicher als krankhaft oder gesund einstufen. Welche Bedeutung die gemessenen Werte letztlich haben, muss der Arzt immer individuell beurteilen und im Zusammenhang mit den persönlichen Druckschwankungen sowie der Hornhautdicke jedes einzelnen Patienten sehen.

Eine leichte Erhöhung des Augendrucks muss zunächst nicht krankhaft sein, sollte aber Anlass zu weiteren Messungen geben.

Grundsätzlich besteht Verdacht auf ein Glaukom, wenn der Augendruck über 22 mmHg liegt, wenn er auf beiden Augen sehr unterschiedlich ist oder wenn die Druckschwankungen an einem Tag sehr stark sind.

Ein erhöhter Augendruck hat individuell ganz unterschiedliche Bedeutung: Was beim einen noch normal ist, kann bei einem anderen schon schädlich sein. Im Einzelfall wird der Arzt daher den Krankheitsverlauf möglicherweise erst über einen längeren Zeitraum beobachten, um entscheiden zu können, ob tatsächlich ein Glaukom vorliegt.

Hier besteht Glaukomverdacht

- → Wenn wiederholt ein Augeninnendruck zwischen 22 und 25 mmHg gemessen wird.
- → Wenn die Druckschwankungen eines Tages größer als 5 mmHg sind.
- → Wenn ein Druckunterschied von mehr als 5 mmHg zwischen beiden Augen herrscht.

In manchen Fällen wird es dem Arzt deshalb sinnvoll erscheinen, ein **Tagesdruckprofil** zu erstellen und die Schwankungen des Augeninnendrucks über 12 oder 24 Stunden hinweg aufzuzeichnen. Soll die Messung ambulant erfolgen, müssen Sie dazu mindestens dreimal an einem Tag in die augenärztliche Praxis kommen, z. B. morgens um 9 Uhr, mittags um 12 Uhr, nachmittags gegen 15 Uhr und eventuell nochmals abends um 18 Uhr. Soll der Augendruck über mehrere Tage hinweg gemessen werden, ist es besser, dies stationär, also in einer Augenklinik, vornehmen zu lassen.

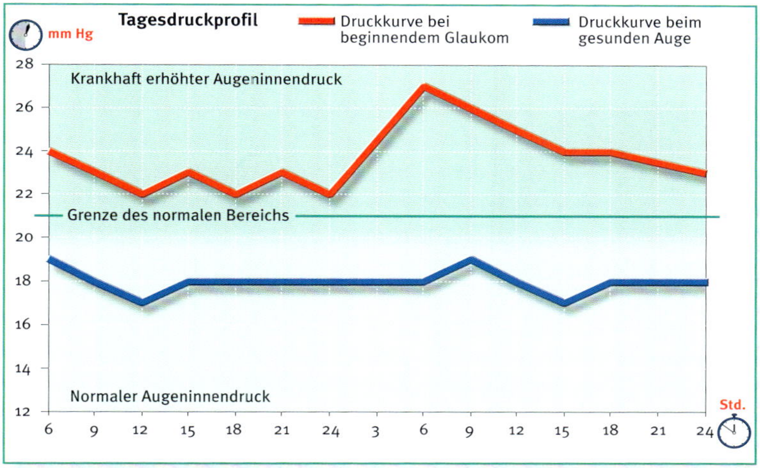

Normale und krankhafte Abweichungen: Ein Tagesdruckprofil, das zu bestimmten Zeiten über einen Tag hinweg aufgenommen wird, kann die individuellen und rhythmischen Schwankungen des Augeninnendrucks nachweisen. In dieser Grafik sehen Sie die Messkurven zweier Patienten zum Vergleich: Die **blaue Kurve** zeigt die Werte eines gesunden Auges. Die **rote Kurve** wurde bei einem Patienten mit beginnendem Glaukom gemessen. Wie die Beispiele zeigen, liegt der Augendruck beim Gesunden normalerweise unter 21 mmHg und ist in der Regel in den frühen Morgenstunden am höchsten. Schwankungen bis zu 4 mmHg sind normal. Bei chronischem Glaukom dagegen ist der Druck meist über 21 mmHg erhöht, und die Druckschwankungen sind stärker ausgeprägt.

Augenspiegelung (Ophthalmoskopie)

Die Augenspiegelung ist bei jeder Glaukomuntersuchung für die Erstdiagnose wie für die Kontrolle des weiteren Erkrankungsverlaufes unerlässlich. Sie dient der Beurteilung des Sehnervs am Augenhintergrund. Das Erscheinungsbild der Papille liefert wertvolle Informationen über das Erkrankungsstadium. Veränderungen an der Sehnervenscheibe können nämlich schon frühe Anzeichen eines Glaukoms sein, lange bevor das Sehvermögen angegriffen wird. Besteht die Erkrankung schon länger und wird behandelt, kann die regelmäßige Augenspiegelung dem Arzt zudem zeigen, wie gut die Therapie anschlägt.

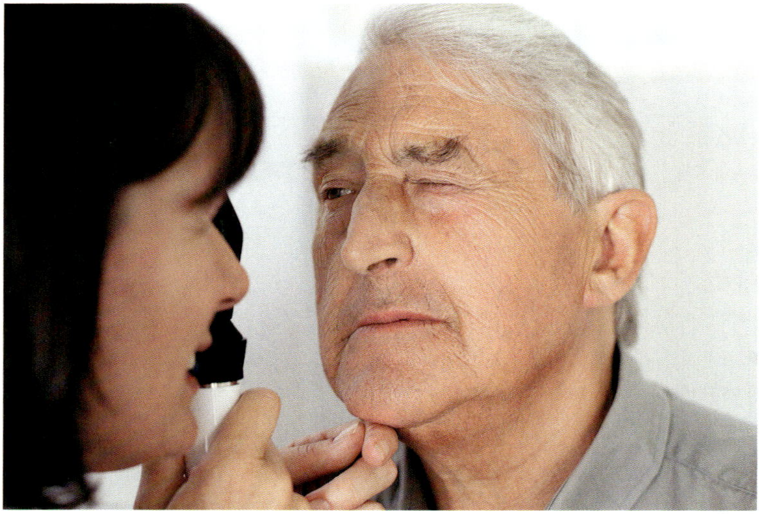

Die Spiegelung des Augenhintergrundes:
Hier prüft die Ärztin mit einem direkten Augenspiegel den Zustand des Sehnervs und erhält wichtige Informationen über Stadium und Verlauf der Erkrankung sowie den Erfolg einer Behandlung. Die Ergebnisse dieser Spiegelung sind nicht nur bei der Diagnose, sondern auch bei der Therapiekontrolle hilfreich.

Es gibt zwei Methoden: Bei der **direkten** Augenspiegelung untersucht der Arzt das Augeninnere mit einem stabförmigen Handgerät, das mit einem System verschiedener optischer Linsen ausgestattet ist. Der Augenhintergrund ist damit in etwa 16-facher Vergrößerung in Einzelheiten gut zu erkennen. Allerdings wird der Ausschnitt, den man vom Augenhintergrund sieht, bei dieser starken Vergrößerung relativ klein.

Bei der **indirekten** Augenspiegelung untersucht der Arzt die Netzhaut durch die Sichtöffnung in der Mitte eines Spiegels. Zusätzlich wird eine Lupe zwischen den Spiegel und das Auge gehalten. Die Vergrößerung ist hier zwar geringer, d. h. Details sind nicht ganz so gut zu sehen, aber der Arzt erhält damit eine größere Übersicht. Vor allem die äußeren Bereiche der Netzhaut lassen sich so gut beurteilen. Vielfach wird aber auch der Augenhintergrund mit der Spaltlampe und einer Lupe untersucht (s. Seiten 71, 144). Mit einem aufgesetzten Kontaktglas ist dies ebenfalls möglich. Allerdings muss hierfür die Hornhaut betäubt werden (s. Seite 145).

Den Unterschied zwischen einer gesunden Sehnervenscheibe und den Veränderungen bei einem Glaukom haben wir auf Seite 128 und in der Abbildung auf Seite 129 schon beschrieben. Sie sehen die gleichen Bilder hier rechts noch einmal zur Erinnerung: Die gesunde Papille erscheint wie eine rötlich gelbe Scheibe, meist mit einer kleinen blassen Vertiefung in der Mitte (der Mediziner spricht von einer *physiologischen*, d. h. nicht krankhaften *Exkavation*, wörtlich: Aushöhlung). Auf der Suche nach möglichen Anzeichen einer Sehnervenschädigung achtet der Augenarzt auf Veränderungen von Form und Farbe der Papille. Meist ist ein erster Hinweis für den Verlust von Gewebe des Sehnervs die Vergrößerung der zentralen Vertiefung, man spricht dann von einer **krankhaften Exkavation**.

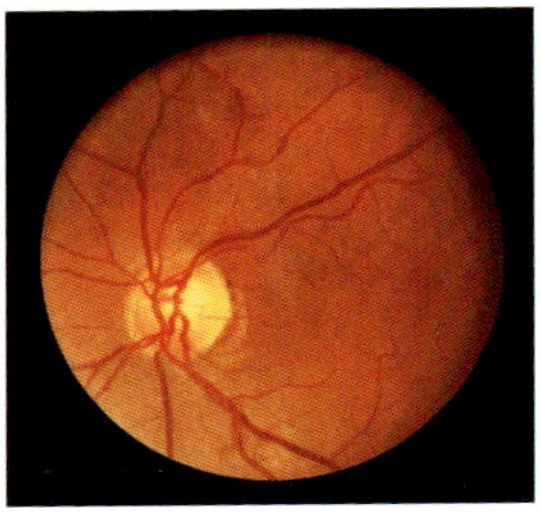

Die gesunde Sehnervenscheibe ist gelblich gefärbt.

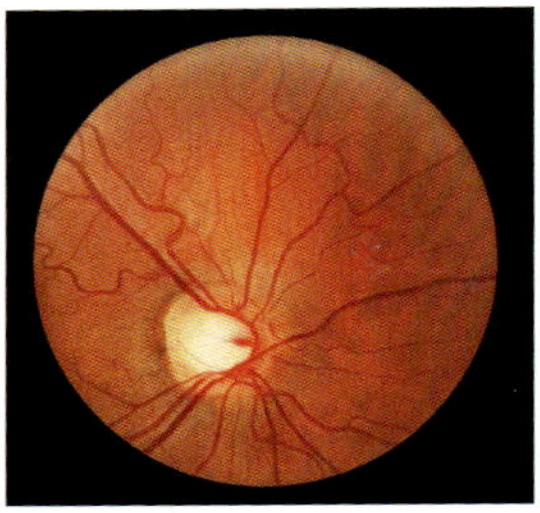

Die erkrankte Sehnervenscheibe (Papille) bei fortgeschrittenem Glaukom ist abgeblasst und hat eine Aushöhlung (Exkavation).

Bei fortschreitendem Grünen Star kann die Aushöhlung so weit zunehmen, dass die Sehnervenfasern ganz an den Rand der Papille gedrängt werden und absterben. Durch den Verlust von Sehnervenfasern verliert die Papille ihre typische gelbliche Farbe und wird schließlich porzellanweiß. Gleichzeitig werden auch die Netzhautgefäße immer mehr an den Rand gedrängt und erscheinen abgeknickt. Manchmal kommt es am Rand zu feinen, streifenförmigen Blutungen.

Um auch ganz leichte Veränderungen im Papillenbefund sicher zu erkennen, kann der Arzt zur Dokumentation Fotos vom Augenhintergrund aufnehmen und sie bei späteren Untersuchungen zum direkten Vergleich heranziehen. Manchmal ist es schwierig zu entscheiden, ob die Exkavation noch normal oder wirklich durch einen Grünen Star verursacht ist. Bei einigen Patienten kommt es vor, dass bereits die gesunde Sehnervenscheibe eine größere Aushöhlung aufweist.

Zunächst gilt jede stärkere Aushöhlung der Sehnervenscheibe als Warnsignal, selbst wenn der zuvor gemessene Augendruck normal und das Sehvermögen gut ist. Zur Absicherung wird der Arzt dann zusätzlich eine Gesichtsfeldmessung vornehmen. Andererseits kann auch bei einer gesund erscheinenden Papille ein Glaukom nicht ausgeschlossen werden, vor allem, wenn die anderen Untersuchungen, insbesondere die Augendruckmessung, verdächtige Ergebnisse liefern.

Sie sehen also, wie schwierig die Diagnostik manchmal sein kann. Zuweilen ist es auch nötig, die Untersuchungen mehrfach zu wiederholen. Letztlich wird eine endgültige Diagnose erst möglich, wenn alle Untersuchungsergebnisse zusammen ein umfassendes Bild der Erkrankung liefern.

Der Heidelberger Retina-Tomograph
Mithilfe des Heidelberger Retina-Tomographen kann man den Sehnervenkopf sehr genau untersuchen und diesbezügliche Schäden früher erkennen als bei der Augenspiegelung. Mit einem sehr schwachen Laser tastet er die Oberfläche des Sehnervenkopfes ab, so dass man diese anhand der Messdaten dreidimensional abbilden kann. Schon geringe Veränderungen können entdeckt und mit der Norm verglichen werden. Die Daten werden gespeichert und stehen bei weiteren Kontrolluntersuchungen zum Vergleich bereit. Die Untersuchung ist für das Auge unschädlich. Es werden von jedem Auge einige Aufnahmen hintereinander gemacht. Auch eine Untersuchung mit der optischen Kohärenztomographie – gebräuchlich abgekürzt OCT (s. Seite 199) – kann in Frage kommen zur Beurteilung von Papille und Nervenfaserschicht.

Gesichtsfeldmessung (Perimetrie)

Die *Perimetermessung* oder *Perimetrie*, wie der Fachausdruck für die Gesichtsfelduntersuchung heißt, ist die einzige Untersuchungsmethode, die das Ausmaß der Ausfälle im Gesichtsfeld beim Grünen Star genau nachweisen kann. Während mit dem Sehtest (s. Seite 69) lediglich das zentrale und scharfe Sehen überprüft wird, erfasst die Perimetrie den gesamten Sehraum vom Zentrum bis zur äußersten Peripherie. Es gibt unterschiedliche Methoden der Messung. Am häufigsten ist die so genannte statische Perimetrie.

Die Gesichtsfeldmessung kann Ausfälle nicht nur im zentralen, sondern auch im äußeren Sehfeld erfassen.

Statische Perimetrie
Hierbei wird getestet, wie empfindlich die Netzhaut an bestimmten Stellen für Helligkeit ist. Auf einem halbrunden Testschirm, dem Perimeter, werden nacheinander aufblinkende Lichtmarken angezeigt. Die Aufgabe besteht nun darin, auf die Lichtpünktchen zu achten, die irgendwo und in zufälliger Reihenfolge auf dem Test-

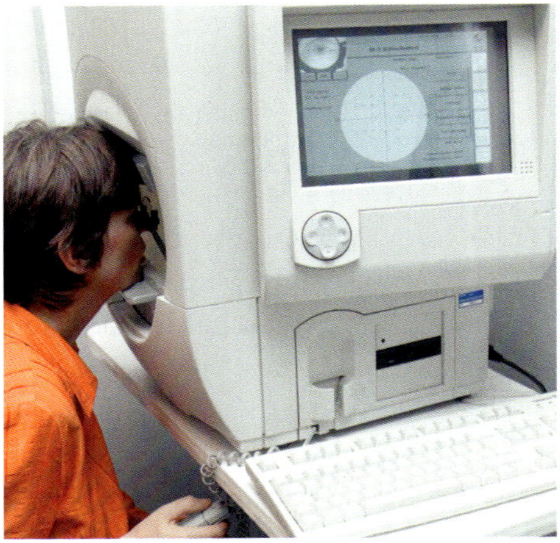

Gesichtsfeldmessung mit dem Perimeter

feld aufblinken, während Sie auf ein Fixierlicht in der Mitte des Schirms blicken. Immer dann, wenn Sie ein Licht in der Umgebung bemerken, drücken Sie einen Signalknopf, der direkt mit einem Computer zur Auswertung verbunden ist. Die Leuchtpunkte werden in unterschiedlichen Stärken gezeigt. Ist ein Licht zu schwach, sodass Sie es nicht sehen, registriert der Computer einen Ausfall für diese Lichtstärke und bietet beim nächsten Mal einen stärkeren Leuchtpunkt an. Bei der statischen Perimetrie werden die Reizmarken an bestimmten festgelegten Stellen gezeigt, sind also im Gegensatz zur kinetischen Perimetrie nicht beweglich. Damit das Ergebnis nicht verfälscht wird, ist es wichtig, dass Sie während der Messung den Blick auf dem Fixierlicht festhalten und nicht den Testmarken nachschauen. Nur dann stimmt die Position der Testlichter auf den Netzhautbezirken im Auge, die man untersuchen möchte. Es wird immer nur ein Auge allein getestet, das andere ist solange mit einer Augenklappe abgedeckt.

Das Messergebnis wird anschließend mit einem standardisierten Normalbefund verglichen (s. dazu Abbildung nächste Seite). Beim Gesunden verteilen sich die wahrgenommenen Lichtpunkte über das gesamte Gesichtsfeld. Beim Glaukom können in bestimmten Bezirken Minderungen auftreten, d. h. hier muss das Licht stärker

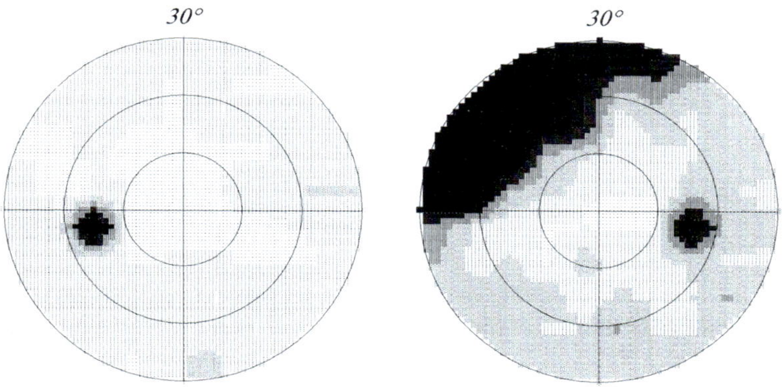

Gesund **Eingeschränkt durch Glaukom**

Das Gesichtsfeld im Messbild
Das Ergebnis der statischen Perimetrie wird in Form eines Zahlenfeldes oder alternativ, wie hier, in einer Art »Landkarte« dargestellt. Die Grauwerte geben an, wie hell ein Lichtreiz sein muss, damit er wahrgenommen wird: je heller die Felder, desto höher die Lichtempfindlichkeit.
Links: Normalbefund beim linken Auge eines Gesunden. Der dunkle Bereich stellt den blinden Fleck dar. Er entspricht der Austrittstelle des Sehnervs, an dem man keine Lichtreize wahrnimmt.
Rechts: Ergebnis beim rechten Auge eines Patienten mit Glaukom. Die schwarze Fläche im äußeren Teil des Gesichtfeldes zeigt Bereiche an, in denen keine Lichtreize mehr wahrgenommen werden können. Das Gesichtfeld ist hier also eingeschränkt. Im Bereich der dunkelgrauen Flächen ist die Lichtempfindlichkeit herabgesetzt.

sein, um gesehen zu werden (so genannter relativer Ausfall). In manchen Fällen kann auch das hellste Licht nicht wahrgenommen werden (totaler Ausfall).

Kinetische Perimetrie

Eine ältere, weniger angewandte Methode ist die kinetische Perimetrie (von *kinese*, griech. = Bewegung). Hier wird mit bewegten Objekten oder Lichtpünktchen geprüft, die in der Regel von außen

Eine Gesichtsfeldmessung kann 10 bis 20 Minuten in Anspruch nehmen.

Drei Tipps für die Gesichtsfeldmessung

Vor allem die erste Perimetermessung wird von vielen Patienten als anstrengend empfunden. Sie ist nicht nur zeitaufwendig, sondern verlangt auch ein hohes Maß an Konzentration. Besonders ältere Patienten fühlen sich manchmal überfordert. Zur Verlaufskontrolle eines Glaukoms gehört die Gesichtsfeldmessung aber unbedingt dazu. Die Untersuchung wird für Sie umso kürzer sein, je routinierter und sicherer Sie damit umgehen. Denken Sie an Folgendes:

→ Sind Sie schlecht ausgeruht oder krank, lässt die Konzentrationsfähigkeit nach, und die Messung wird länger und anstrengender sein. Gegebenenfalls ist es dann besser, den angesetzten Untersuchungstermin zu verschieben.

→ Es ist wichtig, dass Sie Kopf und Augen bei der Messung ruhig halten und nicht den Testlichtern nachschauen, da sonst das Ergebnis verfälscht wird und die Messung wiederholt werden muss. Wenn Sie unbequem sitzen, die Höhe der Kinnstütze nicht passt, Sie Ihre Position aus irgendeinem anderen Grund ändern möchten oder eine Pause brauchen, sollten Sie dies Ihrem Arzt bzw. Arzthelfer gleich mitteilen.

→ Denken Sie während der Messung nicht ständig an ein möglicherweise schlechteres Testergebnis – das beeinflusst die Konzentration. Wenn Sie das Gefühl haben, einige Lichtpunkte nicht zu sehen, ist das noch kein Grund zur Beunruhigung. Fehlerbereiche werden bei der Untersuchung wiederholt.

ACHTUNG

Achten Sie auf eine bequeme Sitzposition und richtige Einstellung der Kinnstütze.

nach innen bis zu dem Punkt herangeführt werden, an dem der Patient sie wahrnimmt.

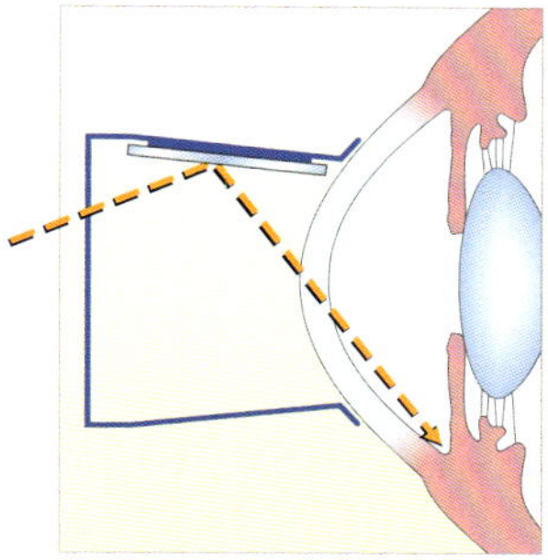

Der Kammerwinkel liegt versteckt am äußeren Rand der Iris. Um ihn zu sehen, muss der Blick mit einem Spiegel im Gonioskop umgelenkt werden.

Überprüfung des Kammerwinkels mit dem Gonioskop

Zur vollständigen Diagnose eines Glaukoms gehört immer auch die Untersuchung des Kammerwinkels. Sie gibt Aufschluss darüber, welche Form des Grünen Stars vorliegt, wie weit oder wie eng also der Kammerwinkel gebaut ist, und ob Anzeichen von Gewebeverwachsungen, einer Entzündung, einer Blutung oder von Gefäßneubildungen (s. Seite 141) vorliegen.

Der Kammerwinkel liegt zwischen Hornhautrückfläche und Regenbogenhaut (Iris) versteckt. Er ist mit der Spaltlampe nicht direkt einsehbar. Man braucht zur Untersuchung ein spezielles Kontakt- bzw. Prismenglas, ein so genanntes *Gonioskop*, das es erlaubt, ähnlich wie mit einem Umlenkspiegel, »um die Ecke« zu sehen. Das Gonioskop wird vom Arzt auf die Hornhaut aufgesetzt, nachdem diese zuvor mit einem Tropfen Betäubungsmittel unempfindlich gemacht wurde. Zusätzlich wird ein Gleitmittel aufgebracht, das die Hornhaut schützt und einen guten Kontakt zwischen Glas und Hornhaut gewährleistet.

Der Arzt verwendet zur Kammerwinkeluntersuchung gerne ein kombiniertes Gerät – ein Drei-Spiegel-Kontaktglas. Es ist mit drei verschiedenen Spiegeln ausgestattet, mit dem quasi »in einem Zug« neben dem Kammerwinkel auch der Augenhintergrund sehr gut untersucht werden kann. Damit spart sich der Arzt das Wechseln des Untersuchungsgerätes zur Augenspiegelung. Auch das Drei-Spiegel-Kontaktglas wird, wie das Gonioskop, auf die Hornhaut aufgesetzt, die dafür ebenfalls vorher örtlich betäubt wird.

Die Behandlung

Das Ziel einer Glaukombehandlung ist, den zu hohen Augendruck zu senken, um weiteren Schäden vorzubeugen und das noch bestehende Sehvermögen zu erhalten. Prinzipiell kann man dies mit **Medikamenten** oder durch einen **operativen Eingriff** erreichen.

Auf welchen Wert der Augendruck gesenkt wird, lässt sich nicht pauschal sagen, da es keinen absoluten Augeninnendruck gibt, der für jeden gelten kann. Der Arzt muss einen **individuellen »Zieldruck«** finden, der sich nach dem Gesamtbild aller Befunde richtet. Darüber hinaus werden die verschiedenen Glaukomformen z. T. unterschiedlich behandelt, jedoch ist die Gabe von Medikamenten in der Regel der erste Schritt. So gut wie immer werden dabei Augentropfen verschrieben. Auf Tabletten greift man eigentlich nur beim Glaukomanfall zurück (s. nächste Seite).

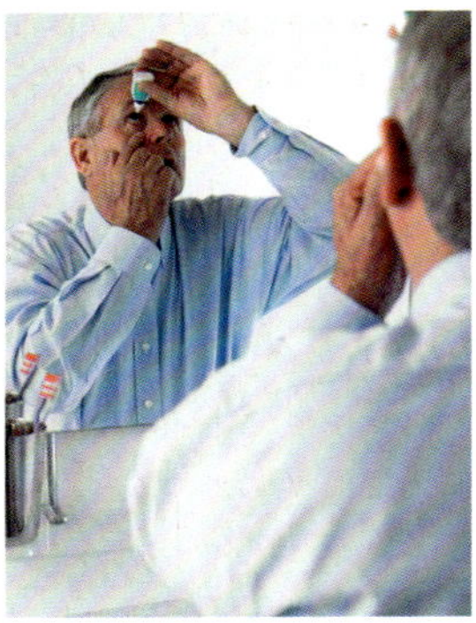

Beim chronischen Glaukom können Augentropfen den Druck wirksam senken.

Gegenüber Tabletten haben Tropfen den Vorteil, dass sie genau dort wirken, wo sie gebraucht werden, und dass eine kleine Dosis genügt. Der Gesamtorganismus wird weniger belastet, und unerwünschte Wirkungen lassen sich auf ein Minimum reduzieren. Ihr Nachteil: Falsch angewendet wirkt die Arznei nicht oder nicht ausreichend. Das richtige Eintropfen ins Auge bzw. in den Bindehautsack ist also wichtig, damit sich die Arzneiwirkung voll entfalten kann. Auf Seite 174 und 176 finden Sie Extra-Tipps, wie Sie Augentropfen richtig handhaben.

Das **chronische Offenwinkelglaukom**, unter dem die meisten Patienten leiden, wird in der Regel lebenslang mit Augentropfen therapiert. Die Frage nach einer Operation stellt sich beim Offenwinkelglaukom meist nur, wenn die Tropfbehandlung keinen Erfolg zeigt.

Auch das **Engwinkelglaukom** wird man zunächst mit Augentropfen behandeln. Allerdings können einige Glaukommedikamente aus bestimmten Gründen hier nicht eingesetzt werden (s. dazu Seite 167). Ein akuter **Glaukomanfall** wird, möglichst nach vorheriger Drucksenkung, operiert (s. Seite 179). Die erste Sofortmaßnahme besteht jedoch darin, umgehend ein schnell wirksames, drucksenkendes Medikament zu geben, da es sich um eine absolute Notsituation handelt. Die extrem hohen Druckwerte beim Glaukomanfall können den Sehnerv sehr schnell schädigen und das Sehvermögen akut in Gefahr bringen. Der Arzt wird das entsprechende Mittel spritzen oder Tabletten geben – die stärkste Wirkung erzielt der Karboanhydrasehemmer *Acetazolamid* (s. Seite 167). Beim **kindlichen Glaukom** ist in der Regel eine Operation von vornherein nötig (s. auch Seite 136).

Der akute Glaukomanfall und das frühkindliche Glaukom müssen in der Regel operiert werden.

Schutz für den Sehnerv (Neuroprotektion)

In jüngster Zeit wird der Rolle der **Durchblutung** der Sehnervenscheibe bei der Entstehung von Glaukomschäden immer mehr Beachtung geschenkt (s. Seite 128). Dies wirkt sich auch auf die Behandlung des Glaukoms aus. Dementsprechend haben manche Therapieversuche zum Ziel, die Durchblutung des Sehnervs zu verbessern. Inwieweit dies tatsächlich hilft, ist noch nicht abschließend geklärt. So kann in diesem Rahmen die Behandlung nicht nur eines zu hohen, sondern auch eines zu niedrigen Blutdrucks angezeigt sein (s. auch Seite 178), da hierbei auch die Durchblutung der Papille gestört sein kann. Bei einem unzureichend regulierten Glaukom wird daher auch u. U. der behandelnde Internist oder Allgemeinarzt einbezogen.

Die Wirksamkeit durchblutungsfördernder Medikamente bei Glaukom ist noch nicht eindeutig bewiesen.

Achtung

Eine abrupte Senkung eines hohen Blutdrucks muss augenärztlich begleitet werden, um eine eventuell damit einhergehende mangelhafte Durchblutung des Sehnervs zu vermeiden.

Es wird versucht – unabhängig von der Augendrucksenkung – schützend auf den Sehnerven einzuwirken. Der sog. Kalzium-Antagonist Nifedepin hat sich als wirksam gegen Gesichtsfeldausfälle erwiesen. Dies hat allerdings auch Nebenwirkungen, da das Medikament bei Menschen mit entsprechender Veranlagung den Blutdruck senkt. Dies ist natürlich auch nicht erwünscht, wenn der betreffende Patient sowieso einen niedrigen Blutdruck hat.

Auch dem nebenwirkungsarmen Magnesium wird eine Schutzwirkung zugeschrieben, ohne dass dies allerdings bewiesen ist.

Zur richtigen Zeit mit der Therapie beginnen

Den besten Zeitpunkt für den Behandlungsbeginn zu finden, ist nicht immer leicht.

Die Entscheidung, wann mit der Tropfbehandlung begonnen werden soll, ist auch nach Erhebung aller Untersuchungsbefunde manchmal nicht einfach zu treffen. Auf der einen Seite ist der Grüne Star, wie Sie bisher gesehen haben, eine Erkrankung, die möglichst frühzeitig erkannt und behandelt werden muss, damit es nicht zu einem Sehverlust kommt, denn die einmal verloren gegangene Sehfähigkeit ist nicht – wie beim Grauen Star – durch eine Operation wiederherzustellen.

Mit der richtigen Therapie lässt sich das noch vorhandene Sehvermögen erhalten.

Auf der anderen Seite wird die Entscheidung, ob oder ob noch nicht behandelt werden soll, für den Arzt durch die Tatsache erschwert, dass es eine Grauzone gibt, in der der Augeninnendruck weder sicher als gesund, noch sicher als krankhaft eingestuft werden kann (s. Seite 122). Gleichzeitig darf er auch nicht außer Acht lassen, dass ein Normal- oder Niederdruckglaukom (s. Seite 139) vorliegen kann, bei dem der Augendruck nicht erhöht ist. Die Betroffenen leiden in diesem Fall unter einem individuell zu hohen Augeninnendruck, der auf sehr niedrige Werte abgesenkt werden muss. Wie tief der Druck gesenkt wird, ist individuell verschieden und muss vom Arzt im Einzelfall entschieden werden.

Auch wenn der Augendruck nicht erhöht ist, kann eine Drucksenkung nötig sein.

Die Frage, wann mit einer Therapie begonnen werden soll, ist also immer eine individuelle Entscheidung, die der Augenarzt nach eigenem Ermessen und von Fall zu Fall abwägen muss. Manchmal, wenn das Glaukom nicht zweifelsfrei nachgewiesen werden kann, wird er möglicherweise zögern, eine langfristige medikamentöse Therapie zu beginnen. In dieser Situation kann der Arzt unter Umständen zunächst niedrig dosierte Augentropfen verschreiben und beobachten, wie die Behandlung verläuft.

Medikamente sorgen für Druckentlastung

Noch in den 1960er Jahren hatte der Arzt lediglich die Wahl zwischen wenigen Arzneimitteln und der Operation. Heute stehen ihm mehr als 20 verschiedene Substanzen zur Verfügung, die mit ihren speziellen Vor- und Nachteilen individuell auf den Patienten und seine Bedürfnisse abgestimmt ausgewählt werden können. Grundsätzlich lässt sich der Augeninnendruck mit Augentropfen auf zwei Arten senken:

→ durch Verbesserung des Kammerwasserabflusses und
→ durch Senkung der Kammerwasserproduktion.

Die einzelnen Wirkstoffe, die wir Ihnen auf den nächsten Seiten vorstellen, gehören zu insgesamt sechs Arzneimittelgruppen. Sie unterscheiden sich außer in ihrer Wirkung auch in ihrer Anwendungsweise, d. h. sie müssen unterschiedlich häufig getropft werden. Im Allgemeinen sind alle diese Mittel gut verträglich, jedoch muss man bei jedem Medikament immer auch mit gewissen unerwünschten Wirkungen rechnen. Für die Wahl des für Sie geeigneten Mittels spielt es eine Rolle, welche Glaukomform bei Ihnen vorliegt, zu welchen unerwünschten Wirkungen es bei den einzel-

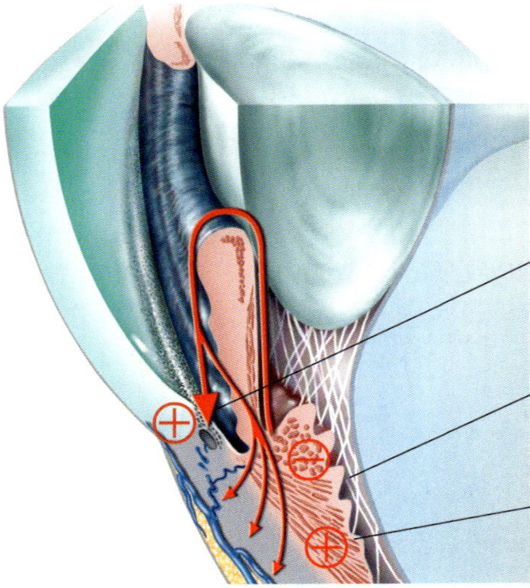

So wirken Medikamente bei Glaukom:

Sie erhöhen den Kammerwasserabfluss am Trabekelwerk,

senken die Kammerwasserproduktion des Ziliarkörpers

oder erhöhen den uveoskleralen Abfluss (s. Seite 125).

nen Substanzen kommen kann und welche Gegenanzeigen es gibt. Auch eventuell vorliegende Allgemeinerkrankungen müssen berücksichtigt werden.

Eine Kombination verschiedener Mittel ist immer nur ein zweiter Schritt, wenn die Behandlung mit einem Medikament allein keine ausreichende Wirkung zeigt. Die Zusammenstellung wird der Arzt dann genau auf den einzelnen Betroffenen abstimmen.

Manchmal ist es sinnvoll, verschiedene Medikamente miteinander zu **kombinieren** und sich die unterschiedlichen Wirkungsweisen zunutze zu machen. Das hängt vom Einzelfall ab. Der Arzt wird also auch bei der Suche nach dem passenden Wirkstoff immer individuell entscheiden. Ab Seite 170 finden Sie die hier genannten Substanzen, ihre Wirkungsweise und Anwendung nochmals in einer Übersicht zusammengefasst.

❶ Betablocker

Diese Medikamente sind eigentlich besser bekannt als Mittel zur Bluthochdruckbehandlung. Aber auch bei zu hohem Augeninnendruck haben sie sich seit langem bewährt, da sie die Neuproduktion von Kammerwasser wirksam drosseln können. Oft wird mit Betablockern in Form von Augentropfen die Behandlung zunächst begonnen. Gängige Mittel sind *Timolol, Levobunolol, Carteolol, Metipranolol* und *Betaxolol*. Im Vergleich zu manchen anderen Substanzen besitzen sie eine lange Wirkungsdauer. In der Regel müssen sie zweimal am Tag getropft werden. Häufigeres Tropfen verbessert die Wirkung nicht. Betablocker sind Stoffe, die gezielt die *Betarezeptoren* im Körper besetzen und blockieren – daher ihr Name. Rezeptoren wiederum sind Bindungsstellen u. a. für körpereigene Botenstoffe, beispielsweise Hormone. Bei den Betarezeptoren handelt es sich um ganz spezielle Haftstellen für die Stresshormone *Adrenalin* und *Noradrenalin*.

Meist Mittel der ersten Wahl: Betablocker mindern die Kammerwasserbildung.

Diese sitzen vor allem an Blutgefäßen, am Herzen, aber auch an vielen anderen Organen. Dadurch können die Stresshormone auf den ganzen Organismus und insbesondere auf das Herz-Kreislauf-System einwirken. Sie erhöhen z. B. bei Bedarf (Stress oder körperliche Anstrengung) den Blutdruck und die Herzfrequenz und erweitern die Bronchien. Werden die Haftstellen mit bestimmten Arzneimitteln blockiert, bleibt die Hormonwirkung aus oder wird abgeschwächt.

Betarezeptoren, das Ziel der Betablocker, sitzen am Herzen, an den Bronchien und anderen Organen wie dem Auge.

In der Glaukomtherapie haben Betablocker gegenüber einigen anderen Medikamenten, wie etwa *Pilocarpin* (s. Seite 165), vor allem zwei Vorteile: Zum einen lösen sie als Nebenwirkung keine Pupillenverengung aus, was besonders bei älteren Menschen, die gleichzeitig unter Grauem Star, also einer getrübten Augenlinse, leiden, zu einer Sehverschlechterung führen könnte. Zum anderen beeinflussen sie den Ziliarmuskel und damit die Entfernungseinstellung der Linse nicht, rufen also auch kein unscharfes Sehen hervor.

Betablocker haben jedoch auch gewisse Nachteile: Sie tragen, selbst bei lediglich örtlicher Anwendung am Auge, das Risiko, unerwünschte Wirkungen auf das Herz-Kreislauf-System und die Lunge hervorzurufen, sind also nicht für jeden geeignet und dürfen beispielsweise bei Asthma nicht verschrieben werden (s. Kasten unten). Darüber hinaus mindern sie die Tränensekretion und können dadurch die Hornhautempfindlichkeit erhöhen. Wer, wie zumeist ältere Menschen, zu trockenen Augen neigt oder Kontaktlinsen trägt und daher einen ausreichenden Tränenfilm braucht, der wird mit Betablockern weniger gut zurechtkommen.

ACHTUNG

Betablocker beeinflussen Herz, Kreislauf sowie die Bronchien und sind daher z. B. bei Asthma nicht geeignet.

Betablocker zur Glaukomtherapie dürfen aufgrund ihrer speziellen Wirkung auf Blutdruck, Herzfrequenz und Bronchien nicht eingesetzt werden bei:

→ Asthma und asthmatischer sowie spastischer Bronchitis

→ bestimmten Formen von Herzrhythmusstörungen (AV-Block 2. und 3. Grades)

→ zu langsamem Herzschlag (Bradykardie) unter 50 Schlägen pro Minute

→ stärkerer Herzschwäche (Herzinsuffizienz)

Vorsicht ist auch bei ausgeprägter Neigung zu niederem Blutdruck geboten.

❷ Parasympathomimetika

Sie sind die älteste Medikamentengruppe in der Glaukomtherapie. Das bereits erwähnte pflanzliche *Pilocarpin* gehört hierher, das synthetisch hergestellte *Aceclidin* sowie das länger wirkende *Carbachol*, das aber nicht so häufig verschrieben wird. Der Name Parasympathomimetika weist bereits auf die Wirkungsweise dieser Arzneimittelgruppe hin: Sie alle beeinflussen den *Parasympathikus*, einen der beiden Anteile des unwillkürlichen, vegetativen Nervensystems. Weil sie über diese Wirkung eine Verengung der Pupille auslösen – der Fachbegriff dafür lautet *Miosis* –, nennt man die Mittel alternativ auch *Miotika*. Genau auf dieser Wirkung basiert auch ihre augendrucksenkende Komponente. Als Folge der Pupillenengstellung öffnen sich nämlich die Abflusswege für das Kammerwasser im Kammerwinkel, d. h. die Maschen im Trabekelwerk weiten sich, sodass wieder mehr Flüssigkeit abfließen kann.

Pilocarpin ist bei **chronischem Glaukom** das am längsten bekannte und angewandte Arzneimittel. Es wird aus dem südamerikanischen Jorandistrauch gewonnen. Sein wissenschaftlicher Name lautet *Pilocarpus pennatifolius*. Bereits vor über 100 Jahren hat man es zur Senkung eines zu hohen Augeninnendrucks verwandt. Heute ist sein Einsatzgebiet hauptsächlich das Engwinkelglaukom.

Pilocarpin wird aus den Blättern des südamerikanischen Jorandistrauches gewonnen.

Die Wirkung von Pilocarpin hält mit ungefähr sechs bis acht Stunden nur vergleichsweise kurz an, deshalb muss es häufiger, etwa drei- bis viermal täglich, getropft werden. Für die Nacht verschreibt der Arzt – anstelle von Tropfen – eine pilocarpinhaltige Salbe, Gel oder Öl, die nicht so schnell ausgewaschen werden und den Wirkstoff über einen längeren Zeitraum an das Auge abgeben. Tagsüber sind Öle, Gele oder Salben weniger geeignet, da sie einen Fettfilm auf der Hornhaut bilden, der den Blick verschleiert.

Pilocarpin eignet sich auch zur Behandlung des **akuten Glaukomanfalls**. Zunächst tropft der Arzt es in kürzeren zeitlichen Abständen von wenigen Minuten, später in größeren Abständen in das betroffene Auge. Der Glaukomanfall ist meist einseitig, trotz-

Beim Glaukomanfall wird Pilocarpin in kurzen zeitlichen Abständen getropft.

dem wird auch das andere Auge – meist dreimal am Tag – mitbehandelt.

Wie stark die Wirkung von Pilocarpin auf die Pupille ist, hängt von der Dosierung ab: Hohe Dosen können besonders bei jüngeren Menschen eine sehr starke Verengung der Pupille hervorrufen. Sie kann sich bis auf Stecknadelkopfgröße zusammenziehen und die Sicht dadurch regelrecht verdunkeln. Bei Dunkelheit sowie bei bestehenden Linsentrübungen verschlechtert sich das Sehvermögen durch die Pupillenverengung ebenfalls.

Nachteile von Pilocarpin: Es muss relativ häufig getropft werden und beeinflusst Pupille und Ziliarkörper.

Ein weiterer Nachteil: Pilocarpin beeinflusst auch den Ziliarmuskel und damit die Akkommodationsfähigkeit der Linse, was zu vorübergehend unscharfem Sehen führen kann. Vor allem jüngere Patienten reagieren auf Pilocarpin häufig empfindlich und bekommen schmerzhafte Beschwerden durch einen Krampf des Ziliarmuskels *(Akkommodationskrampf)* oder entwickeln eine vorübergehenden Kurzsichtigkeit. Bei älteren Patienten tritt dieser unerwünschte Effekt aufgrund der im Alter nachlassenden Akkommodationsfähigkeit des Ziliarmuskels seltener auf. Alle Parasympathomimetika können auch Kopfschmerzen verursachen.

Sympathomimetika wie Dipivalylepinephrin sind chemisch mit dem Stresshormon Adrenalin verwandt.

❸ Sympathomimetika

Substanzen dieser Gruppe sind chemisch mit dem Stresshormon *Adrenalin* verwandt, wie z. B. *Dipivalylepinephrin*. Lange Zeit war auch Adrenalin selbst im Einsatz. Doch es erzeugte zu viele unerwünschte Wirkungen. Sympathomimetika wirken – im Gegensatz zu den eben besprochenen Parasympathomimetika – auf den anderen Teil des vegetativen Nervensystems, den *Sympathikus*, ein. Sie verbessern den Kammerwasserabfluss und reduzieren zusätzlich die Kammerwasserproduktion. Gleichzeitig haben diese Mittel eine pupillenerweiternde Wirkung.

Eine Untergruppe der Sympathomimetika sind die Alpha-2-adrenergen Substanzen bzw. **Alpha-2-Agonisten**, die ebenfalls die Kammerwasserproduktion mindern. *Clonidin, Apraclonidin* und *Brimonidin* gehören in diese Gruppe. Weil diese Substanzen gezielter, nur auf spezielle so genannte Alpha-2-Rezeptoren des sympathischen Nervensystems, einwirken, haben sie weniger unerwünschte Wirkungen. Allerdings kann es bei der Behandlung mit Clonidin zu einem erheblichen Blutdruckabfall kommen, was die Durchblutung des Sehnervs gefährden kann.

Die Alpha-2-Agonisten Clonidin, Apraclonidin und Brimonidin sind eine Weiterentwicklung der Sympathomimetika.

❹ Karboanhydrasehemmer

Karboanhydrasehemmer sind Substanzen, die, wie der Name sagt, die Wirkung der *Karboanhydrase* hemmen. Dieses Enzym kommt im ganzen Körper vor und ist u. a. an der Bildung des Kammerwassers im Auge beteiligt. Aufgrund seiner wassertreibenden Wirkung wurde der Karboanhydrasehemmer *Acetazolamid* ursprünglich als Entwässerungsmittel *(Diuretikum)* z. B. bei Bluthochdruck und Herzschwäche eingesetzt, ist dann aber durch andere Diuretika verdrängt worden. Heute wird Acetazolamid vorwiegend in der Glaukomtherapie verwendet. Acetazolamid kann nur in Form von Tabletten oder als Spritze zur Injektion in eine Vene eingesetzt werden. Bei einer längerfristigen Einnahme, wie sie für eine Langzeitbehandlung des Glaukoms notwendig wäre, ruft das Mittel jedoch erhebliche Nebenwirkungen hervor, wie starken Kalium- und Natriumverlust, Kopfschmerzen, Unwohlsein, Gewichtsabnahme und Herz-Kreislauf-Beschwerden.

ACHTUNG

Beim Engwinkelglaukom dürfen Sympathomimetika nicht eingesetzt werden, da diese Substanzen durch ihre pupillenerweiternde Wirkung einen Glaukomanfall auslösen könnten.

Dagegen ist Acetazolamid für die kurzfristige Behandlung, wie beim akuten Glaukomanfall, wichtig, da es den Augendruck rasch und wirksam senkt. Auch vor Augenoperationen wird es zur Drucksenkung verwendet (s. Seite 98). Gegen den dabei auftretenden Kaliumverlust helfen Kaliumtabletten oder auch der Verzehr von Aprikosen.

Acetazolamid wird in der Notfallbehandlung des akuten Glaukomanfalls als Tablette oder Spritze gegeben.

Derzeit sind *Dorzolamid* und *Brinzolamid* als Augentropfen erhältlich. Damit eignen sich diese Karboanhydrasehemmer auch zur örtlichen Tropftherapie.

Es gibt auch Karboanhydrasehemmer, die in Form von Augentropfen wirksam sind und damit auch zur Langzeittherapie des chronischen Glaukoms in Frage kommen. Es sind dies die Substanzen *Dorzolamid* und *Brinzolamid*. Sie lassen sich darüber hinaus gut mit anderen Glaukom-Medikamenten kombinieren und beeinflussen die Pupille nicht. Die erwähnten Nebenwirkungen der Karboanhydrasehemmer treten bei örtlicher Anwendung am Auge nicht auf. Allerdings sind allergische Reaktionen möglich, und es kann zu Missempfindungen wie Brennen oder Fremdkörpergefühl kommen. Beide Mittel müssen zwei- bis dreimal täglich getropft werden.

❺ Prostaglandine

Prostaglandine wurden ursprünglich in der Samenflüssigkeit entdeckt, und man glaubte fälschlicherweise, sie würden in der Prostata produziert – daher ihr irreführender Name.

Prostaglandine sind körpereigene Botenstoffe, die in allen Organen vorkommen und vielfältige Wirkungen haben. Sie spielen u. a. eine wichtige Rolle bei der Funktion der Magenschleimhaut und bei Entzündungsvorgängen. Als Medikament beim Glaukom sind Prostaglandine bzw. aus ihnen abgeleitete Substanzen (Prostaglandinderivate) in der Lage, den Kammerwasserabfluss zu steigern. Jedoch verbessern sie nicht den Abfluss im Kammerwinkel, sondern den *uveoskleralen* Abfluss, einen »Nebenweg« des Kammerwassers nach außen, der durch die Zwischenräume des Ziliarmuskels zu venösen Blutgefäßen unter der Lederhaut erfolgt (s. Abb. Seite 124). Zu diesen Mitteln gehören *Latanoprost* und *Travoprost*. Die Vorteile: Beide Mittel werden nur **einmal** täglich getropft, sie sind gut verträglich und zur Kombination mit anderen Glaukom-Medikamenten geeignet. Es kann als Nebenwirkung zu einem erhöhten Wimpernwachstum sowie zur verstärkten Pigmentierung und damit Verfärbung der Regenbogenhaut kommen, was bei einseitigem Tropfen mitunter auch kosmetisch stört. Der Grund hierfür ist noch unklar.

❻ Prostamide

Den Prostaglandinen strukturell verwandt sind die *Prostamide,* zu denen der Wirkstoff *Bimatoprost* gehört. Er verbessert nicht nur den uveoskleralen, sondern auch den *trabekulären* Abfluss des Kammerwassers (s. Seite 125). Bimatoprost wird ebenfalls nur einmal am Tag getropft. Zu den Nebenwirkungen gehören bisweilen stärkeres Wimpernwachstum, Augenjucken, eine vermehrte Blutfülle der Bindehaut, ebenso eine intensivere Pigmentierung der Regenbogenhaut.

Zur nachfolgenden Tabelle: Lesen Sie bei jedem Medikament stets aufmerksam den Beipackzettel und sprechen Sie mit Ihrem Arzt.

Die wichtigsten Präparate zur Glaukombehandlung

Wirkstoffgruppe/Wirkstoff	Wirkungsweise	angezeigt bei
Betablocker		
Timolol Levobunolol Carteolol Metipranolol Betaxolol	vermindern die Bildung des Kammerwassers	chron. Offenwinkelglaukom sekundäre Glaukome
Parasympathomimetika		
Pilocarpin	verbessern den Abfluss des Kammerwassers im Kammerwinkel durch Pupillenverengung	chron. Offenwinkelglaukom, Engwinkelglaukom, auch akuter Glaukomanfall
Aceclidin Carbachol		chron. Offenwinkelglaukom, alternativ zu Pilocarpin
Sympathomimetika		
Dipivalylepinephrin (Dipivefrin)	verbessern den Abfluss und hemmen die Produktion des Kammerwassers	chron. Offenwinkelglaukom
Alpha-2-Agonisten		
Clonidin Apraclonidin Brimonidin	verbessern den Abfluss des Kammerwassers	chron. Offenwinkelglaukom
Karboanhydrasehemmer		
Acetazolamid	vermindern die Bildung des Kammerwassers	Sofortbehandlung bei akutem Glaukomanfall
Dorzolamid Brinzolamid		chron. Offenwinkelglaukom

Anwendung*	**unerwünschte Wirkungen/Gegenanzeigen (Auswahl)**
Augentropfen, 1- bis 2-mal täglich	nicht anwenden bei: Asthma, chronischer Bronchitis, starker Herzschwäche, Herzrhythmusstörungen (zu langsamem Herzschlag unterschiedlicher Ursache), ausgeprägt niederem Blutdruck
am Tag: Augentropfen, i.d.R. 3- bis 4-mal täglich in der Nacht: Salben, Öle	u. U. starke Kopfschmerzen und Sehverschlechterung durch Pupillenverengung, vor allem bei gleichzeitigem Grauen Star; Ziliarmuskelkrämpfe mit vorübergehender Kurzsichtigkeit bei jüngeren Patienten
Augentropfen, i.d.R 2- bis 3-mal täglich	nicht anwenden bei: Engwinkelglaukom, Bindehautreizung, Allergien möglich, nicht bei fehlender Augenlinse = Aphakie (Gefahr einer Makulaschädigung)
Augentropfen, i.d.R. 2- bis 3-mal täglich	Rötung und Juckreiz im Auge, Blutdrucksenkung (v. a. bei Clonidin); Brimonidin nicht zusammen mit Monoaminooxidasehemmern
Tabletten, Spritze	allg. Unwohlsein, Gewichtsverlust, Störungen des Geschmackssinns, Kribbeln in den Fingern, Kaliumverlust
Augentropfen, i.d.R. 2- bis 3-mal täglich	kurzfristiges Augenbrennen, Allergien möglich

* Die Angaben zur Anwendung sind Richtwerte und können sich im Einzelfall ändern. Ebenso können nicht alle Nebenwirkungen aufgeführt werden. Halten Sie sich an die Angaben Ihres Arztes bzw., wenn nicht anders verordnet, an die Hinweise in der Packungsbeilage.

Die wichtigsten Präparate zur Glaukombehandlung (Fortsetzung)

Wirkstoffgruppe/Wirkstoff	Wirkungsweise	angezeigt bei
Prostaglandinabkömmlinge Latanoprost Travoprost	erhöhen den uveoskleralen Kammerwasserabfluss	chron. Offenwinkelglaukom
Prostamide Bimatoprost	erhöht uveoskleralen u. trabekulären Kammerwasserabfluss	chron. Offenwinkelglaukom

Augentropfen: so klappt es

Der Erfolg einer medikamentösen Behandlung des Grünen Stars hängt ganz wesentlich davon ab, dass Sie die Augentropfen regelmäßig und zuverlässig anwenden. Die Tropfen senken den Augendruck vorübergehend. Je nach Arzneimittel hält die Wirkung zwischen wenigen Stunden und einem ganzen Tag an. Wird unregelmäßig getropft, kann es sein, dass das Mittel nicht ausreichend wirkt, das Glaukom weiter voranschreitet und sich die Beschwerden verschlimmern. Oft ist die Mitarbeit der Patienten nicht so, wie der Arzt sie sich wünschen würde. Dies kann viele Gründe haben. Weil die positive Wirkung der Medikamente nicht direkt spürbar ist, lassen manche immer wieder eine oder mehrere Anwendungen aus. Andere tropfen nur kurz vor dem nächsten Arzttermin. Auch bisweilen auftretende unerwünschte Wirkungen oder Unannehmlichkeiten führen oft dazu, dass Tropftermine nicht eingehalten werden. Gerade das unregelmäßige Tropfen ist jedoch ein nicht zu unterschätzender Grund für ein Voranschreiten des Grünen Stars.

Anwendung*	unerwünschte Wirkungen/Gegenanzeigen (Auswahl)
Augentropfen, 1-mal täglich	Verfärbung der Iris, Allergien, evtl. Wiederaufflammen einer abgeklungenen Augenentzündung, verstärktes Wimpernwachstum; nicht bei: Linsenlosigkeit, bei Patienten mit Kunstlinse und nicht intakter Linsenkapsel, bei zystoidem Makulaödem
Augentropfen, 1-mal täglich	Augenjucken, Wimpernwachstum, vermehrte Blutfülle der Bindehaut, Irispigmentierung

* Die Angaben zur Anwendung sind Richtwerte und können sich im Einzelfall ändern. Ebenso können nicht alle Nebenwirkungen aufgeführt werden. Halten Sie sich an die Angaben Ihres Arztes bzw., wenn nicht anders verordnet, an die Hinweise in der Packungsbeilage.

Wenn Sie die Tropfen nicht vertragen

Kein Medikament ist frei von unerwünschten Wirkungen. Kurzzeitiges Brennen oder Rötung des Auges nach dem Eintropfen kann vorkommen; pilocarpinhaltige Tropfen können wirkstoffbedingt zu vorübergehendem Brennen führen. Diese Art von Beschwerden sind harmlos, wenn auch unangenehm und sollten Sie keinesfalls vom weiteren Tropfen abhalten. Hält die Reizung allerdings länger an, dann suchen Sie den Augenarzt auf. Starke oder regelmäßige Rötung der Bindehaut, Juckreiz oder Reizungen am Lidrand können Anzeichen einer allergischen Reaktion sein. Diese muss nicht unbedingt gegen einen Wirkstoff, sondern kann auch gegen einen anderen Inhaltsstoff, etwa ein Konservierungsmittel, gerichtet sein. Bei Unverträglichkeit ist es oftmals möglich, auf ein anderes Medikament oder eine andere Darreichungsform auszuweichen. Eine Reihe von Präparaten ist in Einzeldosen für die Einmalverwendung erhältlich und frei von Konservierungsstoffen.

Einzelne Wirkstoffe sind als **Einmaldosen** verpackt – sie kommen ohne den Zusatz von Konservierungsmitteln aus, was die Wahrscheinlichkeit einer allergischen Reaktion verringert.

ACHTUNG

Bei einer Kombinationstherapie sollte genügend Zeit zwischen den getropften Mitteln liegen.

Unerwünschte Wirkungen eines bestimmten Wirkstoffes sind ebenfalls immer möglich. Die wichtigsten finden Sie in der Tabelle auf den Seiten 170–173. Einer Reihe solcher Beschwerden, z. B. Kopfschmerzen, können jedoch auch andere körperliche Störungen zugrunde liegen, deren Auftreten zufällig zeitlich mit der Glaukomtherapie zusammentrifft. Derartige Beschwerden muss der Augenarzt abklären. Brechen Sie die Behandlung bei Problemen daher nicht einfach selbstständig ab, sondern sprechen Sie erst mit Ihrem Augenarzt. Oft genügt auch schon ein Telefonanruf in der Praxis, um Fragen zu klären.

TIPP

Lassen Sie sich durch die Alarmfunktion Ihres Handys an das Tropfen erinnern!

Tropfzeiten und -mengen genau einhalten

Wie häufig und zu welcher Tageszeit getropft werden muss, ist für den Therapieerfolg entscheidend. Ein zu kurzer oder zu langer Zeitraum zwischen den Anwendungen kann die Wirksamkeit des Mittels beeinflussen. Daher sollten Sie möglichst keinen Tropftermin verpassen. Falls Sie das Tropfen doch einmal vergessen, ist das noch nicht weiter schlimm. Setzen Sie es normal fort. Achten Sie jedoch darauf, dass es nicht häufiger vorkommt. Hilfreich ist es, eine Strichliste zu führen, in die Sie Ihr Tropfschema eintragen und die erledigten Termine abhaken.

Wer eine Kombinationstherapie bekommt und mehrere Medikamente tropft, sollte einen Tropfabstand von mindestens fünf, besser zehn Minuten zwischen den Mitteln einhalten, da sonst das erste Mittel von dem zweiten aus dem Auge ausgewaschen wird und seine Wirkung nicht richtig entfalten kann. Halten Sie sich auch an die angegebene Tropfmenge. Viel hilft nicht unbedingt viel. Zu vieles Tropfen kann unter Umständen auch zu Überdosierungserscheinungen mit entsprechenden unerwünschten Wirkungen kommen.

Richtiges Tropfen will gelernt sein

Lassen Sie sich die Handhabung der Tropfen vom Arzt zeigen. Sorgfältiges Eintropfen ist entscheidend dafür, dass sich das Medikament auf der Hornhautoberfläche verteilen kann und nicht durch übermäßiges Zwinkern oder Tränenreaktion schnell wieder ausgewaschen wird. Wenn Sie sich mit dem Eintropfen schwer tun, weil es Ihnen unangenehm ist oder Sie Angst haben, das Auge versehentlich zu berühren und zu verletzen, dann probieren Sie es erst unter der Anleitung des Arztes an sich aus. Sie werden feststellen, dass es eigentlich gar nicht so schwierig ist und Sie mit entsprechender Übung auch die Scheu davor verlieren.

Das Mittel soll sich gut verteilen und möglichst nicht wieder aus dem Auge herausgepresst werden.

Ältere und betreuungsbedürftige Menschen können meist nicht mehr selbst tropfen und brauchen Hilfe. Dann wird der Arzt dem Betreuer das Tropfen erklären und demonstrieren. Betreuungsbedürftige kneifen gerne die Augen zu, wenn der Tropfer sich nähert. Das Tropfen geht bei ihnen am einfachsten, wenn sie liegen. Zieht der Betreuer dann das Unterlid leicht weg, ist die Lidspalt weit genug, um den Tropfen aufzunehmen.

→ In dem nachfolgenden Kasten finden Sie eine kurze Anleitung zum richtigen Tropfen.

So tropfen Sie richtig

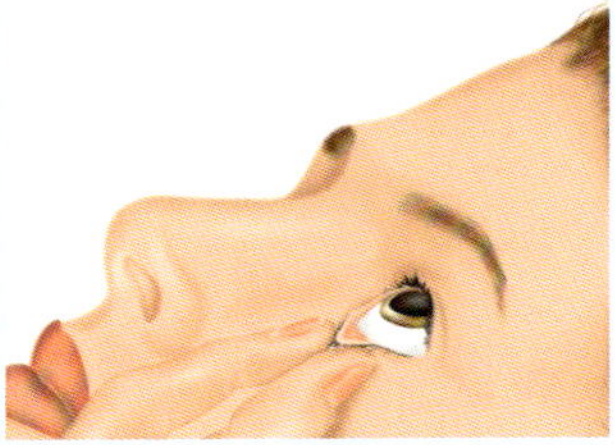

1

Lehnen Sie den Kopf leicht zurück und schauen Sie nach oben, damit Sie möglichst wenig zwinkern. Ziehen Sie nun mit zwei Fingern das Unterlid vorsichtig vom Auge weg, sodass sich eine Tasche bildet.

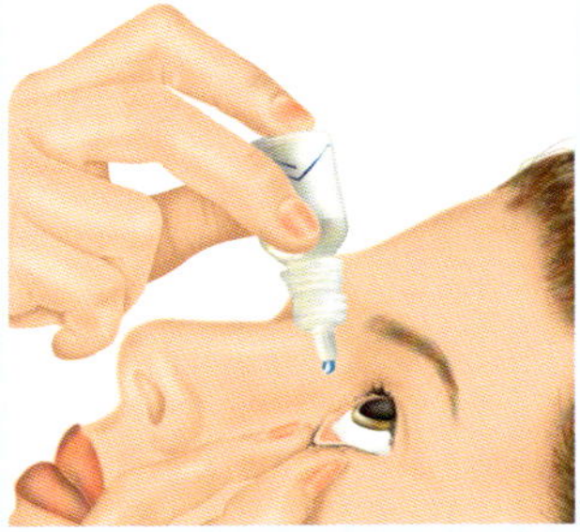

2

Halten Sie die Flasche mit dem Tropfer nach unten möglichst nah über das Auge, aber ohne es zu berühren. Geben Sie einen Tropfen in den Bindehautsack und lassen das Unterlid los.

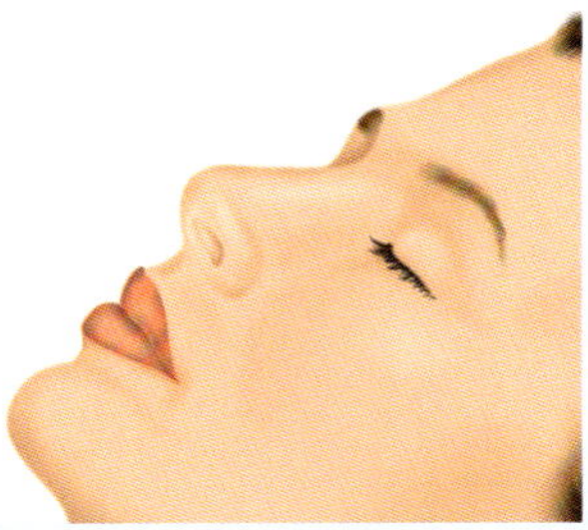

3

Schließen Sie für einige Sekunden sanft die Augen. Nicht zukneifen, sonst wird die Flüssigkeit wieder herausgepresst. Wichtig ist, dass sich der ganze Tropfen auf dem Auge verteilt.

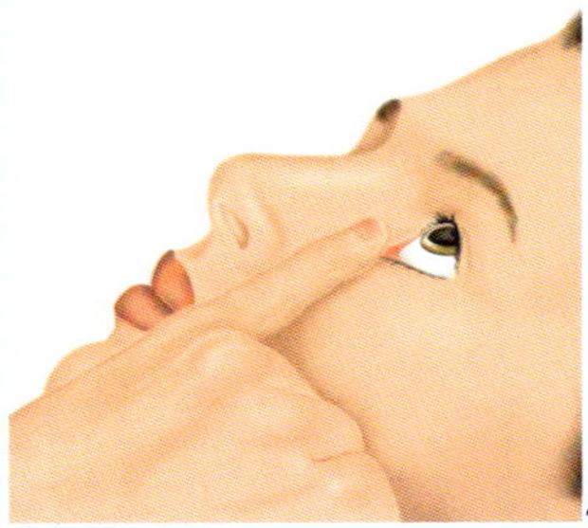

4

Um die Einwirkzeit des Mittels zu verlängern, können Sie mit dem Finger kurze Zeit auf das Tränenpünktchen drücken, damit die Flüssigkeit dort nicht zu schnell abfließt.

Weitere nützliche Tipps zum Thema Augentropfen:

→ Das Medikamentenfläschchen soll stets hygienisch sauber gehalten werden: Waschen Sie vor dem Eintropfen die Hände, und vermeiden Sie die Berührung der Tropferspitze. Sie sollte auch nicht abgespült oder abgewischt werden. Verschließen Sie das Fläschchen unmittelbar nach Gebrauch wieder.

→ Einzeldosisbehälter aus Kunststoff nicht aufreißen, da sonst scharfe Kanten entstehen. Am besten den Deckel abdrehen oder mit der Schere aufschneiden.

→ Lagern Sie die Tropfen nicht über Zimmertemperatur und nicht in der prallen Sonne. Manche Präparate sollten am besten im Kühlschrank aufbewahrt werden. Beachten Sie die Lagerungshinweise im Beipackzettel. Bei empfindlichen Personen sollten die Tropfen allerdings Zimmertemperatur haben. In dem Fall eine Weile vor der Verwendung aus dem Kühlschrank nehmen und aufwärmen lassen.

→ Ölhaltige Tropfen können die Sicht vorübergehend beeinträchtigen. Die Teilnahme am Straßenverkehr ist dann natürlich nicht möglich. Salben oder Gele sind in der Regel für die Nacht bestimmt. Geben Sie vor dem Schlafengehen einen halben bis einen Zentimeter langen Strang ins Auge.

→ Kontaktlinsen vor dem Tropfen aus dem Auge nehmen. Dies gilt besonders für weiche Kontaktlinsen, da das Linsenmaterial den Wirkstoff aufsaugt und anreichert. Betablockerhaltige Tropfen können darüber hinaus zu Problemen mit der Hornhautfeuchtigkeit führen, sodass die Linsenverträglichkeit beeinträchtigt wird. Fragen Sie hierzu Ihren Augenarzt oder Apotheker.

ACHTUNG

Gegenanzeigen für Medikamente sind vom Hersteller immer im Beipackzettel vermerkt. Lesen Sie diese Informationen vor der Einnahme gut durch, und halten Sie gegebenenfalls nochmals Rücksprache mit Ihrem Arzt!

Ungeeignete Medikamente bei Glaukom

Einige Medikamente können den Augeninnendruck erhöhen und sind für Sie deshalb risikoreich. Dabei spielt es keine wesentliche Rolle, wie Sie diese Medikamente einnehmen, ob z. B. als Tabletten oder Tropfen. An erster Stelle stehen **pupillenerweiternde Augentropfen** *(Mydriatika)* mit länger anhaltender Wirkung wie *Atropin*, *Scopolamin* oder ähnliche Substanzen. Auch kurz wirkende Mydriatika, wie sie zu Untersuchungszwecken eingesetzt werden, können u. U. den Druck steigern. Normalerweise verengen sich die erweiterten Pupillen bei diesen Mitteln innerhalb einer bestimmten Zeit wieder. Geschieht das jedoch nicht, kann eine pupillenverengende Substanz als Gegenmittel getropft werden. Bei einem engen Kammerwinkel – egal ob dadurch bereits ein Glaukom hervorgerufen wurde oder nicht – ist das Risiko für Drucksteigerungen nach einer diagnostischen Pupillenerweiterung größer als bei einem normal weiten Kammerwinkel. Grundsätzlich wird der Arzt den Einsatz pupillenerweiternder Augentropfen dann möglichst vermeiden. Aber auch bei einem bestehenden Offenwinkelglaukom wird er damit zurückhaltend sein.

Kortison kann den Augeninnendruck erhöhen (s. Seite 119). Manche Menschen sind besonders empfindlich und reagieren darauf schon nach relativ kurzer Zeit mit einer Druckerhöhung. Der Nutzen einer Kortisonbehandlung muss bei ihnen besonders gründlich abgewogen werden.

ACHTUNG

Sinkt der Blutdruck plötzlich und stark, kann dies die Durchblutung des Sehnervs – vor allem bei erhöhtem Augeninnendruck – beeinträchtigen.

Blutdrucksenkende Mittel sind eine weitere risikobehaftete Medikamentengruppe. Ihre Wirkung ist indirekt: Sie steigern nicht den Augendruck, aber sie können bei starker Blutdrucksenkung die Eigenspannung der Blutgefäße mindern, die dem Augendruck dann weniger Widerstand entgegensetzen (s. Seite 127). Dadurch wirkt der gleiche Augendruck auf die Gefäße im Auge wie sonst ein erhöhter, und der Sehnerv wird schlechter durchblutet. Bei Glaukomkranken, vor allem wenn sie schon unter Einschränkungen des Gesichtsfeldes leiden, darf der Blutdruck nicht zu plötzlich und nicht zu stark gesenkt werden. Ist eine gewisse Blutdrucksenkung, z. B. zur Behandlung eines Bluthochdrucks, notwendig, muss der behandelnde Arzt auch über die Glaukomerkrankung Bescheid wissen, damit die Therapie dementsprechend überwacht wird. Insbesondere das Gesichtsfeld sollte während der Blutdruckbehandlung mehrmals überprüft werden, damit es nicht zu unbemerkten weiteren Ausfällen kommt. Umgekehrt muss also auch der Augenarzt über die Blutdruckbehandlung informiert werden.

ACHTUNG

- Informieren Sie Ihren Hausarzt oder Internisten über die Glaukombehandlung.
- Informieren Sie Ihren Augenarzt, wenn Sie sich einer Bluthochdruckbehandlung unterziehen müssen, an Asthma oder Bronchitis leiden.

Operation und Laserbehandlung

Es gibt verschiedene Operationsmethoden. Wie bei der medikamentösen Therapie haben sie zwei verschiedene Ansatzpunkte: Entweder wird der Abfluss des Kammerwassers verbessert, indem man einen künstlichen Abflussweg schafft, oder man versucht, durch eine Behandlung des Ziliarkörpers die Kammerwasser-Produktion zu mindern. Wann kommen solche Eingriffe in Frage? Nach einem **akuten Glaukomanfall** schließt sich an die erste Notfallbehandlung mit Medikamenten in der Regel die Operation an. Denn selbst wenn es gelungen ist, den Augendruck medikamentös auf ein normales Maß abzusenken, bleibt es unsicher, ob die Werte auch dauerhaft im Normbereich bleiben.

Ein Winkelblockglaukom muss operiert werden.

Beim **chronischen Grünen Star** kommt eine Operation nur in Frage, wenn die medikamentöse Behandlung den Verlust des Gesichtsfeldes nicht aufhalten kann, wenn die Erkrankung also trotz Augentropfen und gesenktem Augeninnendruck weiter voranschreitet und ein Stillstand nicht zu erwarten ist. Auch wenn der Betroffene keines der Medikamente verträgt, z. B. wenn Allergien

Solange die Tropfbehandlung gut wirkt und keine Probleme bereitet, wird der Arzt eine Operation beim chronischen Grünen Star in der Regel nicht empfehlen.

auftreten, oder wenn er nicht genügend mitarbeitet, die Augentropfen oft vergisst und unregelmäßig anwendet, kann dies ein Grund sein zu operieren. Hier gibt es also keine echte Wahl zwischen Medikamenten und der Operation. Der Arzt wird mit der Operation im Regelfall eher zurückhaltend sein. Dazu kommt, dass – trotz aller Sorgfalt – bei jeder Operation immer gewisse Risiken und Komplikationsmöglichkeiten bestehen, die eine besondere Nachbehandlung erfordern oder die dazu führen, dass die Operation nicht zum gewünschten Erfolg führt. Gründe für eine Komplikation können Blutungen oder Infektionen sein. In der Regel sind sie jedoch gut behandelbar.

Manche Menschen neigen zur übermäßigen Narbenbildung. Das kann den Erfolg der Operation beeinträchtigen.

Schwieriger wird es, wenn sich an der neu geschaffenen Abflussöffnung **Narben** bilden, die möglicherweise die Öffnung wieder verschließen und der Kammerwasserabfluss nicht funktioniert. Umgekehrt besteht die Gefahr, dass der Abfluss zu stark wird oder – bei Eingriffen am Ziliarkörper – die Neuproduktion von Kammerwasser zu gering, sodass der Augendruck zu tief absinkt.

Auch nach einer Operation kann es sein, dass weiterhin getropft werden muss.

Grundsätzlich kann es also nach jeder Operation sein, dass Sie weiterhin Augentropfen nehmen müssen und dass Sie von dem Ergebnis des Eingriffs enttäuscht sind. Es ist wichtig für Sie, zu wissen, dass es sich bei einem Misserfolg nicht unbedingt um einen »Kunstfehler« oder einen unsachgemäß durchgeführten Eingriff handeln muss. Nachdem Sie nun das Für und Wider einer Operation bei Glaukom kennen, stellen wir Ihnen die gebräuchlichsten Verfahren etwas näher vor.

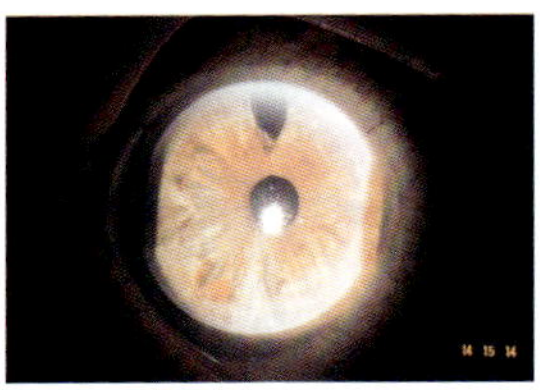

Basale Iridektomie: Nur ein Teil der Iris wird an der Basis ausgeschnitten.

Iridotomie und Iridektomie

Zur Vorbeugung eines erneuten **akuten Winkelblocks** (s. Seite 134) kann eine *Iridotomie* durchgeführt werden: Dabei wird mit einem Laserstrahl eine Öffnung in der Basis der Iris angelegt. Auf diese Weise kann eine direkte Verbindung zwischen Hinter- und Vorderkammer geschaffen werden, sodass bei einem erneut drohenden Glaukomanfall ein Zugang zum Trabekelwerk frei bleibt und das Kammerwasser dort abfließen kann. Alternativ kann die Öffnung auch chirurgisch angelegt werden. Dazu muss das Auge aber im Unterschied zur Laserbehandlung mit einem kleinen Schnitt eröffnet werden, um das Irisgewebe durchtrennen zu können. Diese Technik heißt dann *Iridektomie*.

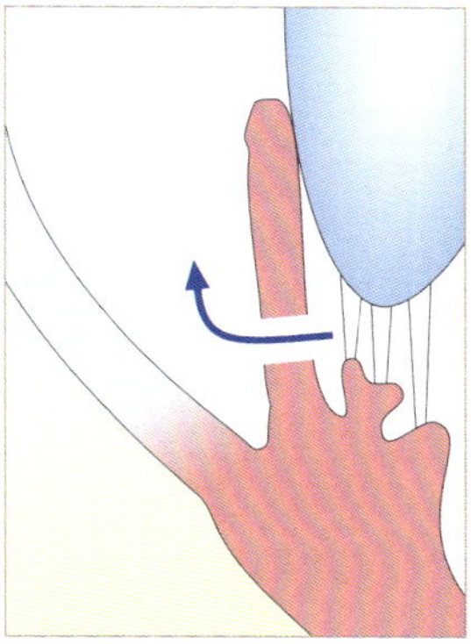

Iridotomie und Iridektomie: Eine Öffnung an der Irisbasis lässt das Kammerwasser wieder ungehindert in die Vorderkammer fließen.

Argon-Laser-Trabekuloplastik

Eine andere Möglichkeit, den Kammerwasserabfluss zu verbessern, ist, mit einem *Argon-Laser* kleine »Herde« auf das Trabekelwerk zu setzen (zu Laser s. auch Seite 108). Dabei entstehen durch die Hitze des Laserstrahls winzige Narben, die bewirken, dass sich das Trabekelgewebe an diesen Punkten zusammenzieht und die Zwischenräume aufdehnt. Dadurch verringert sich der Abflusswiderstand im Trabekelwerk. Etwa 60 bis 100 Laserherde werden so rundherum gesetzt. Der Eingriff ist schonend, weil das Auge nicht

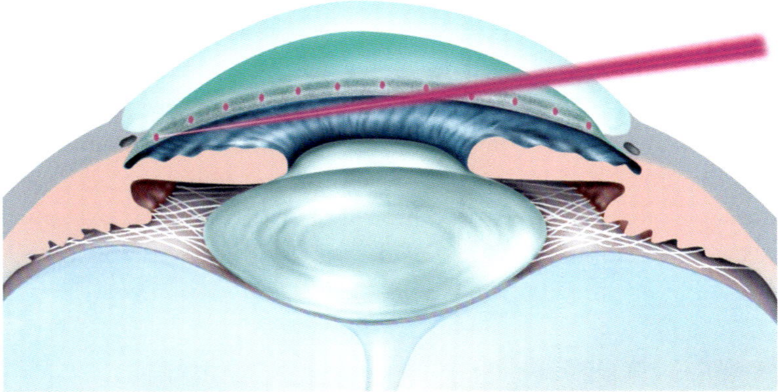

Die Argon-Laser-Trabekuloplastik: Sie verbessert den Abfluss des Kammerwassers, indem mit dem Laserstrahl kleine Narben am Trabekelwerk erzeugt werden, die eine Aufdehnung der Abflussporen bewirken.

eröffnet werden muss. Außerdem ist eine Laser-Trabekuloplastik praktisch schmerzfrei und kann ambulant durchgeführt werden. Auch zu unerwünschten Wirkungen kommt es kaum und es besteht kein Infektionsrisiko wie bei der Eröffnung des Augapfels. Allerdings wirkt diese Methode nicht bei allen. Zudem lässt die Wirkung nach zwei bis drei Jahren deutlich nach.

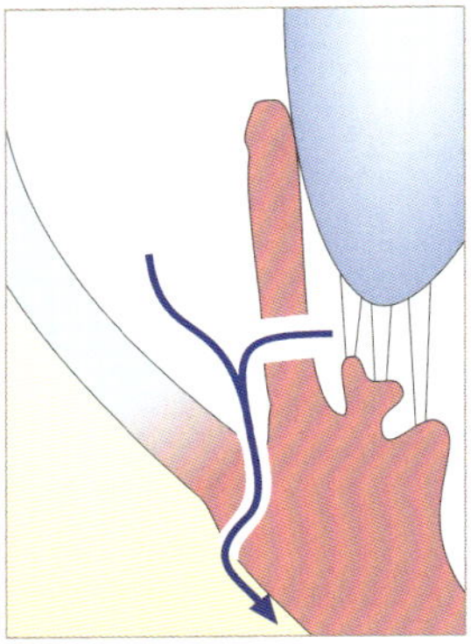

Trabekulotomie und Goniotrepanation: Ein zusätzlicher Einschnitt am Trabekelwerk schafft einen Abfluss nach außen.

Fistulierende Eingriffe

Beim chronischen Offenwinkelglaukom wird der Abfluss des Kammerwassers in der Regel über einen neuen künstlichen Abflussweg verbessert. Üblicherweise wird hierzu eine Fistel, d. h. eine künstliche Verbindung, geschaffen, durch die die Flüssigkeit aus der Vorderkammer nach außen unter die Bindehaut abfließen kann (fistulierende Operation). Standardverfahren sind die *Trabekulotomie*, bei der ein kleines Stück am Trabekelwerk ausgeschnitten wird, sowie die *Goniotrepanation*, bei der es ausgestanzt wird. Es handelt sich also prinzipiell um dieselbe Technik, die aber jeweils mit unterschiedlichen Instrumenten ausgeführt wird.

Zusätzlich wird an dieser Stelle in der Regel eine Iridektomie durchgeführt, d. h. die Iris im Bereich ihrer Basis ein Stück weit eingeschnitten, um eine Verbindung zwischen Vorder- und Hinterkammer anzulegen. Die Chancen, dass durch diese Maßnahme der Augendruck sinkt, sind gut. Nach solchen Eingriffen sind engmaschige Kontrollen erforderlich. Gegen die Tendenz zu unerwünschten Vernarbungen, die die fistulierende Wirkung beeinträchtigen könnten, gibt es Medikamente (z. B. Mitomycin).

Eingriffe am Ziliarkörper

Ziel ist es hierbei, einem Schwund von Ziliarkörpergewebe zu erreichen, das daraufhin weniger Kammerwasser produziert. Mit verschiedenen Techniken, z. B. einer Wärme- oder Kältesonde, wird das Gewebe punktuell vereist *(Zyklokryokoagulation)* bzw. erhitzt *(Zyklodiathermie)*. Wenn nötig, wenn also der Druck nach dem ersten Mal noch nicht ausreichend sinkt, kann der Eingriff wiederholt werden. In jüngster Zeit wird diese Behandlung des Ziliarkörpers auch mit Laser sehr erfolgreich durchgeführt *(Photokoagulation)*.

Wärme- oder Kältebehandlung des Ziliarkörpers sollen die Kammerwasserproduktion mindern.

Nochmal zur Übersicht: Die Glaukombehandlung

→ Möglichst frühzeitige Diagnosestellung
→ Monotherapie mit einem Präparat
→ Bei unzureichender Drucksenkung: eventuell Kombination mehrerer Mittel
→ wenn keine ausreichende Wirkung: Lasereingriff (nicht eröffnend)
→ Chirurgische Operation (den Augapfel eröffnend)

INFO

Die Linse eines älteren Menschen wird im zunehmenden Alter größer und schwerer. Dadurch flacht die Vorderkammer ab. Eine Entfernung der Linse hat daher manchmal einen positiven Effekt auf den Augeninnendruck.
Ist die Linse gequollen – z. B. nach einer Verletzung –, entfernt der Arzt sie mit einer Katarakt-Operation, um die Drucksteigerung aufzuhalten.

Kombinierte Operation: Grauer und Grüner Star

Weil sowohl der Graue wie auch der Grüne Star im Alter häufiger sind, können sie dann natürlich auch gemeinsam auftreten. In diesem Fall bietet es sich unter Umständen an, beide Erkrankungen in einer Operation gleichzeitig zu behandeln. Der Vorteil: Das Auge wird nur einmal belastet. Außerdem dauert der Eingriff nicht wesentlich, etwa nur 15 bis 20 Minuten, länger als bei der Operation des Grauen Stars allein.

Die kombinierte Operation kommt in Frage, wenn die Augenlinse so stark getrübt ist, dass sie operiert werden sollte, und sich gleichzeitig die Behandlung des Grünen Stars mit Augentropfen problematisch gestaltet. Im Grunde also, wenn die entsprechenden Indikationen zur Operation beider Erkrankungen für sich genommen einfach zusammentreffen. Wenn sich der Augendruck mit einem

Medikament gut einstellen lässt, ist es nicht nötig, das Glaukom bei der Operation mitzubehandeln.

Tipps für den Alltag

Besondere Verhaltensempfehlungen für die Lebensweise gibt es bei Glaukom nicht.

Früher hat man Glaukomkranken wohlmeinend eine sehr restriktive Lebensweise angeraten. Vor allem Kaffeegenuss war verpönt. Das ist heute anders. Es hat sich erwiesen, dass solche Einschränkungen für die Behandlung ohne Bedeutung sind und lediglich die Lebensfreude mindern. Exzesse und Übertreibungen sollten Sie jedoch meiden. Aber das gilt ja auch bereits für Gesunde.

Kaffee, Tee und Alkohol in üblichen Mengen sind auch für Glaukomkranke durchaus erlaubt.

Vorsicht ist z. B. bei sehr hohen Trinkmengen geboten: Nehmen Sie auf einmal zu viel Flüssigkeit zu sich – wie Saft, Wasser oder auch Bier –, kann das die Kammerwasserproduktion anregen, sodass der Augeninnendruck steigt. In üblichen Mengen dürfen Sie ansonsten eigentlich alles zu sich nehmen: Kaffee, schwarzer Tee und auch Alkohol in Maßen sind erlaubt. Alkohol kann den Augeninnendruck sogar senken, deshalb empfiehlt man als Sofortmaßnahme beim akuten Glaukomanfall, ein Glas hochprozentigen Alkohols, z. B. einen Schnaps, zu trinken (s. Seite 135).

Körperliche Anstrengung erhöht den Augeninnendruck nicht. Sport dürfen, ja sollen Sie weiterhin treiben. Das Einzige, was wirklich tabu ist, ist Rauchen. Nikotin ist aufgrund seiner nachweislich gefäßschädigenden Wirkung auch schlecht für die Durchblutung von Auge und Sehnerv.

Die altersbedingte Makuladegeneration

Die altersbedingte Makuladegeneration – auch abgekürzt AMD genannt – ist eine Erkrankung der Makula, dem Ort des schärfsten Sehens auf der Netzhaut. Mit der steigenden Lebenserwartung gewinnt dieses Leiden zunehmend an Bedeutung. In diesem Kapitel lesen Sie, wie die AMD entsteht, wie sie diagnostiziert und behandelt wird und warum auch hier Vorsorge wichtig ist.

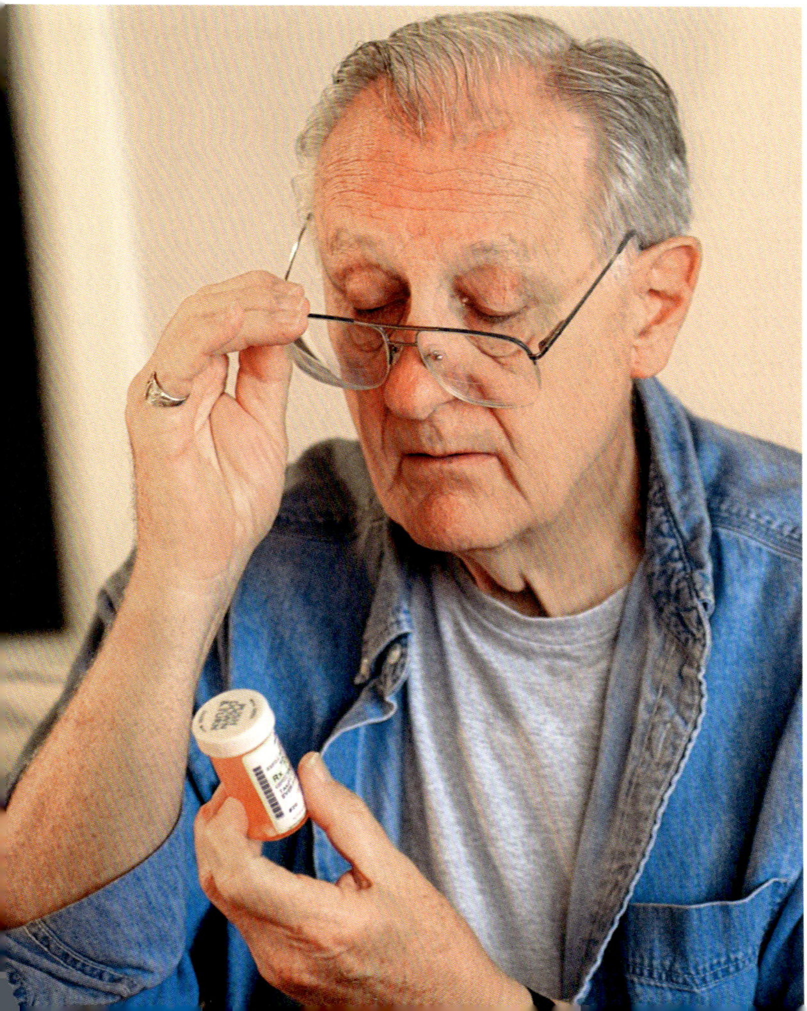

Auch an der Makula – der Stelle des schärfsten Sehens der Netzhaut – und in ihrer direkten Umgebung gibt es wie überall im Körper Erkrankungen verschiedenster Ursachen, so z. B. genetisch bedingte, entzündliche, mechanische, durch Stoffwechselstörungen und Verletzungen ausgelöste. Dabei ist die so genannte altersbedingte Makuladegeneration – AMD genannt – mit dem steigenden Lebensalter der Menschen neuerdings ein ernstes und zunehmendes Problem geworden. Sie ist inzwischen die häufigste Ursache für hochgradige Sehminderung im höheren Alter in den westlichen Ländern. In verschiedenen Stadien sind hiervon in Deutschland rund 2 Millionen Menschen betroffen.

Anatomie

Die altersbedingte Makuladegeneration (AMD) hängt – wie der Name bereits verrät – eng mit an sich natürlichen Altersveränderungen des Auges zusammen. Diese entgleiten jedoch im Fall einer AMD zunehmend in einen krankhaften Verlauf.

Um zu verstehen, was bei dieser Krankheit geschieht, muss man zunächst den Aufbau **der Netzhaut und der Makula** kennen. Daher an dieser Stelle noch einmal ein kurzer Ausflug in die Anatomie, der Ihre Kenntnisse aus dem ersten Kapitel dieses Buches vertiefen soll:

Das Lichtsignal erreicht durch Linse und Glaskörper kommend die Netzhaut und wird dort von den Photorezeptoren – den Stäbchen und Zapfen – aufgenommen. Zwischen den einzelnen Rezeptoren, die miteinander verschaltet sind, wird die Information abgeglichen. So wird die Kontrast- und Farbwahrnehmung verbessert.

Beim Sehen gibt es an der Netzhaut eine Aufgabenteilung: Der äußere Bereich der Netzhaut, die so genannte Peripherie, nimmt die Umrisse, die Bewegung in unserer Umgebung war, während der

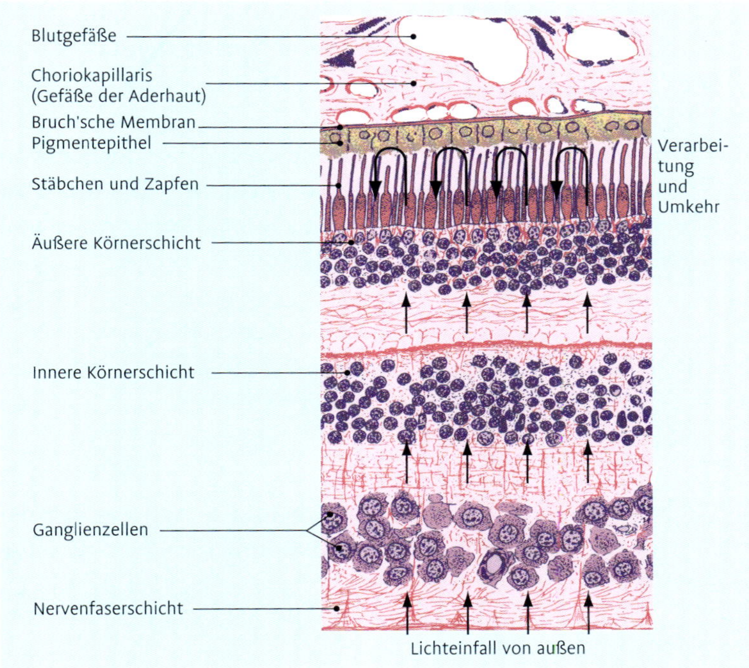

Aufbau der Netzhaut

zentrale Bereich (die Makula) das scharfe, exakte Bild des anvisierten Sehobjektes vermittelt. Der äußere Bereich der Netzhaut hat also eine »Zubringerfunktion« für den zentralen Abschnitt. Zum Beispiel sehen wir mit der Peripherie, dass eine Person auf uns zukommt, aber die Einzelheiten der Gesichtszüge erkennen wir nur mit der zentralen Netzhaut.

Die Makula – Ort des schärfsten Sehens

Die *Macula lutea* ist der zentrale hintere Netzhautabschnitt mit einem Durchmesser von etwa 5–6 mm. Die Bezeichnung »gelber

Fleck« rührt von einer Farbstoffkombination – dem Lutein und dem Zeaxanthin – her, die dort in sehr hoher Konzentration vorkommt.

Hier befindet sich die Fovea centralis mit einem Durchmesser von 1,5–1,7 mm. In deren Mitte sind die so genannte avaskuläre oder gefäßfreie Zone und die Foveola mit einem Durchmesser von 0,35 mm.

In diesen beiden inneren Bereichen erreicht das Sehen seine höchste Leistung. Hier werden die Lichtquanten nur von Zapfen verarbeitet, die das Farbsehen und das scharfe Sehen vermitteln. Jenseits dieses Gebietes treten neben den Zapfen auch schon Stäbchen auf.

Unterhalb der Stäbchen und Zapfen befinden sich das Retina-Pigmentepithel, die Bruch'sche Membran und die Choriokapillaris, das Gefäßsystem der Aderhaut.

Wofür sind diese einzelnen Schichten zuständig?
Stäbchen und Zapfen zeichnen sich durch einen erhöhten Stoffwechselbedarf aus. Ihre verbrauchten Enden werden abgestoßen und müssen danach abgebaut und entsorgt werden. Dabei ist der Entsorgungsbedarf im zentralen Hochleistungsbereich – der Makula – natürlich am größten. Den Abbau der Stoffwechselprodukte besorgt das retinale Pigmentepithel, das auch die so genannte Blut-Retinaschranke bildet. Diese schirmt die Netzhaut gegenüber Einflüssen des übrigen Körpers ab, ist aber gleichzeitig ein Hindernis, wenn man versucht, über die allgemeine Gabe eines Arzneimittels die Netzhaut zu erreichen. Die darunter liegende Bruch'sche Membran vermittelt den Nahrungsaustausch von der Choriokapillaris zu Rezeptoren und dem retinalen Pigmentepithel. Im Alter wird diese Membran durch Ablagerungen dicker.

Die Strukuren der Makula beinhalten keine Nerven, sodass bei ihrer Schädigung auch keine Schmerzen auftreten. Das Gefäßsystem hat zwei verschiedene Quellen: Die Netzhautgefäße, die der Augenarzt bei der Spiegelung direkt sehen kann, und das System der Aderhaut mit der Choriokapillaris, das die tieferen Schichten mit den Fotorezeptoren, dem retinalen Pigmentepithel und der Bruch'schen Membran mit Blut versorgt.

Übersicht: Stäbchen und Zapfen.

Zapfen	Träger des scharfen Sehens Sehen bei Helligkeit Erkennen von Einzelheiten Farbsehen, Rot-, Grün-, Blauzapfen Ganz im Zentrum nur Zapfen (Fovea centralis)
Stäbchen	Sehen über das ganze Gesichtsfeld Bewegungssehen Dämmerungs- und Nachtsehen Kein Farberkennen In der Peripherie nur Stäbchen

Die Makula und ihr direktes Umfeld sind das Gebiet, das bei der altersbedingten Makuladegeneration betroffen ist. Mit einbezogen sind auch die zugehörigen und darunter liegenden Bereiche des retinalen Pigmentepithels, der Bruch'schen Membran und der Choriokapillaris.

Das Krankheitsbild der Makuladegeneration

Die altersbedingte Makuladegeneration tritt in zwei Formen auf: der trockenen und der feuchten. Sie beginnt meist als trockene Makuladegeneration und kann später in die feuchte Form übergehen. Bei der feuchten AMD findet sich im Bereich der Makula eine winzig kleine Flüssigkeitsansammlung, die beim trockenen Makulaleiden nicht vorhanden ist. Daher die Bezeichnungen »trocken« und »feucht«.

Die trockene Makuladegeneration

Ein klassischer Fall

Der 70-jährige Herr F. lässt sich augenärztlich untersuchen, weil er glaubt, dass seine Brille nicht mehr ausreicht. Dies trifft auch zu, jedoch erreicht er bei der Sehprüfung trotz der neuen Brille an jedem Auge nur noch 80 % der normalen Sehleistung, auf beiden Augen zusammen knapp 90 %. »Ihre Linsen sind leicht getrübt. Gleichzeitig sehe ich an Ihrem Augenhintergrund im Bereich der Makula Pigmentverschiebungen und einzelne rundliche Degenerationsherde«, sagt sein Augenarzt. »Solche Befunde sind in Ihrem Alter häufig. Sie schreiten sehr langsam fort, und Sie brauchen sich keine Sorgen zu machen. Eine regelmäßige Kontrolle ist aber nötig. Außerdem sollten Sie sich von Ihrem Hausarzt auf Diabetes und Bluthochdruck untersuchen lassen, da diese Krankheiten die Makuladegeneration begünstigen«. »Was kann ich denn sonst noch dagegen tun?«, fragt Herr F. – »Sie sollten mit dem Rauchen aufhören.« – »Darf ich denn noch Autofahren?«, sorgt sich der ältere Herr, der nicht mehr so gut laufen kann. – »Im Augenblick ohne Weiteres«, beruhigt ihn der Augenarzt.

Wie entsteht die trockene Makuladegeneration?
Bei der altersbedingten Makuladegeneration verdichtet sich das retinale Pigmentepithel, während es an anderen Stellen dünner wird. Man nennt dies Pigmentverschiebungen. Die Diagnose ist mit dem Augenspiegel oder biomikroskopisch einfach zu stellen.

Jeden Tag fällt eine große Zahl von abgestoßenen Scheibchen der Fotorezeptoren an. Das retinale Pigmentepithel eines jungen Menschen bewältigt diesen »Abfall« mühelos, im Alter wird dies zunehmend schwieriger. Am Augenhintergrund sieht der Augenarzt dann gelbliche, runde Einschlüsse, so genannte Drusen. Sie ähneln kleinen Müllbeuteln, denn ihr Inhalt sind nicht vollständig abgebaute Stoffwechselprodukte der Stäbchen und Zapfen.

Solche Veränderungen haben etwa 6% der 64–75-Jährigen, bei über 75-Jährigen sind allerdings bereits 20% betroffen. Das zeigt eindrucksvoll die Altersabhängigkeit der Erkrankung. Die verschiedenen Angaben schwanken hier.

Anfänglich bemerkt der Patient außer einem leichten Absinken des Sehvermögens vielleicht noch ein Bedürfnis, mehr Licht beim Lesen zu haben. Dies liegt daran, dass das Kontrastsehen vermindert ist. Diese Symptome treten jedoch nicht nur bei der AMD auf, sondern können zum Beispiel auch durch eine Linsentrübung beim Grauen Star verursacht werden.

Der Fortgang des Prozesses ist individuell und unterschiedlich. Oft schreitet er nur langsam voran, seltener rascher, aber er kann durchaus auch praktisch unverändert stehen bleiben, sodass der Patient im weiteren Leben damit keine ernsthaften Probleme bekommt. Schreitet die trockene Makuladegeneration jedoch fort, mündet sie in eine so genannte **geographische Atrophie**: Das Bild, das der Untersucher mit dem Augenspiegel sieht, erinnert mit seinem Narbenfeld an eine Landkarte. Kennzeichen ist eine fortschreitende Zerstörung des retinalen Pigmentepithels, der Fotorezeptoren und der kleinen Gefäße der Aderhaut (Choriokapillaris). Hierbei kommt es zu einem stärkeren Verlust der Sehleistung und einem Ausfall in der Mitte des Gesichtsfeldes (Zentralskotom). Wenn die Erkrankung die trockene Form beibehält, ist dieser Ausgang erfreulicherweise eher seltener.

INFO

Es werden harte und weiche Drusen unterschieden. Weiche Drusen, deren Grenzen nicht so scharf abgegrenzt erscheinen und miteinander verschwimmen (konfluieren), gelten als verdächtig für die künftige Entwicklung einer feuchten AMD.

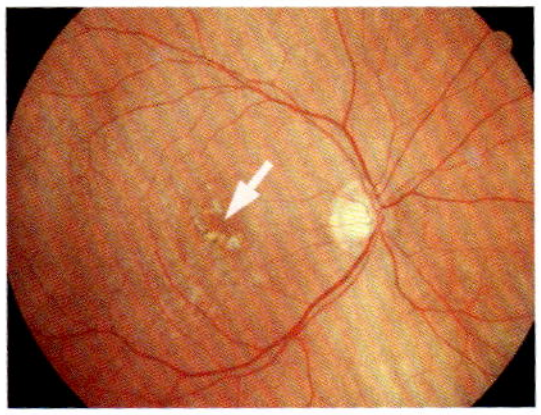

Trockene Makuladegeneration. Deutlich zu sehen sind die im Text beschriebenen Drusen, die Stoffwechselabfälle enthalten.

Atrophie = Gewebsschwund

Ein und derselbe Patient kann auf einem Auge eine trockene und auf dem anderen Auge eine feuchte AMD haben. Prinzipiell ist der Übergang von der trockenen zur feuchten Form jederzeit möglich.

Die feuchte Makuladegeneration

Ein klassischer Fall

Die 75-jährige Rentnerin Frau M. hatte bisher ihren Augenarzt jedes halbe Jahr aufgesucht. »Sie haben eine trockene Makuladegeneration«, hatte er ihr erklärt. Bisher hatte sie von der Erkrankung nicht viel gespürt. Natürlich findet sie, dass sie nicht mehr so gut sehen kann wie in jungen Jahren, kann sich jedoch damit abfinden. »Man wird schließlich nicht jünger«, meint sie.

Nun hat sich allerdings seit 8 Wochen ihr Sehvermögen rapide verschlechtert, vor allem hat sie Probleme beim Lesen. Die Lesebrille hilft dabei nicht mehr. Auch erscheinen ihr die Fugen der Badezimmerfliesen und die Fensterrahmen plötzlich krumm.

Der Augenarzt erklärt ihr: «Sie haben jetzt eine feuchte Form der Makuladegeneration. Ihr Sehvermögen ist noch gar nicht so schlecht, aber man muss unbedingt jetzt behandeln.«. Er schlägt Einspritzungen in den Glaskörperraum vor. Nach drei Injektionen hat sich das Sehen nicht mehr verschlechtert; Frau M. gibt sogar eine leichte Besserung an. Der Augenarzt erklärt ihr jedoch, dass man noch nicht sagen könne, ob die Krankheit nun gestoppt sei. Dazu sei die Beobachtungszeit noch zu kurz.

»Sie müssen laufend beobachtet und betreut werden«, sagt er. »Wahrscheinlich sind noch einige Injektionen notwendig.«

Die Diagnose einer feuchten Makuladegeneration wird oft wegen einer plötzlichen Sehverschlechterung, aber auch bei einer routinemäßigen Untersuchung beim Augenarzt gestellt.

Was genau ist eine feuchte Makuladegeneration? Bei der feuchten AMD verändert sich die zentrale Netzhaut. Dabei entstehen Defekte in der Bruch'schen Membran, sodass sie durchlässig wird für neu gebildete Gefäße aus der Aderhaut (**c**horioidale **N**eo**v**askularisation, CNV), die meist als Reaktion auf einen Sauerstoffmangel des Gewebes entstehen. Hierbei spielt der Gefäßwachstumsfaktor VEGF (englisch: Vascular Endothelial Growth Factor) eine wichtige Rolle; er ist daher auch Ansatzpunkt der Behandlung. Die neu gebildeten Gefäße sind im Vergleich zu normalen Gefäßen minderwertig und weniger stabil. Sie sind durchlässig für seröse Flüssigkeit, Lipide und Blut, sodass es hier zu einer Blutung, einer Flüssigkeitsansammlung (Makulaödem) oder auch Ablagerungen kommen kann. Wenn dieses Stadium erreicht ist, schreitet die Erkrankung meist rasch fort und ist mit massiven Sehstörungen verbunden.

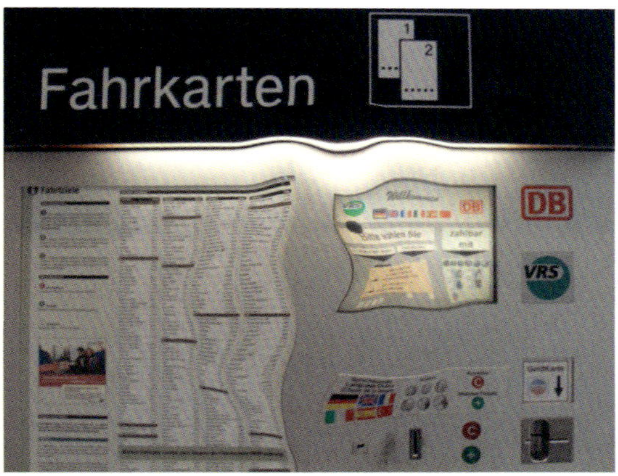

Metamorphopsien: Gerade Linien erscheinen verzerrt.

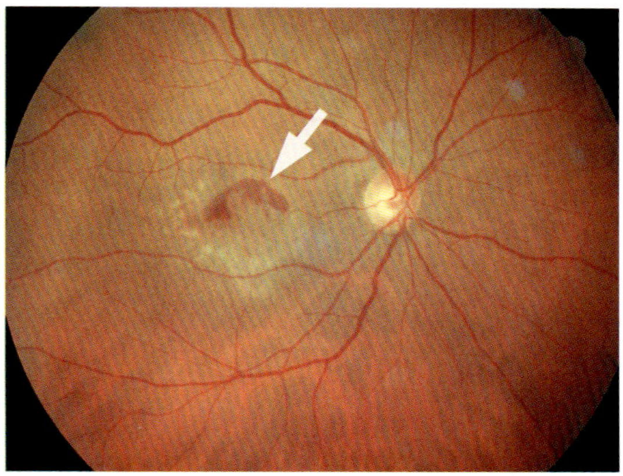

Altersbedingte feuchte Makuladegeneration. Der Pfeil zeigt auf die krankhaften Veränderungen.

Neben dem Ausfall in der Gesichtsfeldmitte kommt es zu deutlichem Verzerrtsehen, so genannten Metamorphopsien. Gerade Linien, wie Fenster, Türrahmen oder die Fugen von Fliesen (z. B. im Badezimmer) erscheinen verzogen oder wellig, die Bildqualität sinkt deutlich ab. Mit dem Amsler-Test kann der Patient dies selbst erkennen (s. S. 198). Es kann auch zum Kleiner- oder Größersehen von Objekten kommen (Mikropsie und Makropsie). **Dieser Zustand ist unbedingt behandlungsbedürftig.**

Im Endstadium entwickelt sich die Netzhautmitte zu einem groben, prominenten Narbenfeld, das nach seinem Erstbeschreiber

Anhaltspunkte zur Beurteilung des Verlaufs einer feuchten Makuladegeneration.

Es kann sein, dass die feuchte AMD fortschreitet, wenn ...

→ ein Makulaödem (Flüssigkeitsansammlung in der Makula) erstmals oder erneut auftritt.
→ sich das retinale Pigmentepithel abhebt.
→ das Sehvermögen abnimmt.
→ die Dicke der Netzhaut zunimmt (gemessen mittels der optischen Kohärenztomographie)
→ es zu Blutungen in der Makula und ihrer Umgebung kommt.

Vermutlich hält der Krankheitsverlauf an, wenn

→ keine neuen Symptome hinzukommen
→ das bisherige Sehvermögen erhalten bleibt

Zeichen einer Besserung sind

→ Rückgang eines oder mehrerer der oben genannten Kriterien
→ Besserung des Sehvermögens

Diese Kriterien sind wichtig um zu entscheiden, ob und wie oft z. B. eine erneute Injektion in den Glaskörperraum notwendig ist.

Junius Kuhnt benannt ist. Dieses Gewebe hat dann seine Funktionsfähigkeit verloren.

Führt die AMD zu Erblindung?

Auch bei schweren Veränderungen bleibt der äußere Bereich der Netzhaut erhalten, sodass Bewegungssehen und Lichterkennen möglich sind.

Dagegen zwingt der Ausfall der Netzhaut-Mitte zur exzentrischen Fixation – dem so genannten »Vorbeisehen« – und Anpassung vergrößender Sehhilfen für das Lesen. Beim »exzentrischen Sehen« verschwimmt das Sehobjekt immer, wenn man es fixieren, also genau ansehen will, in einem grauen Schleier (siehe Abb. unten). Bald »merkt« man sich jedoch, dass man am Rand besser sehen kann als im Blickzentrum, auch, wenn man am Anfang immer wieder versucht, einen Gegenstand oder Ähnliches direkt zu fixieren. Man kann also einen Menschen sehen, aber nicht dessen Gesichtszüge erkennen. Man sieht den Omnibus an der Haltestelle ankommen, kann aber die Nummer nicht lesen. Auch Briefe, Zeitung oder Bücher zu lesen, ist je nach dem Grad der Veränderungen sehr erschwert oder unmöglich. Die Behinderung ist beträchtlich.

Die durch Diabetes mellitus oder durch AMD verursachten Schädigungen der Makula sind manchmal schwer zu unterscheiden. Das ebenfalls ähnliche Irvin-Gass-Syndrom – hier handelt es sich um eine Schwellung mit zystischen Veränderungen in der Makula – lässt sich dagegen leicht einer Folge der vorangegangenen Operation des Grauen Stars unterscheiden.

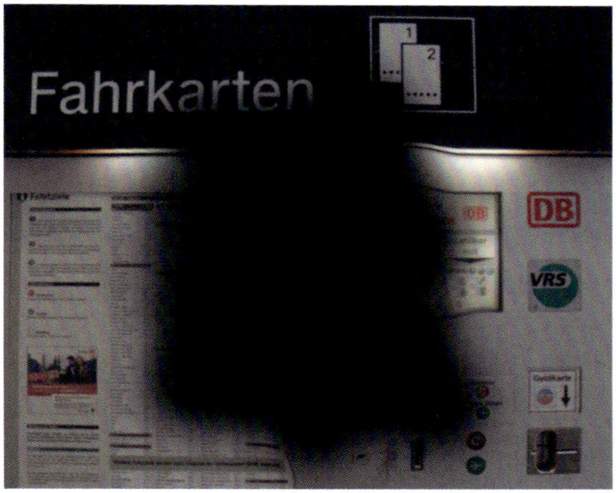

Exzentrisches Sehen. Die anvisierte Mitte des Blickfeldes ist nicht zu erkennen.

Mögliche Sehstörungen bei Makulaerkrankungen

Minderung der Sehschärfe
Ausfälle in der Mitte des Blickfeldes
Minderung und Änderung des Farbsehens
Minderung des Kontrastsehens
Schlechtere Anpassung an wechselnde Lichtverhältnisse
Erhöhte Blendempfindlichkeit
Verzerrtsehen (Metamorphopsien)
Zentrale Gesichtsfeldausfälle

Die Untersuchung beim Augenarzt

Zuerst wird das Sehvermögen – bei Bedarf mit Brille oder Kontaktlinsen – für die Ferne und die Nähe ermittelt. Dann untersucht der Augenarzt den Augenhintergrund entweder mit einem Augenspiegel oder mit der Spaltlampe kombiniert mit einer Lupe als so genannte berührungsfreie Biomikroskopie.

Mit einem Kontaktglas, aufgesetzt auf die mittels Augentropfen betäubte Hornhaut, lässt sich die Netzhaut ebenfalls sehr gut untersuchen (siehe Seite 145).

Weicht der Befund vom Normalen ab, kommt die Augenhintergrund- (Fundus-)Fotografie hinzu. Die moderne digitale Technik braucht weniger Licht und kann teilweise ohne Pupillenerweiterung durchgeführt werden. Wiederholt man die Fotografie im Abstand von mehreren Wochen oder Monaten, kann man den Verlauf gut beobachten.

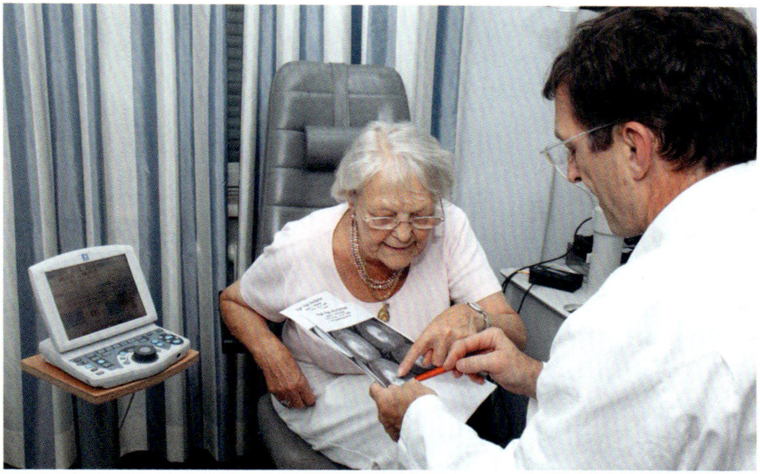

AMD-Kontrolluntersuchung: Bei einer AMD ist die Verlaufskontrolle sehr wichtig, um den Zeitpunkt nicht zu verpassen, an dem eine Therapie eingeleitet werden muss.

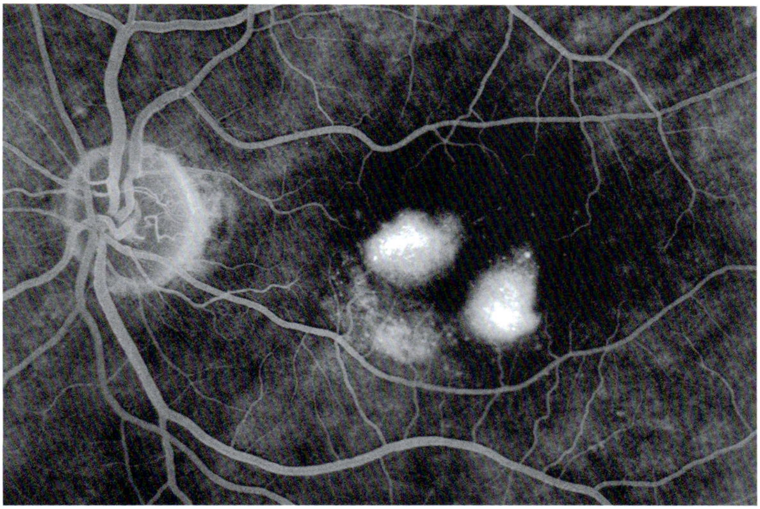

Fluoreszenz-Angiographie bei feuchter AMD. Die hellen Flecken zeigen, dass an diesen Stellen die Gefäße undicht sind.

INFO

Fluoreszenz ist die kurzzeitige, spontane Ausstrahlung (Emission) von Licht beim Übergang eines angeregten Systems in einen Zustand niedrigerer Energie. Oder einfacher gesagt: Es wird zeitweilig Licht ausgestrahlt.

ACHTUNG

Teilen Sie Ihrem Arzt vor einer Fluoreszenz-Agiographie mit, wenn Sie an einer Allergie leiden!

Bei Verdacht auf eine (beginnende) feuchte Makuladegeneration besteht Anlass, eine Fluoreszenz-Angiographie durchzuführen. Hierbei wird ein Farbstoff (Fluoreszein) in die Armvene des Patienten gespritzt und beobachtet, wie am Augenhintergrund in den Gefäßen der Farbstoff erscheint. Dieser Farbstoff fluoresziert, d.h. er »leuchtet«, sodass man die Gefäße fotografieren kann, während der Farbstoff hindurchfließt.

Undichte Stellen an den Gefäßen – so genannte Leckagen – sind damit gut zu erkennen, da hier der Farbstoff austritt. Die Untersuchung wird unter ärztlicher Beobachtung durchgeführt, da manche Menschen auf den Farbstoff überempfindlich reagieren können. Daher muss der Patient dem Arzt mitteilen, wenn er eine Allergie hat. Noch einige Stunden nach der Untersuchung ist der Urin übermäßig gelb gefärbt. Die Untersuchung wird auch zur Verlaufskontrolle verwendet.

Das Amsler-Gitter

Mit dem einfachen Amsler-Gitter kann auch ein Laie ganz unkompliziert seine Makulafunktion grob überprüfen. Das Amsler-Gitter ist ein Gitternetz mit einem Fixationspunkt in der Mitte. Man hält die Tafel in einem Abstand von 30 cm und benutzt gegebenenfalls eine Lesebrille. Während ein Auge abgedeckt wird, muss mit dem offenen Auge ausschließlich der Mittelpunkt des Gitters fixiert werden. Die geraden Linien können im erkrankten Bereich statt der klaren Gitterstruktur wellenförmig gekrümmt, verschwommen oder deformiert erscheinen. Ebenso kann auch einfach ein Teil des Netzes fehlen. Die Abweichung vom Normalen ist mühelos zu erkennen.

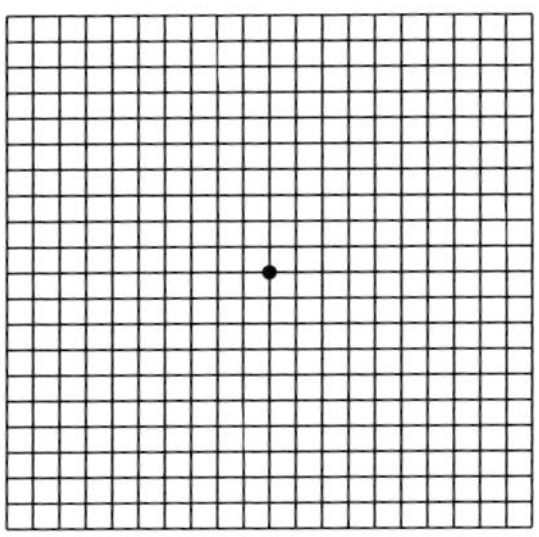

Amsler-Gitter

Die optische Kohärenztomographie

Mittels der optischen Kohärenztomographie (OCT) kann der Augenarzt die Struktur der Netzhaut darstellen und ihre Dicke messen – eine wesentlicher Fortschritt.

Bei einer Tomographie (altgriechisch: *tome* = Schnitt und *graphein* = schreiben) wird das Untersuchungsobjekt – natürlich nur rein optisch – in viele kleine Einzelscheiben zerlegt. Interessant ist, dass diese Technik basierend auf der unglaublichen Leistungsfähigkeit moderner Datenverarbeitung die Sehnervenscheibe (die Papille) und die Makula in Einzelheiten und mit einer Präzision darstellen kann, die fast einem feingeweblichen (histologischen)

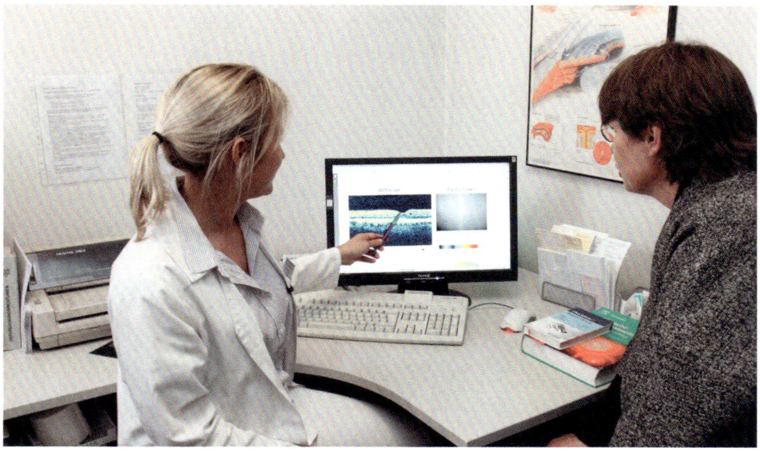

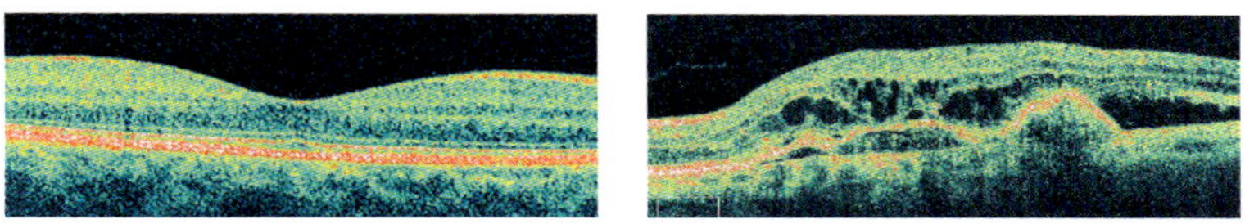

Optische Kohärenztomographie: Die einzelnen Netzhautschichten werden in höchster Auflösung dargestellt. Links ein Normalbefund, rechts ein Befund bei AMD.

Schnitt entspricht – und das, ohne dass das Auge auch nur berührt wird. Ist die Netzhaut erkrankt, ist sie dicker als im Normalzustand. Das wusste man schon früher, aber nun kann man dies auch nachmessen und damit auch den Verlauf besser beurteilen.

Diese Methode wird hauptsächlich beim Glaukom, bei der altersbedingten Makuladegeneration und bei diabetischen Veränderungen der Netzhaut verwendet. Die technischen Untersuchungshilfen sind zahlreich und befinden sich in rascher Entwicklung.

TIPP

- Fragen Sie Ihren Arzt, ob Sie an der feuchten oder der trockenen Makuladegeneration leiden.
- Informieren Sie Ihren Augenarzt darüber, ob Sie an weiteren Krankheiten leiden bzw. Medikamente einnehmen.
- Konsultieren Sie bei akuten Sehverschlechterungen umgehend den Augenarzt!

Kann man vorbeugen?

Bei einer so häufigen und wichtigen Erkrankung wie der AMD stellt sich natürlich die Frage, wie man verhindern kann, daran zu erkranken oder zumindest das Risiko zu vermindern. Hierfür muss man die Risikofaktoren für die altersbedingte Makuladegeneration kennen:

Nicht beeinflussbare Risikofaktoren

Zunächst einmal steigt – wie Sie bereits weiter vorne gelesen haben – mit zunehmendem Alter die Wahrscheinlichkeit, an einer AMD zu erkranken. Auch die genetische Veranlagung scheint das Auftreten der Krankheit zu beeinflussen, bestimmt aber nicht deren Verlauf. Helle Haut und helle Regenbogenhaut (also helle, z. B. blaue Augen) disponieren ebenfalls. All dies sind körperliche Grundlagen, die keiner beeinflussen kann.

Beeinflussbare Risikofaktoren

Rauchen wird als besonderer Risikofaktor bezeichnet. Man sollte außerdem versuchen, nicht zuviel auf die Waage zu bringen. Ein normales Gewicht hilft zudem, einen Diabetes Typ II zu vermeiden – den so genannten Alterszucker. Diabetes mellitus ist ein sehr wichtiger Risikofaktor für die AMD. Das gilt auch für einen zu hohen Blutdruck. Lassen Sie sich hierzu von Ihrem Arzt einmal »durchchecken«. Nur wenn diese Gefahren erkannt werden, können Sie sie auch vermeiden und beeinflussen.

Es ist ebenfalls wichtig, bei übermäßiger Lichteinwirkung wie im Hochgebirge und bei Schnee sowie am Strand und auf dem Wasser (Bootsfahrten etc.) ordentliche Lichtschutzgläser zu verwenden, um die Netzhaut zu schützen. Bei der Sonnenbrille sollte man auch auf einen Seitenschutz gegen einfallendes Blendlicht achten.

Sie sollten Ihre Augen insbesondere schützen, wenn im Rahmen einer Star-Operation die Linse entfernt und durch eine Kunstlinse ersetzt worden ist, denn die getrübte Linse hatte die schädliche Strahlung abgeschwächt. Um die Netzhaut auch nach einer Staroperation vor dieser Strahlung zu schützen, wurden spezielle Linsenimplantate entwickelt, die den energiereichen Teil des Lichtes herausfiltern (so genannte Blaulichtfilterlinsen).

Auch wenn man versuchen kann, mit diesen »generellen« Maßnahmen das Risiko für eine AMD zu reduzieren – eine echte, spezifische Prophylaxe gibt es gegenwärtig leider nicht, weder für die feuchte noch für die trockene AMD.

TIPP

Tipps zur Vorbeugung der AMD

- Falls Sie rauchen, hören Sie damit auf! Ihr Arzt wird Sie hierbei unterstützen und beraten.
- Halten Sie das für Sie optimale Gewicht oder versuchen Sie, Übergewicht abzubauen. Auch hierbei begleitet Sie Ihr Arzt gerne.
- Lassen Sie Ihren Blutzuckerwert und Blutdruck untersuchen und gegebenenfalls behandeln.
- Sparen Sie nicht an einer guten Sonnenbrille (evtl. mit Seitenschutz) und benutzen Sie diese auch! Ein Hut oder eine Schirmmütze halten zusätzlich die Sonnenstrahlen ab.

Die Behandlung der AMD

Die trockene Makuladegeneration

Für die trockene Form der Makuladegeneration existiert im Augenblick noch kein nachweislich effektiver Behandlungsansatz. In jedem Fall sollte begleitender Diabetes mellitus oder ein Bluthochdruck (Hypertonie) gut eingestellt sein.

Bei der Ernährung werden Nüsse und Omega-Fettsäuren (Fisch) und Antioxidantien (Vitamine A, C, D und E) empfohlen, ohne dass allerdings eine Wirkung sicher bewiesen ist. Für Lutein und Zeaxanthin, die sich z. B. in dunklen Blattgemüsen finden, aber auch in Tabletten- und Tropfenform in der Apotheke erhältlich sind, gibt es positive Hinweise. Hierzu müssen jedoch noch weitere Untersuchungen erfolgen.

Im Bereich der forschenden Weiterentwicklung werden Zell- und Gewebsimplantationen erprobt.

Die feuchte Makuladegeneration

Die feuchte Makuladegeneration schreitet meist sehr rasch voran, wenn sie nicht behandelt wird, sodass es innerhalb kurzer Zeit zu starken Sehausfällen kommen kann. Ein spontanes Abklingen dieses Prozesses ist extrem selten. Die Situation ist also eine andere als bei der trockenen Form, die meist langsam voranschreitet.

Dem schnellen Verlauf der feuchten Form kann man jedoch entgegenwirken und sollte so früh wie möglich mit der Therapie beginnen, auch wenn das Sehvermögen noch gut sein sollte. Wenn man das Fortschreiten des Prozesses verhindern kann, ist dies bereits ein wichtiger Erfolg.

Am vielversprechendsten ist gegenwärtig die Bekämpfung des Wachstumsfaktors für Gefäße (VEGF = Vascular Endothelial Growth Factor) – eine so genannte Antiangiogenese-Therapie. Die erforderlichen Medikamente werden in den Glaskörperraum gespritzt.

INFO

Anti-VEGF ist ein Eiweiß und bindet als Antikörper das VEGF, das im Glaskörperraum vorliegt. Durch die Bindung mit Anti-VEGF wird das VEGF inaktiviert und kann so keine Neubildung von Gefäßen (Neovaskularisationen) mehr hervorrufen.

Die Injektion von Medikamenten in den Glaskörperraum

Das Eintropfen eines Heilmittels in den Bindehautsack ist für den Patienten etwas Alltägliches. Eine Spritze in das Innere des Auges erscheint jedoch fremd und beunruhigend. Leider können die Medikamente, die das unkontrollierte Wachstum der Gefäße stoppen sollen, jedoch nur wirken, wenn Sie direkt in den Glaskörperraum eingebracht werden.

Vor der Injektion wird das Auge mittels Augentropfen oder Gel unempfindlicher gemacht.

Die vorderen Augenabschnitte bilden die Hornhaut, die Bindehaut und die Lederhaut, deren Grenze als Limbus bezeichnet wird. 3,5–4 mm vom Limbus in Richtung des hinteren Anteils des Auges liegt die Pars plana, eine gefäß- und netzhautfreie Region. Hier ist der Zugang zum Glaskörper problemlos. Dieser Bereich wird genutzt, um im Rahmen bestimmter Operationen Instrumente einzuführen, aber auch um Medikamente in den Glaskörperraum einzuspritzen, wie z. B. bei der Behandlung der feuchten Makuladegeneration. Über den Glaskörper kommt das Medikament in direkten Kontakt mit der Netzhaut. Obwohl die Injektion ein sehr einfacher Eingriff ist, sind hygienische Maßnahmen wie bei einer Operation Voraussetzung, da ins Innere des Auges gespritzt wird.

Die Injektionen müssen wiederholt werden; anfänglich werden drei im monatlichen Abstand durchgeführt. Danach wird die Frage weiterer Injektionen individuell auf den Patienten abgestimmt (Siehe Kasten auf Seite 194).

Blutung, Verletzung der Netzhaut, Infektion und Verletzung der Augenlinse sind mögliche Komplikationen bei Glaskörperinjektionen (siehe Kasten unten).

Nebenwirkungen bei Injektionen in den Glaskörper:

- → Infektion, Endophtalmitis: 1–4 Tage nach Injektion, manchmal auch später. Symptome: Rötung, Schmerzen, schlechteres Sehen
- → Verletzung und Ablösen der Netzhaut (Amotio retinae). Symptome: Sehen von Blitzen und Schatten. »Herunterkommen« eines Vorhangs, sehen von »Rußflocken«
- → Blutung. Symptome: Oft rapide Sehverschlechterung
- → Anstieg des Augeninnendrucks. Symptome: Rötung, eventuell Sehverschlechterung, Schmerzen
- → Eine Allgemeinwirkung auf den Körper ist sehr selten.
- → Das Risiko für eine der genannten Komplikationen wird mit 0,1–0,2 % pro Injektion angegeben.

Bei der feuchten AMD sind insbesondere zwei Arzneimittel von Bedeutung, die in den Glaskörper gespritzt werden:

Das Antikörperfragment (Bruchstück) Ranibizumab – mit dem Industrienamen **Lucentis** – und der Antikörper Bevacizumab – Handelsname **Avastin**.

Antikörper und Antikörperfragmente sind Einweiße, die im Rahmen der körpereigenen Immunabwehr ganz bestimmte Stoffe ausschalten können. Diese Antikörper wirken gegen Gefäßwachstum, indem sie den Wachstumsfaktor für Gefäße neutralisieren.

Beide Mittel – **Lucentis** und **Avastin** – unterbinden das krankhafte Gefäßwachstum an der Makula.

Während Lucentis primär als Medikament zur Therapie der AMD entwickelt und zugelassen wurde, wird Avastin in der so genannten »off label«-Form angewendet (siehe Glossar, d.h. es ist als Krebsmedikament zugelassen, wird aber auch »inoffiziell« für die Therapie der AMD genutzt). Zwischen beiden Medikamenten besteht kein erkennbarer Wirkungsunterschied; aber Avastin ist um ein Mehrfaches preiswerter. Ausgedehnte Vergleichsuntersuchungen sind im Gange. Avastin muss für die Anwendung am Auge in einzelnen Dosen zubereitet werden.

Die genannten Medikamente können nicht nur das Wachstum der Gefäße stoppen oder gar deren Rückbildung fördern, sondern gleichzeitig auch zu einem Rückgang oder Verschwinden des Flüssigkeitsaustritts (Ödems) führen. Das bestehende Sehvermögen kann so erhalten oder sogar verbessert werden. Abgestorbenes Netzhautgewebe kann allerdings nicht wieder hergestellt werden.

Ein weiteres Mittel, das ebenfalls in den Glaskörper eingespritzt werden kann, ist Macugen mit dem Wirkstoff Pegaptanib.

Ein neues Medikament steht wahrscheinlich kurz vor der Zulassung: VEGF trap eye der Firmen Bayer und Regeneron. In den USA ist dieses Mittel bereits seit November 2011 zugelassen. Bei glei-

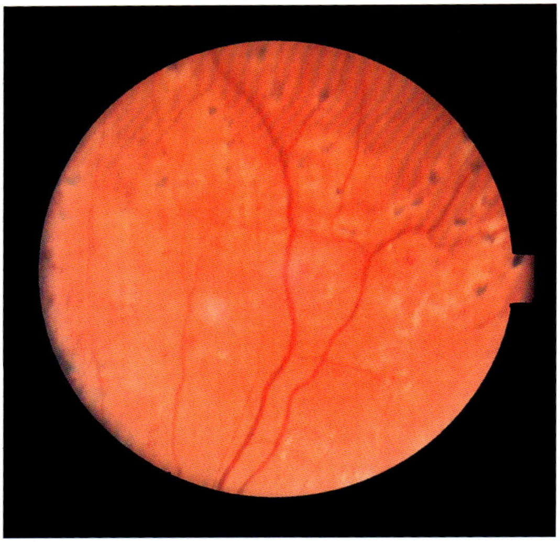

Lasereffekte an der Netzhaut. Gut zu sehen sind die dunkleren Pigmentierungen.

cher Wirksamkeit wie Lucentis und Avastin soll es weniger häufige intravitreale Injektionen erfordern.

Laser

Der in der Medizin vielfältig angewendete Laser kann bei der feuchten AMD eventuell angewendet werden, um undichte Gefäße zu verschließen. Die Lokalisation der Veränderungen in der Makula setzt hierbei allerdings enge Grenzen, da die Lasereffekte vernarben und dadurch Nervengewebe zugrunde geht. Deshalb wird Laser gegenwärtig zur Behandlung der AMD sehr selten angewendet.

Die photodynamische Therapie (PDT)

Hierfür wird die **fotosensible Substanz Verteporfin** angewendet, die sich besonders in den bei AMD krankhaft neu gebildeten Gefäßen anreichert.

Der Stoff wird innerhalb von etwa 10 Minuten mittels einer Infusion in die Vene eingebracht. Danach erfolgt eine zeitlich präzise dosierte Bestrahlung mit einem roten, so genannten nicht thermischem (keine Wärme entwickelnden) Laser niedriger Energie.

Durch dieses Verfahren können die neuen Gefäße verschlossen (thrombosiert) werden. Durch die Laserbestrahlung kommt es zu einer Zustandsänderung der Moleküle (sog. Aggregatsänderung) und dadurch zu einer Verstopfung der neuen Gefäße. Diese vernarben im weiteren Verlauf. Die darüber liegenden Teile der Netzhaut nehmen so zunächst keinen Schaden.

Da der Farbstoff die Haut und andere Gewebe des Auges sensibilisieren könnte, findet die Behandlung im Dunkeln statt. Danach muss der Patient eine spezielle Sonnenbrille tragen und darf Haut und Augen nicht der Sonne aussetzen. Er muss für die nächsten 48 Stunden lange Ärmel, Handschuhe, Mütze und Sonnenbrille tragen. Nachteil dieser Behandlung ist, dass sich die Gefäße relativ oft wieder öffnen (Rezidiv). Es kommt öfter vor, dass die Behandlung wiederholt werden muss. Je häufiger die Behandlung durchgeführt wird, desto wahrscheinlicher wird ein Schaden der darüber liegenden Netzhaut.

Eine photodynamische Therapie kommt auch für Patienten in Frage, die eine Glaskörperinjektion ablehnen.

Kombinationen

Die Kombination einer photodynamischen Therapie mit Injektionen in den Glaskörper ist möglich und wurde schon ausgeführt. Ob dieses Vorgehen besondere Vorteile hat, wird gegenwärtig untersucht. Bei der breit angelegten und intensiven Forschung auf diesem Gebiet werden laufend weitere Behandlungsmöglichkeiten versucht und erprobt. Die Möglichkeit optischer Verbesserungen wurde bereits bei der trockenen AMD beschrieben.

Bei manchen Patienten mit ausgeprägter krankhafter Gefäßneubildung kann auch eine **Vitrektomie – eine Entfernung des Glaskörpers** – in Frage kommen. Hierdurch können die krankhaft gebildeten Gefäße entfernt werden.

Netzhautchirurgie
Die Netzhautchirurgie bleibt den schwersten Fällen vorbehalten, da sie im Rahmen der Makularotation versucht, die Netzhaut so zu drehen, dass der abgestorbene Teil an den Rand gelangt, während ein intakter Abschnitt nun auf der Makula zu liegen kommt. Die Nebenwirkungen (Kataraktbildung, Netzhautablösung) sind jedoch beachtlich. Solche Eingriffe werden aber nur in ganz besonderen Fällen erwogen und sind einem hierauf spezialisierten Arzt vorbehalten.

Behandlungsmöglichkeiten bei der feuchten AMD

Mittel, die das krankhafte Gefäßwachstum beeinflussen (Antiangiogenese):
Lucentis
Avastin
Makugen

Photodynamische Therapie (PDT)
Laser

Bei besonderer, individueller Indikation: Netzhautchirurgie

Sehhilfen

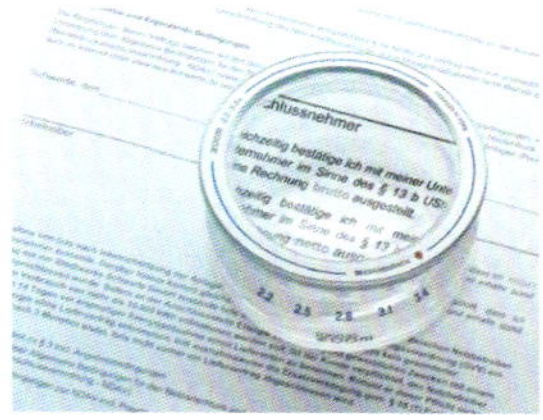

Bei zunehmender Sehverschlechterung empfiehlt es sich, vergrößernde Sehhilfen anpassen zu lassen: So können Sie sich ein großes Stück Lebensqualität und Unabhängigkeit erhalten.

Es bieten sich vielfältige Möglichkeiten, zu denen Sie Ihr Augenarzt und Ihr Optiker beraten können:

Die Sehhilfen, die bei der AMD angewendet werden, beziehen sich auf das Nahsehen, also die Lesefähigkeit. Bessere Beleuchtung, mehr Licht auf dem Leseobjekt ist ein erster und recht wirkungsvoller Schritt, um Defizite auszugleichen. Dabei ist nicht die Stärke der Raumbeleuchtung entscheidend, sondern die Leuchtdichte auf dem Lesegut. Bücher mit Großdruck erleichtern das Lesen.

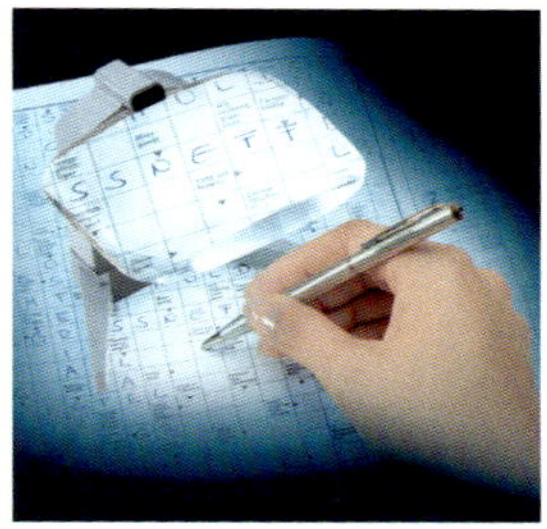

Die Leselupe vergrößert bis zu 3-fach und ist einfach zu handhaben, eine Standlupe, bei der eine unruhige Hand keine Rolle spielt, vergrößert bis auf das 6-fache. Unter diesem Gerät kann man auch schreiben. In den Lupen kann eine Beleuchtung eingearbeitet sein. Neuerdings gibt es digitale Lupen. Binokulare (für beide Augen gemeinsam) sind nur für geringe Vergrößerungen geeignet.

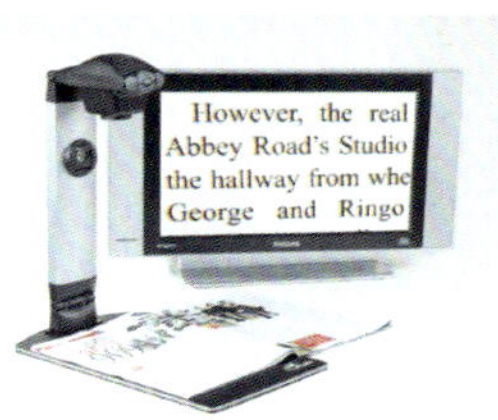

Aufwendiger sind Bildschirmlesegeräte, die bis zu 20-fach vergrößern. Die Zoom-Funktion am Computer kann sinnvoll verwendet werden.

Auch die Art der Schriftdarstellung kann eine Rolle spielen. Manche Menschen lesen weiße Schrift auf dunklem Untergrund besser als umgekehrt.

Eines muss man allerdings klar herausarbeiten: Mit solchen vergrößernden Sehhilfen ist das Lesen nicht mehr so mühelos wie früher. Die Vergrößerung reduziert entsprechend ihrer Stärke die

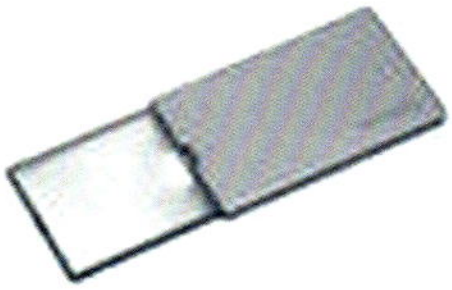

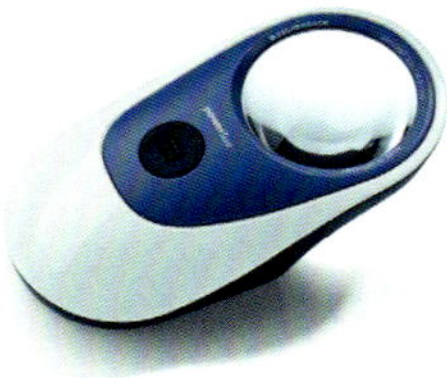

Größe des Bildausschnittes, sodass man z. B. längere Wörter nicht mehr auf einen »Blick« erfassen kann. Das ist ungewohnt und strengt an. Außerdem muss man sich an einen wesentlich geringeren Leseabstand gewöhnen. Doch all diese Schwierigkeiten lassen sich durch Üben meistern, wenn man den festen Willen hat, unabhängig zu bleiben. Es ist günstig, wenn man möglichst früh lernt, mit den Hilfsmitteln umzugehen. Es ist dann einfacher, sie zu benutzen, wenn man wirklich auf sie angewiesen ist.

Die Mühe beim Lesen mit einem Hilfsmittel ist vergleichbar mit Anstrengungen, die bei anderen Problemen unternommen werden müssen, wie z. B. gymnastischen Übungen, um ernsthafte orthopädische Probleme auszugleichen. Aber man sollte es tun, um sich nicht zu isolieren.

Man kann über das Hören manche Funktion unterstützen. Es gibt Geräte mit Sprachausgabe, die z. B. die Tageszeitung oder einen

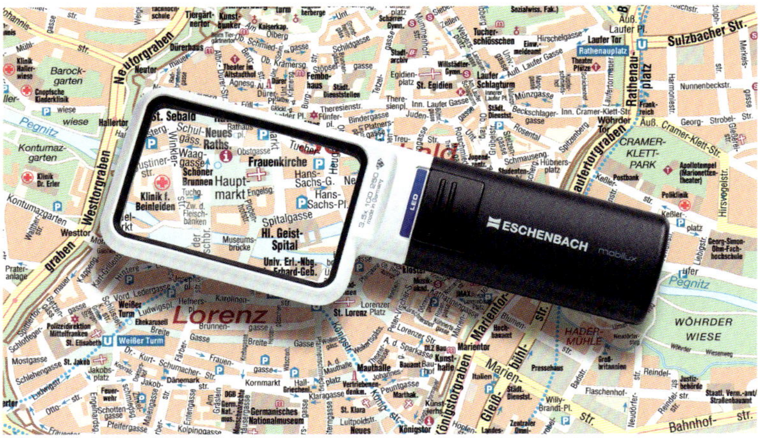

Eine digitale Lupe zeigt das zu erkennende Objekt auf einem kleinen Bildschirm an.

Maschinen geschriebenen Brief einscannen und dann vorlesen. An Hörbüchern besteht inzwischen eine beachtliche Auswahl. Viele Sender strahlen Hörfilme aus, in denen die Handlung und die Kulisse in Dialogpausen beschrieben wird. Mehr Informationen hierzu erhalten Sie bei der Deutschen Hörfilm GmbH (Kontaktdaten im Anhang).

Wenn Ihr Sehvermögen wesentlich eingeschränkt ist, sollten Sie Ihre Bemühungen nicht allein auf die Besserung dieser Einschränkung konzentrieren. Sie können auch durch körperliches Training (z. B. Laufen, Schwimmen oder auch Krafttraining) Ihre Orientierung, Ihren Kreislauf und Ihren Gleichgewichtssinn schulen, um z. B. Stürze zu vermeiden und Übergewicht zu verhindern. Es gibt auch spezielle Sportgruppen und Reiseangebote für Sehbehinderte (www.dbsv.org).

Tipp

Ein Augenarzt sollte Ihnen Ihre Hilfsmittel anpassen und Ihnen zeigen, wie man sie benutzt. Danach wird die Sehhilfe von einem spezialisierten Augenoptiker angefertigt.

Mehrfacherkrankungen

Bei der Häufigkeit jeder einzelnen der altersbedingten Augenerkrankungen ist es leider möglich, dass mehrere Störungen ein und dieselbe Person treffen. Grauer und Grüner Star treten oft gemeinsam auf. Eine Trübung der Linse kann den Blick auf den Augenhintergrund so erschweren, dass bei einer zusätzlichen Erkrankung der Netzhaut die Linse entfernt werden muss, um den erforderlichen Einblick zu gewinnen. Bestehende Makula-Veränderungen können das Ergebnis einer Staroperation beeinflussen.

Diabetes

Der Diabetes Typ II ist vor allem eine Alterserkrankung. In Deutschland sind über 9 Millionen Personen betroffen. Bei einem gleichzeitig bestehenden Diabetes tritt eine Linsentrübung beim Grauen Star früher auf und schreitet schneller voran. Wer an einem Diabetes erkrankt ist, ist auch überdurchschnittlich häufig von einem Grünen Star betroffen.

Nicht nur die feuchte altersbedingte Makuladegeneration führt zu einem Makulaödem und einer Gefäßneubildung. Auch im Verlauf eines Diabetes kommt es zu Beteiligung der Netzhaut – der diabetischen Retinopathie: Während am Anfang der Erkrankung noch keine Veränderungen vorliegen, ist dies nach 20 Jahren bei 60%

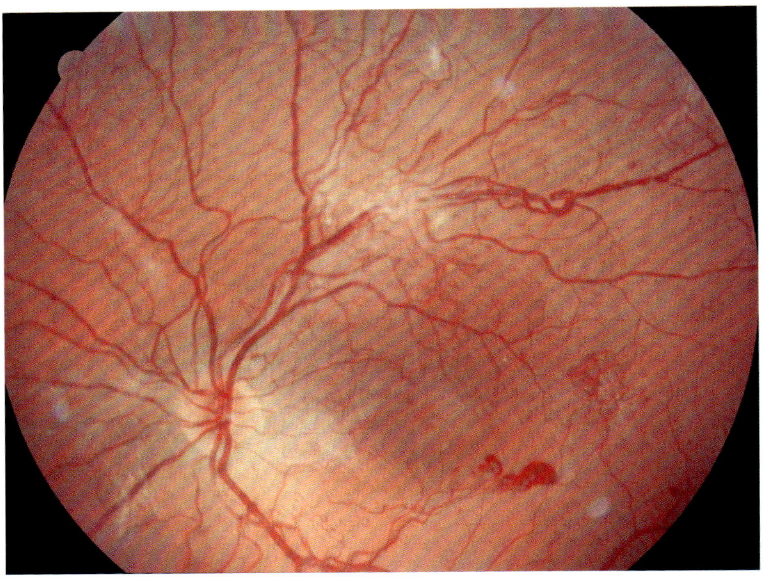

Diabetische Retinopathie: Blutungen und Degenerationen

der Patienten mit Typ-2-Diabetes der Fall. Die Häufigkeit der Diabetischen Retinopathie hängt neben anderen Faktoren am meisten von der Erkrankungsdauer ab. Anders als bei der feuchten Makuladegeneration ist beim Diabetes mellitus die gesamte Netzhaut in das Krankheitsgeschehen einbezogen, mit Blutungen, Degenerationsherden, Gefäßwachstum und deren Folgen. Die Netzhautmitte ist nur eine mögliche (Teil-)Lokalisation des Prozesses; der Befund kann allerdings hier im Einzelfall gleichartig aussehen wie bei einer feuchten AMD.

Auch beim Diabetes ist das Makulaödem kein Anfangssymptom. Mit ihm setzen aber in jedem Fall Sehstörungen ein, während eine diabetische Retinopathie ohne Komplikationen längere Zeit vom Patienten unbemerkt bleiben kann.

Therapeutische Erkenntnisse aus der Behandlung der diabetischen Makulopathie und der feuchten AMD beeinflussen sich wechselseitig. Inzwischen ist Lucentis auch für Behandlung bei diabetischer Makulopathie zugelassen.

Das Risiko

Ein gewisses Risiko besteht bei jedem Eingriff ins Innere des Auges. Darüber spricht der behandelnde Arzt vorher mit Ihnen, und dieses Gespräch muss durch Ihre Unterschrift bestätigt werden. Oft wird diese Aufklärung über alle möglichen Operationsrisiken als beängstigend empfunden.

Allerdings: **Auch »Nichts tun« ist ein Risiko**, denn eine unbehandelte Erkrankung schreitet oft voran. Ein operativer Eingriff ist dann in Betracht zu ziehen, wenn das Ziel der Behandlung mit anderen Mitteln nicht erreicht werden kann.

Älter werden verlangt heute, wenn der Lebensstandard aufrechterhalten werden soll – vor allem außerhalb von Ballungsräumen – ein deutlich besseres Sehvermögen als zum Beispiel vor 100 Jahren. Vom Sehen hängt u.a. die Fähigkeit ab, ein Fahrzeug zu führen, die entscheidende Komponente für eine selbstbestimmte Beweglichkeit.

Beim Grauen Star sieht man zunehmend schlechter. Der Zeitpunkt des Eingriffs ist gekommen, wenn die Sehminderung ernsthaft behindert. Einfachere Therapiemöglichkeiten wie Tropfen oder Tabletten, die die Trübungen verschwinden lassen könnten, gibt es bisher nicht. Der Eingriff lässt sich in der Regel gut ambulant ausführen. Im Gegensatz zu früher hat man inzwischen erkannt, dass Liegezeiten immer auch mit einer Minderung der Kreislaufaktivität verbunden sind.

Die potenzielle Gefährdung einer Netzhautablösung (Amotio) lässt sich mindern durch entsprechende Voruntersuchung, die Gefahr einer intra- und postoperativen Infektion stark einschränken durch die Gabe von Antibiotika und möglichst keimfreies Vorgehen.

Alles in allem ist die Operation des Grauen Stars und die nachfolgende Einpflanzung einer Kunstlinse (Pseudophakos) in der Welt millionenfache Routine geworden und weist sehr geringe Risiken auf.

Operative Eingriffe beim Grünen Star sind anders gelagert. Voraussetzung ist hier, dass mit konservativen Mitteln – mit Tropfen – die Erhöhung des Augeninnendrucks nicht hinreichend in den Griff zu bekommen war.

Mögliche Risiken nach der Operation sind – je nach Eingriff – zu hoher oder zu niedriger Augeninnendruck, Endophtalmitis, Blutungen, Vernarbungen und Linsentrübungen. Eine weitere Möglichkeit ist die Laseroperation. Der Augapfel wird dabei nicht eröffnet, sodass kein Infektionsrisiko besteht.

Bei der feuchten Makuladegeneration werden vor allem Glaskörperinjektionen angewendet. Hier handelt es sich um ein bereits millionenfach geübtes Vorgehen mit einem relativ geringen Risiko einer hinsichtlich einer Infektion oder Verletzung von Organteilen (Netzhaut, Linse).

Der Patient kann mitwirken, um die Gefahr von Nebenwirkungen zu vermindern, indem er genaue Auskunft gibt über frühere Erkrankungen und gegenwärtige Behandlungen gibt. Er trägt auch bei, indem er sich nach der Operation vernünftig und entsprechend den Anweisungen des behandelnden Arztes verhält und zum Beispiel nicht unmittelbar nach einem Eingriff dahin verreist, wo er keine Überwachungs- und Behandlungsmöglichkeit hat. Bei Bedarf sollte man den behandelnden Arzt einfach aktiv fragen, ob gegen ein bestimmtes Vorhaben Bedenken bestehen.

Ausblick

Der Grüne und der Graue Star, aber auch die altersbedingte Makuladegeneration sind sehr häufige Krankheiten. Daher wird ihre Bekämpfung von Wissenschaft und Industrie als sehr dringlich eingestuft, und sie stehen im Mittelpunkt zahlreicher Forschungsprojekte. Es ist also zu erwarten, dass es auf diesem Gebiet immer wieder zu Neuerungen und wahrscheinlich relativ rasch zu weiteren Fortschritten in der Therapie kommen wird.

Anhang

Hier können Sie die wichtigsten Fachbegriffe, die in unserem Buch aufgetaucht sind, nochmals nachschlagen. Außerdem finden Sie nützliche Adressen, Telefonnummern und Internetseiten, wenn Sie spezielle Beratung oder Informationen zum Thema »Auge« brauchen. Auch die örtlichen Krankenkassen können Ihnen helfen, Kontakt zu Organisationen, Patientenselbsthilfegruppen oder spezialisierten Ärzten bzw. Augenkliniken in Ihrer Nähe zu bekommen.

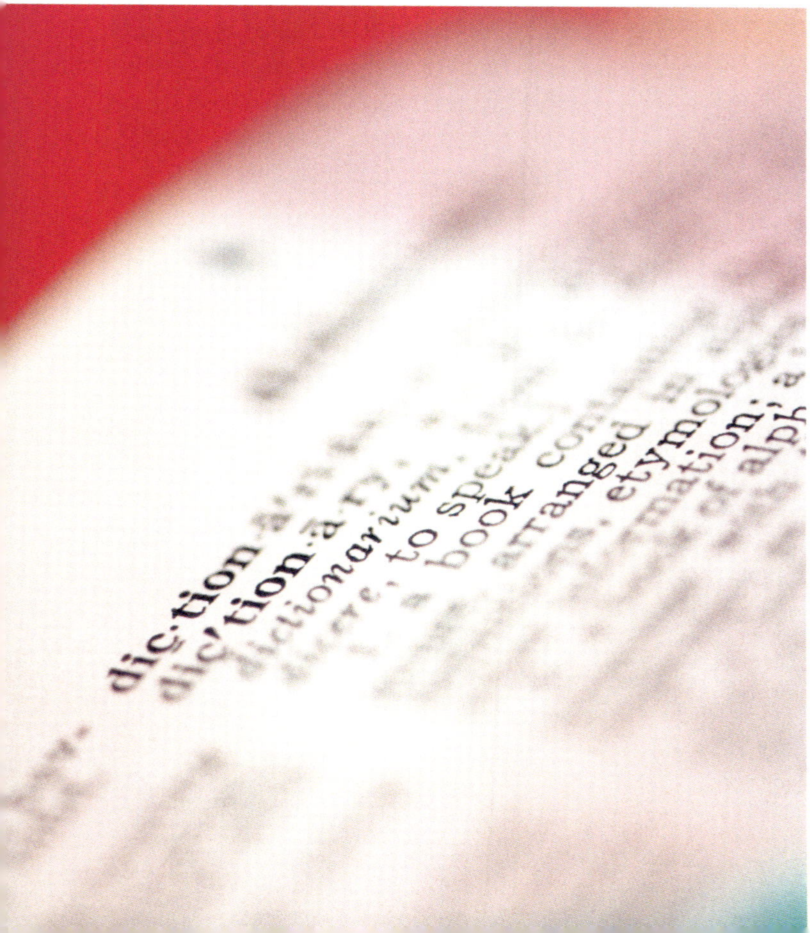

Lexikon der Fachbegriffe

Altersstar
Häufigste Form des → Grauen Stars. Mit höherem Lebensalter zunehmende Eintrübung der Augenlinse

Augeninnendruck
Im Auge herrschender Flüssigkeitsdruck, der durch Produktion und Abfluss des → Kammerwassers entsteht. Werte schwanken zwischen 10 und 21 mmHg. Ab 22 mmHg besteht Glaukomverdacht.

Buphthalmus
Wörtlich: Ochsenauge. Grüner Star beim Säugling und Kleinkind, das als auffälliges Symptom deutlich vergrößerte Augen hervorruft. Auch → Hydrophthalmus genannt.

chorioidale Neovaskularisation (CNV)
Neubildung von Gefäßen aus der Aderhaut, z. B. im Rahmen der feuchten Makuladegeneration. Die Gefäße sind gegenüber normalen Gefäßen minderwertiger, brüchiger und durchlässiger. Der Wachstumsfaktor VEGF spielt bei ihrer Entstehung eine große Rolle.

Diabetes mellitus
Zuckerkrankheit. Eine chronische Stoffwechselerkrankung, bei der das Hormon Insulin nicht mehr ausreichend vorhanden ist oder nicht mehr richtig wirkt. Die Folge sind erhöhte Blutzuckerwerte. Ein schlecht eingestellter Blutzuckerspiegel führt zu ernsten Folgeerkrankungen. Dazu gehört die diabetische Retinopathie, eine Erkrankung der Netzhaut. Sie kann eine Risikobelastung für eine geplante Operation des → Grauen Stars sein. Diabetes ist ebenfalls ein Risikofaktor beim → Grünen Star. Diabetiker entwickeln häufiger ein Glaukom als Gesunde. Möglicherweise spielen hier Gefäßschädigungen eine Rolle. Diabetes ist heutzutage gut zu behandeln.

Endophthalmitis
Entzündung des gesamten Augeninneren. Das Auge ist als Ganzes gefährdet.

Engwinkelglaukom
Form des → Grünen Stars. Ursache ist eine Verengung des Kammerwinkels, wodurch der Abfluss des Kammerwassers erschwert ist. Kann Ausgangssituation für einen Winkelblock und damit einen akuten → Glaukomanfall sein.

Exkavation
Eigentlich Exkavation papillae. Aushöhlung der → Sehnervenscheibe. Als Anzeichen eines Sehnervenschadens bei → Glaukom kann sie größer und tiefer werden.

Extrakapsuläre Extraktion
Operationsart bei Grauem Star (→ Staroperation). Die Augenlinse wird entfernt, der Kapselsack bleibt als Stütze für den → Glaskörper erhalten und kann so auch als Verankerungshilfe für eine → Hinterkammerlinse dienen.

Fovea
Eigentlich: Fovea centralis. Sehgrube im gelben Fleck (→ Makula). Stelle des schärfsten Sehens in der Netzhautmitte

geographische Atrophie
Fortgeschrittene Form der → trockenen Makuladegeneration

Gesichtsfeld
Alles, was man beim Blick auf einen Fixierpunkt im Zentrum und im Umfeld sehen kann. Beim Gesunden ist der Bereich beinahe halbkreisförmig. Kann mit einem → Perimeter gemessen werden.

Glaskörper
Durchsichtige, gelartige Substanz. Füllt den Hauptteil des Augapfels aus

Glaskörperchirurgie
Eingriffe in den Glaskörper, vor allem, um krankhafte Gefäßneubildungen zu beseitigen. Auch bei komplizierter → Netzhautablösung von Bedeutung.

Glaskörperinjektion
Spritze in den Glaskörper unter aseptischen Bedingungen (d. h. hygienischen Bedingungen wie im Operationssaal). Hierdurch kann das Medikament direkt auf die Netzhaut einwirken.

Glaukom
→ Grüner Star

Glaukomanfall
Notfallsituation: Plötzliche Steigerung des → Augeninnendrucks auf sehr hohe Werte. Ruft starke, weit ausstrahlende Kopfschmerzen und einen »steinharten« Augapfel hervor. Sofortige Behandlung nötig, da akute Erblindungsgefahr besteht.

Gonioskopie
Untersuchung des → Kammerwinkels u.a. bei Glaukomverdacht mit einem → Kontaktglas

Grauer Star
Trübungen der Augenlinse, die das Sehvermögen je nach Lage und Ausprägung mehr oder weniger einschränken. Ab einem gewissen Ausprägungsgrad spricht man auch von einer → Katarakt.

Grüner Star
Erkrankung des Auges, bei der der Sehnerv zunehmend geschädigt wird, fachsprachlich

→ Glaukom. Dabei besteht häufig ein erhöhter Augeninnendruck.

Hinterkammerlinse
Künstliche, einpflanzbare Linse als Ersatz der eigenen Augenlinse nach einer → Staroperation. Wird nach → extrakapsulärer Extraktion eingesetzt.

Hornhautendothel
Eine Lage von Zellen, die die Hornhaut zur vorderen Augenkammer abgrenzen. Die Anzahl dieser Zellen gibt Hinweise auf die Belastbarkeit der Hornhaut.

Hydrophthalmus
Wörtlich: Wasserauge. Grüner Star beim Säugling und Kleinkind mit deutlich vergrößertem Augapfel. Anderer Name: → Buphthalmus

Hypertonie
Allgemein: Hochdruck, z. B. Bluthochdruck oder erhöhter → Augeninnendruck

Hypotonie
Allgemein: Niederdruck. Meint am Auge einen zu niedrigen → Augeninnendruck

Intrakapsuläre Extraktion
Operationsart bei Grauem Star (→ Staroperation). Die Augenlinse wird vollständig mit ihrer Kapsel entfernt. Als Ersatz kann eine → Vorderkammerlinse eingepflanzt werden.

Intraokularlinse
Fachbegriff für eine künstliche Linse, die bei der → Staroperation ins Auge gepflanzt werden kann. Am häufigsten werden → Hinterkammerlinsen eingesetzt.

Iridektomie
Operationsmethode bei → Glaukom: Ausschneidung der Regenbogenhaut, um die Kammerwasserzirkulation zu verbessern (→ Iridotomie)

Iridotomie
Operationsmethode bei → Glaukom: Ausschneidung der Regenbogenhaut (→ Iridektomie) mit → Laser

Iris-clip-Linse
Iris-gestützte Linse. Künstliche Linse, die in der vorderen Augenkammer in die → Pupille eingehängt wird. Wegen relativ hohem Komplikationsrisiko selten verwendet

Kammerwasser
Flüssigkeit in der vorderen und hinteren Augenkammer. Wird vom Ziliarkörper gebildet und fließt über spezielle Poren (→ Trabekelwerk) im → Kammerwinkel in den → Schlemm-Kanal ab.

Kammerwinkel
Seitlicher Teil der Vorderkammer, in dem sich das → Trabekelwerk und der → Schlemm-Kanal

als Abfluss-System für das Kammerwasser befinden. Ein enger oder weiter Bau des Kammerwinkels sind Unterscheidungsmerkmale für bestimmte Formen des → Grünen Stars.

Katarakt
→ Grauer Star

Kernkatarakt
Cataracta nuclearis. Trübungen der zentralen Linsenbereiche bei → Grauem Star

Kontaktglas
Optisches Instrument zur Untersuchung des → Kammerwinkels und auch der gesamten Netzhaut.

Kunstlinse
Kleine Linse aus Kunststoff, die anstelle der entfernten eigenen Linse nach einer Staroperation ins Auge eingepflanzt wird. (→ Hinterkammerlinsen, → Vorderkammerlinsen, → Iris-clip-Linsen)

Laser
Scharf gebündelter energiereicher Lichtstrahl, der u. a. zu Operationszwecken eingesetzt wird. Kann am Auge zur Behandlung des Grünen Stars (→ Iridotomie und → Trabekuloplastik), zur Wiederanheftung abgelöster Netzhautbereiche oder zur Behandlung anderer Netzhauterkrankungen dienen. Je nachdem, mit welcher Technik er erzeugt wird (z. B. YAG- oder Argon-Laser), hat der Laser unterschiedliche operative Eigenschaften.

Lokalanästhesie
Örtliche Betäubung des Operationsfeldes und seiner direkten Umgebung mit Augentropfen oder durch Injektion eines Betäubungsmittels.

Makula
Gelber Fleck im Zentrum der Netzhaut mit der Stelle des schärfsten Sehens (→ Fovea)

Makuladegeneration
Aus verschiedensten Gründen entstehende krankhafte Veränderungen (Degeneration) der Zellelemente der → Makula. Führt zu unscharfem, verzerrtem Sehen. Bei der *altersbedingten Makuladegeneration (AMD)* kommt es mit zunehmendem Alter häufiger zur einer Degeneration der Netzhautmitte. Zwei Hauptformen: *Trockene M.:* Rückbildung von Sehzellen, Pigmentveränderungen und Einlagerung von Stoffwechselschlacken in das Gewebe des gelben Flecks (sog. Drusenbildung). Der Sehverlust schreitet hier nur langsam voran. *Feuchte M.:* zusätzlich Neubildung von Blutgefäßen und Flüssigkeitseinlagerungen, die den Abbauprozess der Sehzellen beschleunigen. Sehvermögen und Lesefähigkeit sind hiervon erheblich betroffen.

Makulaödem
Flüssigkeitsansammlungen im Bereich des gelben Flecks (→ Makula). Zu einem *zystoiden Makulaödem* kann es mitunter nach einer → Katarakt-Operation kommen.

Miotika
Mittel zur Pupillenverengung

Mydriatika
Mittel zur Pupillenerweiterung

Nachstar
Sehbehindernde Auflagerungen, die sich nach einer → Staroperation an den Kapselresten oder auf der Kunstlinse bilden können. Entfernung mit → Laser möglich

Netzhautablösung
Ablösung der Sinneszellschicht von ihrer Unterlage. Meist ist ein Netzhautriss Ursache, der operativ verschlossen werden muss.

Non-Kontakt-Biomikroskopie
Erlaubt Untersuchung mit der Spaltlampe ohne Gerätewechsel. Auch für den Patienten sehr angenehm.

Offenwinkelglaukom, chronisches
Häufigste Form des → Grünen Stars, bei der der → Kammerwinkel normal weit ist. Der Abfluss des → Kammerwassers ist aus anderen, z. T. unbekannten Ursachen erschwert.

Pachymetrie
Messung der Hornhautdicke. Wichtiger Wert zur Beurteilung des Augendrucks

Papille
Sehnervenscheibe. Austrittsstelle des → Sehnervs aus dem Auge. Ist bei der Untersuchung mit dem → Augenspiegel am Augenhintergrund gut zu sehen.

Perimeter
Gerät zur Messung des Gesichtsfeldes

Primäres Glaukom
Grüner Star, der sich als eigenständige Erkrankung entwickelt (→ Sekundäres Glaukom)

Pupille
Öffnung in der Mitte der Regenbogenhaut (Iris). Regelt den Lichteinfall ins Auge über ringförmig angeordnete Muskeln am inneren Pupillarrand.

Retina
Netzhaut. Sinneszellschicht im Auge, die Lichtreize aufnimmt und zum Gehirn weiterleitet.

Retinopathie
Erkrankungen der Netzhaut im Auge, die zur Sehminderung führt, beispielsweise als Folgeerkrankung bei Zuckerkrankheit (diabetische Retinopathie), bei hohem Blutdruck oder bei entzündlichen Netzhauterkrankungen.

Rindenkatarakt
Cataracta corticalis. Trübungen der Linsenrinde, der mittleren Schicht der Augenlinse

Schlemm-Kanal
Abflusskanal für das → Kammerwasser im → Kammerwinkel

Sehnerv
Gebündelter Strang von rund einer Million Nervenfasern, die die Sehinformation von der Netzhaut im Auge zum Gehirn transportieren (→ Papille)

Sehnervenscheibe
→ Papille

Sehvermögen
Zentrale Sehschärfe. Die Fähigkeit, Einzelheiten zu erkennen und auseinander halten zu können

Sekundäres Glaukom
Grüner Star, der sich als Folge einer anderen Erkrankung des Auges entwickelt

Spaltlampe
Gerät zur Augenuntersuchung: Mit einem sehr hellen, spaltförmig begrenzten Lichtstrahl können die einzelnen Augenabschnitte beleuchtet werden und sind damit durch Vergrößerungsgläser gut zu sehen. Dient als Trägervorrichtung für andere Untersuchungsgeräte, z. B. für Kontaktgläser zur → Gonioskopie oder für Einrichtungen zur Laseranwendung

Stäbchen
Sehzellen der Netzhaut, die v. a. für das Schwarz-Weiß- und Dämmerungssehen sowie die Wahrnehmung von Bewegung zuständig sind (→ Zapfen)

Staroperation
Umgangssprachliche Bezeichnung für die Entfernung (Extraktion) der getrübten Augenlinse bei Grauem Star. Wird in zwei Techniken ausgeführt: → extrakapsuläre und → intrakapsuläre Extraktion

Trabekelwerk
Maschenartiges Gewebe im → Kammerwinkel des Auges. Bildet Abflussporen für das – Kammerwasser und leitet die Flüssigkeit in den → Schlemm-Kanal ab.

Trabekulotomie
Operative Behandlung bei Glaukom, in der das → Trabekelwerk mit den Abflussöffnungen für das → Kammerwasser im → Schlemm-Kanal mechanisch geöffnet wird.

Trabekuloplastik
Laserbehandlung bei Glaukom zur Senkung des Augeninnendrucks. Mit → Laser werden die Poren im → Trabekelwerk erweitert und so der Abfluss des → Kammerwassers erhöht.

Tonometrie
Messung des Augeninnendrucks meist durch Abflachung (Applanationstonometrie), seltener durch Eindellung (Impressionstonometrie) der Hornhautoberfläche mit einem speziellen Messgerät, dem Tonometer

Uveoskleraler Kammerwasserabfluss
»Nebenweg« des → Kammerwassers aus dem Auge über das Gewebe der Regenbogenhaut (Uvea), des Ziliarkörpers und der Lederhaut (Sklera)

Vasospastisch
Gefäßverengend

Videokeratoskopie
Computergestützte Untersuchung und Darstellung der Hornhautoberfläche

Vitrektomie
Entfernung des → Glaskörpers

Vorderkammerlinse
Künstliche Linse (→ Intraokularlinse), die vor die Pupille in die vordere Augenkammer eingesetzt wird. Wegen relativ hohem Komplikationsrisiko nur selten verwendet

Zapfen
Sehzellen der Netzhaut, die das scharfe Sehen bei Tag und die Farbwahrnehmung vermitteln (→ Stäbchen)

Nützliche Anschriften

Deutscher Blinden- und Sehbehindertenverband e. V.
Rungestraße 19
10179 Berlin
Tel.: (0 30) 28 53 87-0
Fax: (0 30) 28 53 87-200
E-Mail: info@dbsv.org
Bitte bei Zuschriften unbedingt den Absender angeben!

DaTABuS –
die neue Datenbank: touristische Angebote für blinde und sehbehinderte Menschen in Deutschland.
Anbieter und Reiselustige finden zueinander auf www.databus.dbsv.org

Initiative Auge e. V.
Untere Brauhausstraße 3
90518 Altdorf
Tel.: 0 91 87/9 06 03 59
Fax: 0 91 87/9 06 03 60
E-Mail: info@initiative-auge.de
Internet: www.initiative-auge.de

Initiativkreis zur Glaukomfrüherkennung e. V.
c/o Dr. med. Dr. phil. Ronald D. Gerste, Generalsekretär
14801 Soft Wind Drive
Gaithersburg, Maryland 20878
USA
Tel.: +1 301 309 6597
(dienstags von 16–18 Uhr)
E-Mail: rdgerste@aol.com
Internet: www.glaukom.de

BFS – Bund zur Förderung Sehbehinderter e. V.
Graf-Adolf-Str. 67
40210 Düsseldorf
Tel.: 02 11/69 50 97 37
Fax: 02 11/69 50 90 11
E-Mail: info@bfs-ev.de
Internet: www.bfs-ev.de

Bundesverband Glaukom-Selbsthilfe e. V.
Im Ärztehaus
Wißstraße 9
44135 Dortmund
Tel.: 02 31/97 10 00 34
Fax: 02 31/97 10 00 56
e-mail: info@bundesverband-glaukom.de
Internet: www.bundesverband-glaukom.de
Patientenforum: www.glaukom-forum.net

PRO RETINA Deutschland e. V.
Vaalser Str. 108
52074 Aachen
Tel.: +49 (241) 87 00 18
Fax: +49 (241) 87 39 61
E-Mail: info@pro-retina.de
Internet: www.pro-retina.de
Die Öffnungszeiten der Geschäftsstelle sind Montag – Donnerstag von 8.00 – 16:00 Uhr und Freitag bis 14:00 Uhr.

Deutschsprachige Gesellschaft für Intraokularlinsen-Implantation und Refraktive Chirurgie (DGII)
Congress Organisation Gerling
Postfach 290333
40530 Düsseldorf
Tel.: 02 11/59 22 44
Fax: 02 11/59 35 60
E-Mail: DGII@congresse.de
Internet: www.dgii.org

Deutsche Hörfilm gGmbH
Novalisstraße 10
10115 Berlin
Tel.: 0 30/2 35 57 34-0
Fax: 0 30/2 35 57 34-33
Infoservice-Telefon: 0 30/21 99 77 11
E-Mail: info@hoerfilm.de
Internet: www.hoerfilm.de

Bei Fragen zu angeborenen Augenerkrankungen bzw. für eine genetische Beratung:
Universitätsaugenklinik Heidelberg
Ophthalmologische Rehabilitation
Prof. Dr. K. Rohrschneider
Im Neuenheimer Feld 400
69120 Heidelberg
Tel.: 0 62 21/56 66 42
Fax: 0 62 21/56 25 24
E-Mail:
augenklinik@klinikum.uni-heidelberg .de
Internet: www.med.uni-heidelberg.de

Weitere informative **Internetadressen** zum Thema »Auge«:
www.augeninfo.de
(vom Berufsverband der Augenärzte Deutschlands)
www.dog.org
(von der Deutschen Ophthalmologischen Gesellschaft)

Abbildungsnachweis

Vordere Umschlag-Innenklappe oben, S. 19, 38 oben, 41, 64, 91, hintere Umschlag-Innenklappe unten: iStockphoto/Getty Images
Vordere Umschlag-Innenklappe Mitte, S. 6, 37, 117: Hemera/Thinkstock/ Getty Images
Vordere Umschlag-Innenklappe unten, S. 193 links, 195, hintere Umschlag-Innenklappe: Sasa Vukasinovic / PRO RETINA Deutschland e. V.
S. 5, 17, 104: Thinkstock Images / Getty Images
S. 8, 9, 52 oben, 52 unten, 53 unten, 62, 75, 84,111, 129, 151, 181 unten rechts, 185, 206: Dr. med. W. Stemmermann
S. 10, 217: Comstock Images / Jupiter Images
S. 18, 39: Comstock / Getty Images
S. 20: S. Hirzel Verlag / Szczesny
S. 21, 27, 47 rechts: S. Hirzel Verlag / S.-R. Sallwey mit Bildern von Dr. Hans Bräuer
S. 22, 70 oben: S. Hirzel Verlag / Sonja Klebe
S. 23, 25, 26, 93, 114, 124: S. Hirzel Verlag / Dr. Hans Bräuer
S. 30, 32: S. Hirzel Verlag / Szczesny/ S. v. Transehe- Roseneck
S. 34: S. Hirzel Verlag / Dr. Hans Bräuer / Bearbeitung S. v. Transehe-Roseneck
S. 35: Medical Art Service / Bearbeitung S. v. Transehe-Roseneck
S. 38 unten, 191, 193 rechts, 212: Bundesverband der Augenärzte / Prof. Dr. H. Busse, Universitätsklinikum Münster
S. 44, 71, 95: Jupiterimages / Getty Images
S. 47 links, 51, 53 oben: S. Hirzel Verlag / S.-R. Sallwey
S. 49: Zoonar / Thinkstock / Getty Images
S. 69, 73, 145, 154, 197 oben, 199 oben: Bundesverband der Augenärzte e.V./Prof. Krzizok und Kollegen
S. 70 unten: Fa. Frohhäuser, Unterhaching
S. 88, 106, 124, 131, 133, 137, 144, 157, 176, 181 oben rechts, 182: S. Hirzel Verlag / Jörg Neisel
S. 99: S. Hirzel Verlag / Szczesny / Jörg Neisel
S. 101: Photos.com / Getty Images
S. 123, 126: S. Hirzel Verlag / Winfried Fischer
S. 125, 127, 128, 162, 181 unten links: S. Hirzel Verlag / Sonja Klebe / S. v. Transehe-Roseneck
S. 149: S. Hirzel Verlag / Peter Diehl
S. 150: Digital Vision / Thinkstock / Getty Images
S. 155: Augenklinik der Ludwig-Maximilians-Universität München
S. 158: BananaStock / Getty Images
S. 187: Mutschler / Thews / Vaupel, Anatomie, Physiologie, Pathophysiologie des Menschen, 6. Auflage, Abb. 19. 4–43, Seite 745
S. 197 unten: Krankenhaus St. Joseph-Stift Bremen GmbH
S. 199 unten: PD Dr. A. Hassenstein, Universitätsklinik Hamburg-Eppendorf
S. 209–210: Eschenbach Optik GmbH

Die auf den Abbildungen dargestellten Situationen sind nachgestellt.

Stichwortverzeichnis

Stichwortverzeichnis

Stichwortverzeichnis

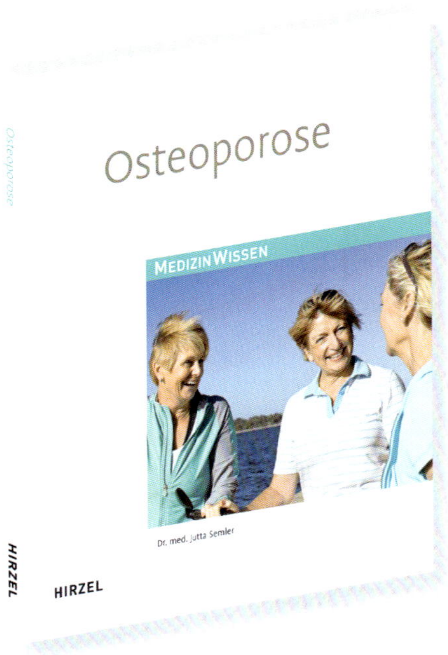

Von Dr. med. Jutta Semler

9. Auflage. 196 Seiten. 129 Abbildungen.
[MedizinWissen]. Kartoniert.
ISBN 978-3-7776-2126-5
PZN 9068548

Quälende Rückenschmerzen, Verkrümmungen der Wirbelsäule, häufige Knochenbrüche – das alles sind Symptome der Volkskrankheit Osteoporose. Dr. med. Jutta Semler erklärt, wie Osteoporose entsteht und wie man erfolgreich vorbeugen und behandeln kann. Lesen Sie auch, wie Sie mit mehr Bewegung und kalziumreicher Ernährung die Krankheit positiv beeinflussen können.Osteoporose und die damit verbundenen Schmerzen sind kein Schicksal, das man tatenlos hinnehmen muss. Werden Sie aktiv!

HIRZEL MEDIZINWISSEN

S. Hirzel Verlag · Birkenwaldstraße 44 · 70191 Stuttgart
E-Mail: service@hirzel.de · Internet: www.hirzel.de

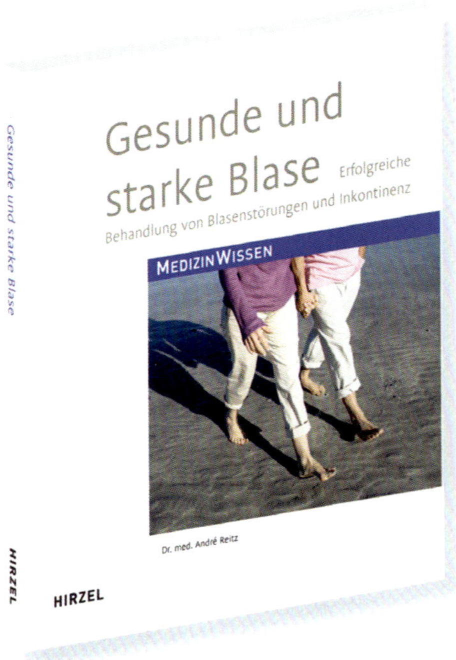

Von Dr. med. André Reitz

296 Seiten. 120 Abbildungen.
11 Tabellen. [MedizinWissen].
Kartoniert.
ISBN 978-3-7776-1818-0
PZN 6424528

Eine Harninkontinenz oder eine Störung der Blasenfunktion kann jeden treffen – ob jung oder alt, Frau oder Mann. Dieser Ratgeber bietet Information und Beratung zu allen Fragen der Blasenfunktionsstörung und der Inkontinenz für Betroffene und Angehörige. Ängste und Vorurteile werden abgebaut und so manches „Missverständnis" ausgeräumt. Untersuchungen und Behandlung einer Vielzahl von Blasenproblemen werden anschaulich dargelegt und illustriert; Tipps und Tricks helfen den Betroffenen durch den Alltag.

HIRZEL MedizinWissen

S. Hirzel Verlag · Birkenwaldstraße 44 · 70191 Stuttgart
E-Mail: service@hirzel.de · Internet: www.hirzel.de

Test zur Makuladegeneration-Früherkennung

Zur Früherkennung einer Makulageneration kann der Amsler-Gitter-Test dienen: Halten Sie das Gitter in einem angenehmen Leseabstand (etwa 30 cm). Fixieren Sie nun den Mittelpunkt nacheinander mit jeweils einem Auge, das andere wird solange mit der Hand abgedeckt. Sehhilfen (Brille, Kontaktlinsen) bitte auch beim Testen tragen.

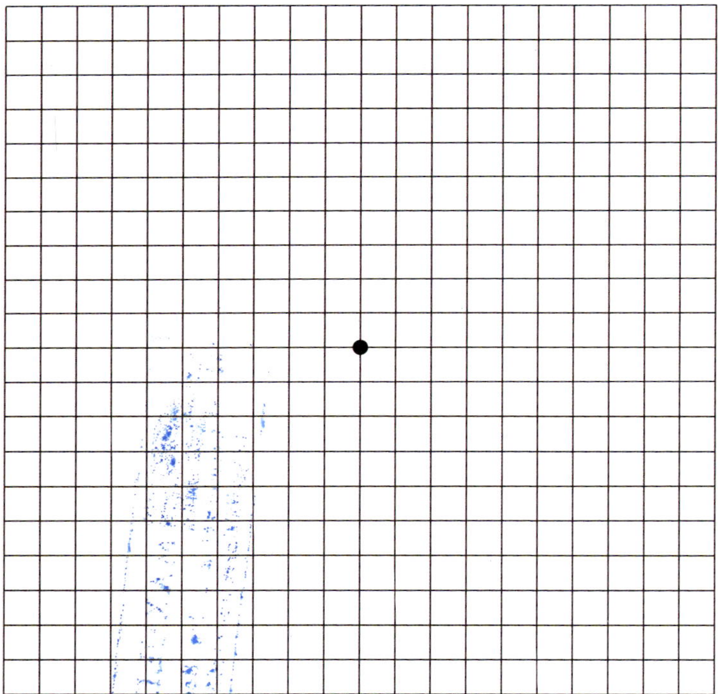

Erscheinen die Linien und Kästchen des Gitters in der Mitte gekrümmt, verzerrt, verschwommen, unterbrochen oder fehlen, sollten Sie den Arzt aufsuchen. Dies können Anzeichen einer Makuladegeneration sein.

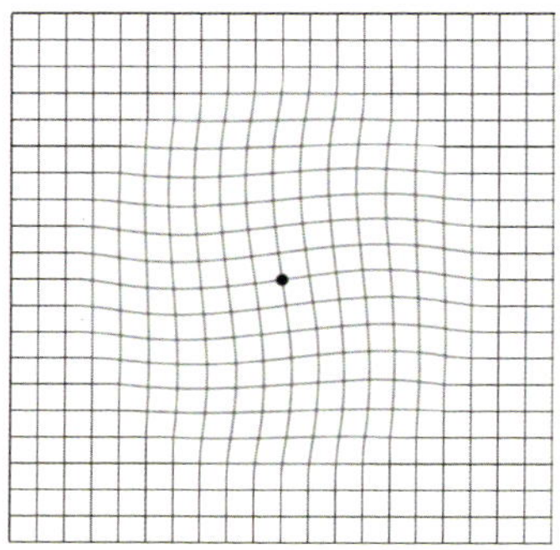